主审　顾玉东　徐建光

上肢手功能康复学

Rehabilitation of Upper Limb and Hand Function

主编　周俊明　劳　杰　徐文东

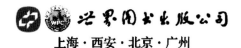

世界图书出版公司

上海·西安·北京·广州

图书在版编目（CIP）数据

上肢手功能康复学 / 周俊明, 劳杰, 徐文东主编.
— 上海：上海世界图书出版公司, 2019.5
ISBN 978-7-5192-6007-1

Ⅰ. ①上…　Ⅱ. ①周…　②劳…　③徐…　Ⅲ. ①手 – 功
能性疾病 – 康复　Ⅳ. ①R658.209

中国版本图书馆 CIP 数据核字（2019）第 036022 号

书　　名	上肢手功能康复学	
	Shangzhi Shou Gongneng Kangfuxue	
主　　编	周俊明　劳　杰　徐文东	
主　　审	顾玉东　徐建光	
责任编辑	陈寅莹	
封面设计	袁　力	
出版发行	上海世界图书出版公司	
地　　址	上海市广中路 88 号 9–10 楼	
邮　　编	200083	
网　　址	http://www.wpcsh.com	
经　　销	新华书店	
印　　刷	杭州恒力通印务有限公司	
开　　本	889 mm× 1194 mm　1/16	
印　　张	25	
字　　数	550 千字	
版　　次	2019 年 5 月第 1 版　　2019 年 5 月第 1 次印刷	
书　　号	ISBN 978-7-5192-6007-1/ R · 491	
定　　价	280.00 元	

ISBN 978-7-5192-6007-1

9 787519 260071 >

WS/6007　定价：280.00元

编委会名单

主　编

周俊明　劳　杰　徐文东

副主编

王　涛　虞　聪　徐　雷　陆九州　孙华平

高凯鸣　徐晓君　张沈煜　沈立启　蔡德亨

主　审

顾玉东　徐建光

编写人员

（按姓氏拼音排序）

蔡德亨　陈健勇　封士洲　冯俊达　高凯鸣　胡志勇

黄锦文　蒋　苏　劳　杰　李文婕　陆九州　彭　敏

秦茜森　任　彦　沈立启　沈云东　孙华平　汤海亮

田　东　王　涛　王中英　吴利良　徐　雷　徐文东

徐晓君　许　育　杨笑桑　虞　聪　张沈煜　张小舒

周俊明　周薇青　周薇薇

审阅人员

（按姓氏拼音排序）

高凯鸣　顾玉东　蒋　苏　孙华平

徐建光　徐晓君　张沈煜

主编介绍

周俊明，本科、副主任医师、副教授、硕士生导师。复旦大学附属华山医院手外科康复室主任，上海中医药大学康复医学院兼职副教授，中国健康促进基金会骨科康复专家委员会委员及手外科康复工作委员会委员秘书长，第四届上海康复医学会骨科康复分会常务委员，上海中医药大学"全员育人——服务学生成长导师团"导师，中华中医药学会"全国中医整脊推拿优秀人才"，上海市长宁区中医推拿协会副理事长，香港保健协会顾问。

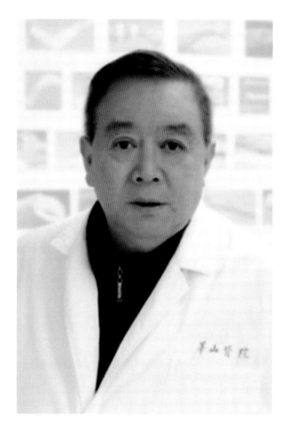

毕业于上海中医药大学针灸推拿伤骨科系，曾在复旦大学附属中山医院骨科闵行康复病房任住院部主任从事骨科康复医疗，现在手外科著名专家顾玉东院士领导下从事手外科手功能康复，重点为臂丛神经损伤康复的临床研究。由华山医院公派到香港中文大学，参与香港中医临床会诊中心医学工作和香港中文大学威尔斯亲王医院和沙田康复医院手外科、骨科和小儿外科的临床、科研、教学等工作。发表国内核心文章十余篇，SCI文章3篇，主编著书《上肢手功能康复手册》《临床实用手功能康复学》《上肢神经损伤的康复》与香港中文大学梁秉中教授合作著书《实用骨科针灸推拿学》，参与著书《实用中西医结合临床指南》《手外科围手术期护理》。参与顾玉东院士和徐文东教授团队"臂丛神经损伤及修复过程中的大脑功能重塑规律及新技术的转化研发和应用"科研，获上海市科学技术奖一等奖及中华医学科技奖一等奖。

主编介绍

劳杰，博士、主任医师、教授、博士生导师。第七届中华医学会手外科学会主任委员；中华手外科杂志编辑部主任，副主编；第六届上海市手外科学会主任委员；第一届上海市医师协会手外科分会会长；复旦大学华山医院手外科副主任。

长期从事周围神经再生理论的基础研究工作，已在国内外发表文章100余篇，在国际上，曾获第八届国际手外科联会年会（IFSSH）优秀论文奖、第十二届国际显微外科联会年会优秀论文奖。国内曾获得全国显微外科年会获得一等奖。曾经获得国家教委科技进步奖和国家科技进步二等奖及上海市科技进步一、二等奖等。

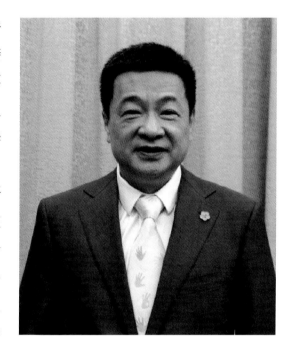

主编介绍

徐文东，主任医师、教授、博导，复旦大学附属华山医院副院长、复旦大学附属静安区中心医院院长，国家老年疾病临床医学研究中心常务副主任、中国神经科学学会感觉和运动分会副主委、国家自然科学基金终审专家、上海市重中之重肢体功能重建临床医学中心主任、医学神经生物学国家重点实验室及复旦大学生物医学研究院PI、中华医学会手外科学分会现任主委、周围神经学组组长、亚太手腕协会（APWA）第一副主席。

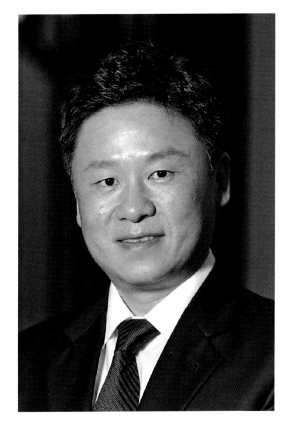

入选国家杰青，万人计划，百千万工程，国家卫生计生突出贡献中青年专家，科技部创新领军人才，享受国务院政府特殊津贴。获中华医学科技奖一等奖、国家科技进步奖、上海市科技进步奖等8项。另获中国优秀医院院长、国之名医、上海市五一劳动奖章、上海市医学杰出贡献奖、上海市领军人才等20多项荣誉。主持863项目1项、国家自然科学基金重点项目1项，面上项目等多项，主编参编国内外著作5本，近5年来以通讯作者在国际权威期刊发表SCI文章30篇，首创的健侧颈7移位术重建中枢性偏瘫上肢功能的方法以"原创论著"发表于《新英格兰医学杂志》，开创中枢瘫治疗新方向，并为脑重塑科学研究开启全新视角。

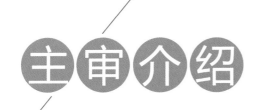

主审介绍

顾玉东，中国工程院院士、中华医学会副会长、国务院学位委员会委员、复旦大学附属华山医院手外科主任。1961年毕业于原上海医科大学医疗系。现任复旦大学上海医学院（原上海医科大学）手外科教授，复旦大学医学院附属华山医院手外科主任，上海市手外科研究所所长，中华手外科学会名誉主任委员，中华手外科杂志总编辑。

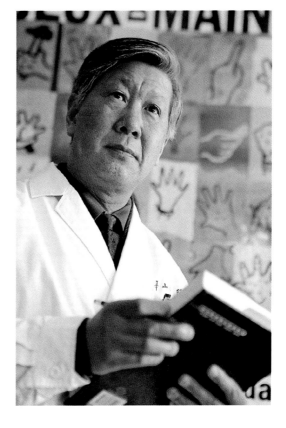

顾玉东教授擅长手外伤修复与再造，手麻、肌肉萎缩的诊治，周围神经损伤的诊治，臂丛神经损伤的诊治。

主要成就：

"静脉蒂动脉化腓肠神经移植"获国家发明三等奖；

"足趾移植术中血管变异及处理"获国家科技进步二等奖；"臂丛神经损伤诊治"获国家科技进步二等奖；

"健侧颈7神经移位治疗臂丛根性撕脱"获国家发明二等奖；

"肢体创面的皮瓣修复"获国家科技进步二等奖；

"组织移植的基础与临床研究"获国家科技进步二等奖；

"长段膈神经及同侧颈7神经移位"获国家科技进步二等奖；

"臂丛神经损伤及修复过程中的大脑功能重塑规律及新技术的转化研发和应用"获上海市科学技术奖一等奖和中华医学科技奖一等奖。

由于顾玉东教授精湛的医术、高尚的医德及突出的贡献，曾获"白求恩奖状获得者""全国五一劳动奖章""全国先进工作者""十大科技精英"等多项殊荣，是我国医学界楷模。

主审介绍

徐建光，教授、主任医师、博士生导师。复旦大学附属华山医院手外科学博士。现任中华医学会副会长、中国医师协会手外科医师分会会长、上海市医学会会长、上海市医师协会会长、上海中医药大学校长、上海中医药研究院院长、复旦大学附属华山医院手外科副主任。中华医学会手外科学分会连续两届主任委员（2004—2010年）、第七届中华医学会显微外科学分会副主任委员。现任中华手外科杂志副主编，《中华显微外科杂志》《中国修复重建外科杂志》《中国创伤骨科杂志》《中国创伤学科杂志》《中国实用手外科杂志》《现代手术学杂志》以及美国*Journal of Biomedical Research*的编委和审稿人。主持国家自然科学基金面上项目5项、省部级课题10项。发表论文269篇（其中SCI论文48篇），第一作者或通讯作者SCI论文13篇。在世界手外科联合会（IFSSH）、美国周围神经学会（ASPN）年会和美国手外科协会（ASSH）年会大会发言20余次。获得国家科技进步二等奖1项，教育部、上海市科技进步奖一等奖2项、二等奖2项，中华医学科技一等奖1项，上海医学科技奖一等奖3项（第二、第三完成人）。获得国家教委"跨世纪人才计划"、上海市科委学科带头人计划和上海市医学领军人才等人才项目。

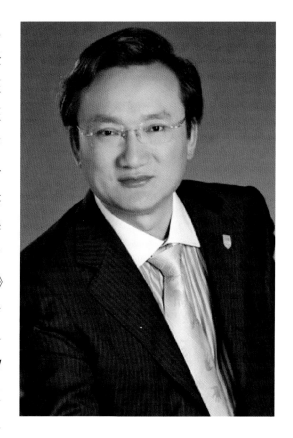

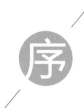

序

　　康复医学事业的蓬勃发展是现代社会医学发展的必然趋势,上肢(手)功能康复医学是在整个康复领域中分化出来的、新型的重要康复分支,标志着上肢(手)损伤的恢复过程是从手外科急诊开始介入直至上肢(手)功能康复的全过程。

　　上肢(手)功能康复医学是以上肢功能恢复为目标,采用各种康复手段,包括物理治疗、作业治疗等,特别是中西医结合治疗,有利于上肢(手)功能恢复,它是上肢显微外科术前术后的重要辅助手段。

　　《上肢手功能康复学》一书从我国康复领域中实际出发,以上肢(手)外科常见疾病为基础,采用更新的康复诊疗理念、先进的康复器材和辅具,以及前沿的康复治疗新技术,运用于上肢(手)外科常见疾病中,包括神经损伤、骨与关节损伤、肌腱损伤及各种软组织损伤等,都有一定的阐述。在治疗上肢(手)病伤残术前术后的处理上,并以康复医疗为主,包括指导康复、职业康复和社会康复,力求注重上肢(手)功能恢复为原则,让病患尽早恢复功能或代偿功能。

　　由于我国上肢(手)功能康复医学发展时间不长,经验积累还不够,该书还受到一定局限,我们希望该书能够帮助到一些热衷于上肢(手)功能康复事业的康复医技人员、中西医结合医生、医学生等,同时还希望大家提出宝贵的建议,给予关心、充实和完善。

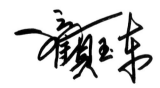

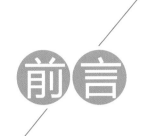

前言

　　这是一部上肢手功能康复学,主要是运用康复手段有助于手外科术前术后提供尽可完美的临床手功能康复医学。本书主要内容为上肢(手)的康复内容体系,从手外科临床适用角度出发,将作者认为所需要的上肢(手)功能康复理论与技术有机结合在一起,并且在临床基础和康复运用中架起一座桥梁,使本书能更好地为患者和上肢(手)功能康复医技人员提供参考。

　　本书以上肢(手)功能解剖学、上肢(手)功能检查为基础,加强了上肢(手)影像学和神经、肌腱、软组织超声检查,结合各种康复技术,包括物理治疗、作业治疗、部分中国传统医学等,基本完善了手外科常见疾病的临床诊断与康复治疗。

　　本书编绘工作是在学习和长期康复领域中总结经验的过程,也向国内外兄弟单位和有经验的同志学习请教,并查阅和吸取国内外先进手外科康复医学资料。

　　本书在编辑过程中得到了手外科和康复等其他专业人员的帮助和支持。特别感谢香港中华教育基金理事长王中英女士、香港保健协会有限公司周薇薇、周薇青女士的仁爱之心和她们对伤残患者手疾康复的真诚关怀。还感谢其他相关行业对上肢(手)康复事业的鼎力相助。

　　另外,本书作为上海市医学临床关于促进周围神经再生与肢体功能康复"重中之重"国家课题的完成内容之一,本书对于临床手外科术前术后肢体功能恢复起着重要的协助作用。

　　我向本书付出辛勤劳动的工作人员致以真诚的谢意。

2019年3月

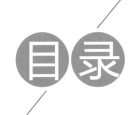

目录

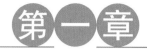

手功能康复医学

一、手功能康复医学的开展

手功能康复医学采用中西医结合治疗方法，运用现代化医疗仪器设备，根据患者上肢（手）疾患的各种症状和后遗症，应用国际标准化测量和评估、分析的结果来设定相应的训练疗程，并通过体疗、作业疗法、物理治疗等系列康复手段，最终达到促进上肢（手）的功能恢复。

患者上肢（手）创伤后，无论受伤者与医生都希望依赖手术修复创伤，一旦经过手术后常等待功能的自行恢复。由于缺乏术后正确的功能康复，即使最好的手术，有时也会影响肢体完全恢复，特别是伤后或手术后，往往会出现肢体的瘢痕挛缩、关节僵硬、功能障碍、肌肉萎缩、组织粘连、肢体肿胀等都是影响肢体功能恢复的重要原因。

通过运用各种康复器材，对患者进行系统的康复治疗和个人坚持不懈的努力，将患肢（手）的功能提高到适应生活质量和工作的需要，把伤残肢体的损伤降到最低程度。

手功能康复医学临床实践证明，在配合手外科医生对患者术前、术后应用康复治疗，一定会取得更好的疗效。

我们坚信——手术与康复的结合才是伤后肢体功能恢复的重要保证。

二、手功能康复医学的对象

手功能康复对象是上肢（手）患有不同程度的残疾者。手功能康复的主要任务是在于手功能及其障碍的恢复，如手损伤导致影响正常的生活、学习和工作等。

手功能康复是一种有目的的,为达到一定手功能康复目标而可调控的各种各样的康复手段,因此,从手康复的要求来看,就是将手功能障碍者,恢复到可以维持日常生活、学习和工作的最低要求。

开展以手功能康复为中心的综合治疗方向:

上肢功能的要求是,能独立完成一般基本要求的活动,同时又能适应经过调整的功能活动(如手术后的各种代偿),通过康复综合治疗进行功能和代偿训练。

对较轻的损伤者,在组织结构或功能上的缺损、而尚未影响生活者,应积极进行临床治疗和功能恢复,并需防止损伤进一步造成的后果,促使其临床愈合和功能恢复。

对影响生活等其他活动的上肢(手指)应进行多方面的康复治疗和指导训练,发展其代偿能力。如训练背阔肌、移植代屈肘,或采用支具器具辅助治疗,以防损伤进一步发展,促进肢体恢复。

对直接造成生活自理困难的损伤严重者,除进行综合康复外,还需在思想上加以引导,在精神上给予支持,创造条件改变其生活、学习和工作条件,促使患者用最大努力去康复。

三、手功能康复医学的重要性

康复医学是医学领域中的一个组成部分。自第二次世界大战以来,为了对伤员进行康复,这门学科越来越受到医学界的重视,并在物理医学的基础上逐渐发展形成起来,成为医学科学中不可缺少的一门重要学科。康复医学是一门以功能为导向的医学,不仅是对损伤或疾病的治疗方法,也是应用医学和工程技术,研究有关功能障碍的预防、评定和处理的一门医学学科。从治疗一开始,就着重于患者功能的恢复,将伤残率降到最低程度。近几十年来,在医学发展中,人们清楚地认识到康复的重要性,加深了对康复这门学科的广泛重视和发展,由于各临床学科在发展中不平衡,出现了在康复领域中专门化康复的趋势。

手功能康复的出现就是在手外科事业中发展起来的,也是在康复医学中分科形成的。我们知道,手是人类一生中重要的器官,担负着各种生产劳动,它有精细的感觉和灵巧自如的活动如握、抓、对捏等,手功能是创造劳动财富和文明发展的支柱。由于人们对健康和医学模式的新认识,对生活质量的要求不断提高,患肢(手)损伤后对康复需求量也就不断增加,而手功能康复医学是集中于功能恢复,如防止挛缩、关节僵硬、肌肉萎缩、神经损伤、传导激活神经细胞再生、训练患者发挥残留的功能、达到代偿能力等,适应生活的需求是康复治疗学的进一步发展,康复是继预防医学、治疗医学而发展起来的,新的医学范畴中也有人称康复医学为"第三医学"。手功能康复医学必须和手外科治疗学紧密结合，才能取得更好的效果，必须同时注重手外科术前、术后的病理现象和功能问题，必须消除手处在同一位置长期不动的不良后果。手功能康复医学的目标是功能恢复。因此，康复医学不是用于治疗学结束之后，而是治疗计划制定的同时就应考虑损伤中的术前术后的康复措施，在整个治疗过程中随时注意康复效果。

因此，康复医疗与临床医疗应同时进行，只是在不同临床阶段中两者的侧重点不同而已，康复介入越早，效果越好。同时临床医生与康复医生密切配合与合作，对患者的功能障碍要及时采取有效的康复措施。

手功能康复医学虽然是康复领域中分化成专科，也仍需要多学科、多专业的结合。通过有专科医生、作业治疗师、理疗师、心理治疗师、康复治疗师、康复工程师等组成的团队的共同努力，利用手功能评定、理疗、作业治疗、体疗、支具、心理治疗等综合疗法，使患肢（手）的功能发挥到最佳水平。

四、康复医学的简要历史回顾

康复（rehabilitation）这名称的使用，首次是在1922年10月12日的有关文献中出现的。E.麦基弗·劳（E. McJver Law）医生于1921年在美国佛罗里达州圣彼得斯堡（St. Petersburg）的Florida Midland Medical Society上报告论文中所用的题目是"战争受害者的康复问题（Problem in Rehabilitation of the Victim of War）"，就采用了康复这名词。从此"康复"名词在世界各地医学领域中开始应用。

我国传统医学很早就重视"康复"。在中医学里，"康复"一词首见于明代龚廷贤《万病回春·后序》所载"复沉潜诊视，植方投剂，获效如响，不旬日而渐离塌，又旬日而能履地，又旬日而康复如初"。又有多种叫法如：平复、复旧、康健、康宁、再造等。

从我国古代医学发展来看，《三国志·华佗传》记载，华佗是一位伟大的外科专家，他创始的"五禽戏"就积极主张人体要活动，以使气血流通，改善全身性的功能活动，促进人体平衡，结合导引、行气、吐纳等功能，具有动静相兼，刚柔相济，既能防病健身，又能康复疾病。他的"五禽戏"动作简朴而又协调，是容易推广的体育康复法，所以后世不少的拳路流派，都参考他的引导后发挥而成，并传到日本、东南亚和欧美各国。因此，在我国的传统医学中实际上很早就重视康复了。在明代，社会康复事业普遍发展，《明会要》记录了天下郡县设置养济院，收治跛、盲、聋、哑、老、残患者，且帮助就业，还兴办了"能人偏"，凡伤病员经急救并以草药外敷处理后，皆送此医治和康复。

明清时代，诸医家充分认识到康复的重要性，如在康复理论上最有成就的莫过于外治专家吴师机（1806—1886）对外治法原理的精深解释：熏、洗、熨、擦、敷、贴等康复技术，他在《理瀹骈文》中明确认为："外治之理，即内治之理。虽治在外，无殊治在内也。"并强调"良工不废外治"，可见古人对外治康复法认识的重要性。

李时珍（1518—1593）在《本草纲目·水部》中谈论各种不同来源之水的性能，阐明了泉水疗法的应用和选择，引申至今为水疗法（浴疗法、中草浴法）等。温泉疗法可以治疗"褚风筋骨挛缩，及肌皮顽痹，手足不遂"。到了清代，在药物康复上别开生面的最有独创者，要算叶天士关于"血肉有情"药的应用。如中风偏瘫、虚损痿躄等，则采用血肉有情之物，能活络通痹、填精补髓、通补奇经，逐渐收效。所以他常用虫类药，搜剔络邪；也用蚧类、骨类、胶类药，以海参、淡菜、紫河车、鹿茸、龟、鳖、蚌之类，大补精血，大补元气。对一些久治难愈的疾病，提供了许多药物康复的经验。上古至今，中医康复的学术与事业源远流长，内容很是丰富，成为我国各族人民提高身体素质，改善生活质量的重要保障之一。

世界方面真正具备康复医学高峰的是在第二次世界大战期间。特别是矫形外科学（骨科）很快成为外科学中最早的一个专业，更促使骨科专业进一步发展，从慢性疾病的处理进而介入到急性创伤，涉及神经—肌肉系统的损伤性疾病中有关畸形的治疗，一直扩展到运动系统的功能恢复。当时骨科医生也越来越倾向于手术治疗。此时，戈德思韦特（Goldthwaite）提出，要求骨科医生更重视非手术治疗，手术只能由经验较丰富的外科医生来执行，但当时这一观点很少被骨科医生所接受。戈德思韦特的精辟预见也可以说是康复医学的开始。

此后的医学发展中，继罗伯特·琼斯（Robert Jones）以后，雷金纳德·沃森-琼斯（Reginald Watson-Jones）继承了一个良好传统，非常重视对所有肌肉骨骼病残的康复处理，尤其强调对工业损伤的康复。第二次世界大战由于伤残军人的需要，促使医学界和部分医院和有关人士的广泛重视。在这中间美国田纳西州孟菲斯市的威利斯·坎贝尔（Willis Campbell）首先创立了残疾患者医院，但由于经费来源问题，未能发展。到了1952年加州 Ranchos Los Amigos 医院建立，集中呼吸麻痹患者的治疗才引起医学界的重视。

近代康复的发展，有两个重要因素推进了进展。一是第二次世界大战中伤残军人的迫切需要，二是美国罗斯福总统的极大支持。他本人是患有脊髓前灰质炎而引起严重残疾的轮椅患者，虽然他身患残疾，但他以惊人的意志、发挥其精力，做到身残心不残，同时非常关心残疾人的康复，从另一个角度成为康复医学发展的政治力量。

现代康复医学之父，美国医学家、康复医学奠基人霍华德·A.腊斯克（Howard A. Rusk），在参加第二次世界大战中深切体会到恢复伤员的健康和活动能力的重要性，"如果还没有训练患者利用其残余的功能很好地生活和工作，那么就意味着医疗工作并没有结束"，患者的康复状况无时无刻不在牵动这位专家的心。他首先在美国圣路易市建立一个康复医学中心，从运动系统的康复扩大到心血管、呼吸、神经、泌尿系统的康复，并取得了政府的认同和支持，以后又在纽约大学建立康复医学中心，开展康复医学的教学、临床、科研，还筹备资金成立了康复基金会，开展国际学术交流和康复培训工作。从此康复医学进入了正式轨道，并在世界各地逐渐开展和迅速发展。

近几年来，我国政府对康复工作的发展有了明确的指示和关注，做了许多工作，卫生部规定：二级、三级医院必须设立康复医学科，属于一级临床医学科室。随着科学的进步、经济的发展、生活水平的提高，人们对医疗质量也提出了更高的要求，康复医学的发展也势在必行。我国的康复医学正在以前所未有的速度发展。专门的手功能康复是整个康复医学和手外科学的一个分支，它的目的是通过一个团队（专科医生、康复医生、理疗师、作业治疗师、康复工程师、康复护理人员、社会工作者及患者）的共同努力，最大限度地发挥患肢（手）的功能，提高生活质量，重新融入社会。

五、手功能康复医学的目标

手功能康复医学的目标是促进患者的功能恢复，包括：① 身体或生理功能的恢复；② 心理或精神康复，即消除对伤病的异常心理反应，恢复平衡、稳定的心理状态；③ 社会康复，即恢复参与社会活动的能力，或称"重返社会"。

为了达到以上各项目的，必须采用医学、教育、社会学等多方面措施综合康复。当然，最主要是需要临床治疗和康复治疗的紧密合作，临床治疗为功能康复创造了必须的条件和可能，康复治疗则把此可能性尽量充分地化为现实，两者紧密结合，可使总体医疗质量提高到新的水平。临床手外科康复中，高质量的手术为手功能的恢复创造了必要的条件和可能，但往往需要系统的康复治疗才能使手的功能发挥到最大优势。

手功能康复医学的目标是最大限度地发挥手或上肢的术前术后、损伤或疾病患者的功能，所以在制订手功能康复治疗计划时，首先必须考虑两个问题：① 应尽可能预防和及时处理并发症；② 最大限度地减少手部创伤或上肢（手）疾病，因病理变化引起的功能障碍。我们只有时刻注意到上述问题，才能制订科学、合理的康复计划，这样既能尽快尽好地取得疗效，也可为患者大大节约治疗成本。

在康复过程中，治疗的目标首先是要预防患者和整个康复团队的失望，预防患者不利情绪和导致无效治疗的反应，治疗的顺序应经常更新，患者和整个团队要对整个康复计划有一个全面的了解。治疗的第一步是发展舒适正常的手和上肢运动模式和良好姿势以及残余功能，逐渐增加关节活动范围和再发展上肢的功能至为重要。在这时，必须建立正确模式,并一定要遵守无痛和协调运动模式的原则,维持和增加关节活动度的范围,改善日常功能活动的独立性和耐力,保持力学对位以及维持肌力等都是非常重要的,对感觉障碍的手或上肢要特别注意通过早期教育和治疗来预防损伤。

总之,在康复治疗过程中,应着重注意以下问题:① 预防和减轻水肿;② 帮助创伤或病损组织愈合;③ 减轻患肢(手)的疼痛;④ 预防肌肉的废用性萎缩;⑤ 避免关节挛缩或僵硬;⑥ 处理瘢痕;⑦ 使高敏区域脱敏;⑧ 感觉再教育、逐步发展运动和感觉功能。

六、手功能康复医学示意

手功能康复医学示意见图1-1。

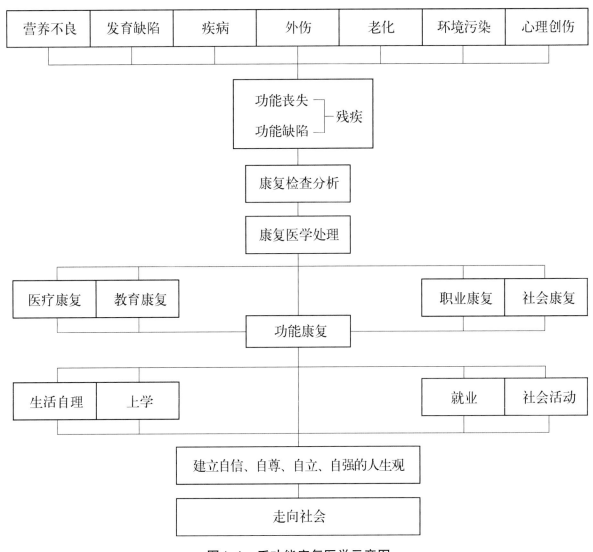

图1-1　手功能康复医学示意图

七、手功能康复医学的次序

手功能康复医学的次序见图1-2。

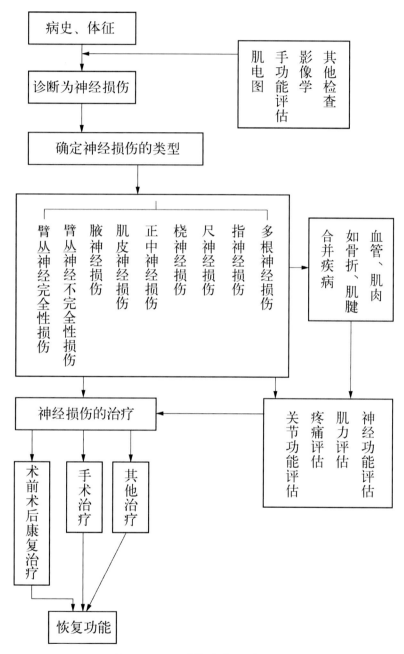

图1-2 手功能康复医学的次序

八、手的主要功能损伤的常见康复问题

手的功能主要有：① 抓、握功能；② 对捏功能；③ 感觉功能。

在日常生活工作中,如穿衣戴物、写字画画、电脑打字、开锁、拧水龙头、机械操作等。

包括精细物质识别和物件区别还取决于手的感觉,即在抓、捏物时,就判断出什么物质。

手上有丰富的神经末梢,在工作和生活中对所需的细微都有一定的感觉度。所以在上肢周围神经修复后,对感觉再教育训练都应该恢复到一定的细微感觉中,将手的感觉功能完全恢复到应有的高度,才能恢复正常的生活和工作。

对上肢(手)损伤与疾病的治疗,首先应强调积极的早期处理,集中于上肢(手)畸形和病残预防,要重视止痛、减少水肿,建立早期关节功能的活动。上肢(手)损伤要获得恢复功能,大部分需要康复治疗,也有少部分损伤只要给予一些指导方法也可得到好的疗效,上肢(手)创伤和疾病后,常见原因有急性与慢性水肿、痛与过敏、关节运动幅度的丧失、肌肉的废用性萎缩、手僵直等这些问题,只要在早期认真去处理,积极与专科医生和手功能康复部门配合,进行综合去治疗,问题也不难解决。积极的治疗,上肢(手)的位置正确安置,疼痛的尽早缓解,心理的疏导,定期随访和细心的康复指导,会给患者带来好的疗效。

1. 急性与慢性水肿的问题

导致急性、慢性水肿的原因有:创伤、发炎或其他疾病。由于水肿液体充盈到皮下组织、筋膜间隙、肌肉间的筋膜和腱鞘膜,以及关节囊出现的肿胀和增厚,渗出液和组织结构黏在一起,使组织层间的滑动消失。如肌腱与腱鞘之间、筋膜与肌肉之间,水肿会使机体组织发生僵硬,因此对水肿必须尽快消除,不然的话,会出现恶性循环。早期治疗很重要,因出现这些情况是可逆的,是可以控制的,因此,对所有术前、术后或创伤后的病例以及感染和骨与关节方面的病例,都应提高患肢(手)应放在心脏的水平线上。如将上肢(手)搁在静脉注射架上,或将肘关节置于床架上或床边,手就能在卧位上举到心脏水平线上。还可用掌侧石膏托或支具、腕托等来稳定腕关节,固定范围一般不包括掌指关节,让手指呈自然垂至屈曲位,可自由活动,加上抬高,固定和手指的自由活动,水肿可逐渐消散。还可以不用石膏或支具,指导患者每天数次将手放在头顶上,水肿也会消退。因此,适当地抬高固定和进行上肢(手)的运动,是防止水肿发展的必要措施。对于慢性水肿和瘢痕增生阶段,则需要理疗和压力。对慢性水肿的早期治疗,仍是抬高肢体和自主活动,并可以采用支具以及弹力绑带等方法。

2. 疼痛与过敏的问题

上肢(手)内的神经末梢非常丰富,感觉神经处在表层,桡神经、尺神经的感觉支又都处于表层,因此痛觉较显著。滑膜、腱鞘膜和骨膜也都有神经末梢,刺激后导致剧烈疼痛。上肢(手)损伤后,滑囊结构很快出现挛缩和粘连,由于滑囊内有丰富的痛觉纤维末梢会引起剧烈疼痛，从而使运动更受限制，功能随之下降，损伤后还会出现一些症状，如出现血管运动不稳定，可有肌肉萎缩、运动中会出现加剧疼痛、骨质疏松等症。可引起反射性交感神经营养不良症，影响到感觉神经产生顽固性疼痛，造成关节僵硬（如挤压伤、骨折与关节损伤、神经伤残，也可出现腕管神经卡压症，神经松解手术后），也称为"RSD综合征"。出现这些症状，应立即采取预防措施，有60%的患者可治愈，如果患者有固定疼痛时，要引起重视，有一些患者则需要康复治疗，一般采取以下措施：安全位的固定、固定处以外的部位进行功能操练，抬高患肢以控制水肿，定期检查有无卡压现象，尤其是腕部的正中神经，给予适当的镇静剂，也可以用神经肌电促通仪（TENS）、电刺激治疗可减轻疼痛。脱敏的方法，如将患肢（手）逐渐触及细沙粒和较硬的物质，黄豆、赤豆、芝麻等反复进行抽出、插入，使过敏部位逐渐适应生活和工作的需要。

3. 关节运动幅度的问题

关节幅度是由于关节挛缩，起因是水肿，继而使活动减少至消失，当韧带松弛和水肿后，即发生纤维素性沉积，使关节挛缩和缩短（常造成掌指关节过伸、近侧指间关节屈曲挛缩），造成僵硬开始，应及早开始运动，控制水肿，可使用动力型支具和功能性支具，如掌指关节活动少于30°，近侧指间关节活动少于45°，积极使用各种康复手段，逐渐增大关节活动度，经过3～6个月的康复治疗仍然无效的话，应考虑手术重建功能。对上述问题我们应采取有效措施，治疗康复范围应扩大，对患者更加要有耐心、爱心，疏导患者正确康复治疗。

九、上肢（手）功能康复锻炼的常见问题和对策

医生和康复专业人员应该努力争取患者患肢功能的完全康复，但也必须考虑到不能完全康复的可能性和确实存在着的较为严重的功能障碍。因此，即使是在神经伤残等各种手外伤和骨折患者都可以得到好的恢复情况下，也必须对每个患者确保主要功能的恢复，在治疗上进行有计划、有指导的安排。关节应置于功能位和各种特殊位置的功能需要，但也有少数患者在固定时出于病情稳定的需要而不能兼顾，这就需要在康复锻炼中根据专科医生的指导，以及自身的病情来决定首要的目标是什么。

1. 上肢（手）功能锻炼的主要目标

上肢的主要功能是手的运用。上肢各关节的结构，各关节连接方式的多样化，以及整个上肢的长度都是为了使上肢终端的手得以充分发挥其功能，完成各种复杂的工作及生活活动。

肩部只有锁骨内端与躯干相连,与胸骨形成胸锁关节,而且盂肱关节本身接触面积小,肱骨头与肩胛盂的关节角度值差别较大,加上肩胛骨的联合运动,幅度很大,得以使远端的手在以上肢全长为半径的球形面上,得到充分的活动。

肘关节虽为单向运动,但由于有了前臂的旋转运动,更加扩大了手的运用范围及灵活性。

手本身的结构,肌肉的高度发达,尤其是拇指的对掌对指运动,使手指从单向运动发展为对立运动,更使手的功能达到了十分精致的程度,完成各种精细动作。

由此可见,上肢各关节的运动都与手的使用有关,上肢任何一个关节运动的受限,都会影响手功能的发挥。因此,在治疗上肢神经伤残及骨关节损伤时,除损伤局部神经恢复及关节的功能恢复外,其他未受伤的部位都应在治疗过程中进行功能锻炼,以预防发生功能障碍、肌肉萎缩等。例如,上肢腋神经损伤患者在治疗过程中除了神经的修复和肩部的功能康复外,还需注意肘腕部的功能锻炼,这对上肢功能恢复尤为重要。

当关节功能不能得到充分的恢复时,则必须保证其最有效的、起码的活动范围,即以各关节的功能位为中心而扩大的活动范围。

肩关节的功能位是外展50°、前屈80°及内旋25°。

肘关节的功能位是屈曲90°位,其最有用的活动范围为60°～120°。

前臂的功能位是旋前、旋后、中立位,其最有用的活动范围是旋前、旋后各45°。

腕关节的功能位是背伸20°,但有时需根据生活及工作的特殊情况而定。

在上肢的功能锻炼中最容易出现问题的是肘关节。由于肘关节在多数情况下是固定在(或限制在)屈肘90°位,当开始进行肘关节的功能锻炼时,患者出于某些不确切的认识,往往怕肘关节伸不直,因此很自然地把锻炼的注意力集中在练习伸肘方面,而忽略了更为重要并且更难恢复的屈肘运动。加以体位和重力作用的自然趋势是伸肘,因而当肘关节功能一旦不能完全恢复时,往往是屈肘受限较多,而伸肘正常,失去了发挥手的作用最有利的活动范围。针对这种情况,康复医技人员不仅在一开始就应向患者讲清楚锻炼的目标,采取有效的措施,而且还应具体指导,检查督促和参加手功能理疗体疗及康复锻炼。

2. 上肢(手)功能康复锻炼的对策

(1)促进肿胀消退 损伤后局部肿胀,是外伤性炎症的反应,这是由于组织出血,体液渗出,加以疼痛反射造成的肌肉痉挛,局部静脉及淋巴管淤滞和回流障碍所形成的。同时,因疼痛反射引起的交感性动脉痉挛而致损伤局部缺血,也更加重了局部的疼痛。这一恶性循环可通过抬高患肢、局部固定、理疗及药物治疗后可以缓解疼痛,但对损伤较严重的患者,则在短时间内难以收效。如上肢神经损伤或骨折需在局部神经修复及复位固定的基础上,逐步进行适量的肌肉收缩,加强其刺激作用,可有助于血液循环,促进肿胀的消退。

（2）减少肌肉萎缩的程度　因神经损伤、骨折、手外伤等而产生的肢体废用,必然会导致肌肉萎缩,即使用最大的努力进行功能锻炼,也不可避免,但在萎缩的程度上则会有很大差别。此外,还可以使大脑始终保持对有关肌肉的支配,而无须在固定解除后重新建立这种关系。

（3）防止关节粘连僵硬　关节发生粘连乃至僵硬的原因是多方面的,但其最重要的原因则是关节肌肉不活动。长时间不恰当的固定可以造成关节僵硬,而未经固定但长期不运动的关节也会产生同样的后果。固定主要是为了限制关节的活动,由于肌肉不运动,导致静脉和淋巴淤滞,循环缓慢,组织水肿,渗出的浆液纤维蛋白在关节囊皱襞和滑膜反折处以及肌肉间形成粘连。这种既可在损伤邻近部位的关节发生,也可在损伤以远部位的关节发生。例如,神经损伤伴前臂双骨折时的手部肿胀,这些部位的水肿是损伤后反应性水肿或肢体体位造成的坠积性水肿,也有些则是因局部固定物压迫而引起的水肿。因此,如果不进行肌肉运动,即使是未包括在固定范围内的手,也同样会出现僵硬。有些肘关节、前臂或腕部骨折的患者,尤其是老年患者,由于长时间不做肩关节活动,而在原骨折部位完全治愈后,反而遗留下肩关节的功能障碍。如果从治疗之初即十分重视功能锻炼,既包括未固定关节的充分自主活动,也包括固定范围内肌肉的等长收缩,关节的粘连和僵硬是可以避免的。

关节本身的损伤除去上述原因可造成粘连外,由于关节囊、滑膜和韧带的损伤修复,形成瘢痕也可以影响到关节正常功能的恢复。因此,既要避免关节的反复水肿渗出,也要使损伤的关节囊、滑膜、韧带等组织尽可能在接近正常的位置上愈合,以防止瘢痕过大。早期的制动有利于达到上述目的,尤其是绝对禁忌暴力牵拉。但同时也必须积极地进行未固定关节的功能锻炼,和涉及固定关节的肌肉的等长收缩。一旦有关的软组织愈合后（在2～3周）,立即开始固定关节的功能锻炼。

经过损伤部位的肌肉与损伤部形成粘连,以及肌肉本身损伤后瘢痕化,是另一种造成所属关节功能障碍的原因。为了防止其发生,除在治疗上应严格要求外,积极的肌肉自主收缩更为重要。

关节僵硬在非功能范围,则成为后遗畸形,如肩内收、腕下垂、爪形手等。因此,功能锻炼也具有预防畸形的意义。

（4）促进上肢神经（骨折）愈合过程的正常发展　上肢（手）功能锻炼既可促进局部的血液循环,使新生血管得以较快的成长,又可通过肌肉收缩作用,促进神经细胞的再生,防止肌肉萎缩,关节粘连,借助外固定以保持骨折端的良好接触。在上肢神经（骨折）

愈合后期,上肢(手)功能恢复还需要经过一个强固和改造的过程,使神经修复和骨折排列完全符合生理功能的需要,这一过程可通过功能康复锻炼协助完成。

3. 上肢(手)功能康复锻炼的方式

主动活动和被动活动应该是主从关系,主动活动是锻炼的根本,被动活动则是前者的准备和补充。被动活动既不应该也不可能代替主动活动。

上肢(手)功能锻炼的最终目的是恢复受伤肢体的正常功能。在一定的条件下,被动活动固然可以预防关节粘连僵硬,或使活动受限的关节增加其活动范围,但最终仍需由神经支配下的肌群来运用关节和肢体。防止肌肉的萎缩,恢复肌肉的张力,协调肌肉间的支配能力等,只有依靠主动的功能锻炼才能取得。因此,以主动活动为主,被动活动为辅,凡是有利于主动锻炼的被动活动均应在康复医技人员的指导下进行。

有助于主动锻炼的被动活动如下:

(1)推拿　对损伤部位以远的肢体进行推拿,以帮助消肿和解除肌肉痉挛,为主动锻炼做准备。

(2)关节的被动活动　对损伤部位周围的(除固定外的)未僵硬的关节进行轻柔的被动活动必须达到最大的活动幅度。

(3)启动与加强　肌肉无力带动关节运动时,可在开始给予被动力量作为启动,以弥补肌力之不足。而在主动活动达到当时的最大限度时,为了扩大运动范围,也可给以有限的外力作为加强。

(4)挛缩肌腱的被动牵长　主要是前臂的肌腱挛缩,它既影响了该肌本身的作用,也限制了所支配关节的反方向运动(例如屈指肌腱的挛缩可限制伸指运动)。通过逐渐增加的、重复的、缓和的被动牵拉,可使之展长。

(5)僵硬关节的手法治疗　关节内的粘连完全僵化,成为缺少血管的瘢痕组织,关节的僵硬已定形时,依靠主动活动无法改善。为了创造康复锻炼的条件,可以在医技人员的多次手法下逐渐松解瘢痕纤维组织,在操作时手法缓和,渐进深入,注意防止皮肤破损,手法治疗后尽早进行主动的功能锻炼。

(6)持续被动功能运动(CPM)器械的应用　近年来日益推广的持续被动功能运动(CPM)器械,能定时定量逐渐增加关节活动度,防止关节屈曲挛缩,防止肌腱粘连,在一定程度上帮助患肢关节的功能康复,但需在康复医技人员的指导下进行操作。

十、上肢(手)功能康复的基本要求

上肢(手)功能康复的基本要求是努力争取患肢(手)的功能完全康复,由于损伤的性质不同和程度不一,也必须考虑到一些患肢(手)不可逆转的可能性,特别是存在难以恢复的功能问题。因此,大多数被损伤的患肢(手)经过治疗都有很大程度的进步和完全恢复,但是对一些严重损伤肢体要尽可能恢复其主要功能,所以在治疗上要有主次的妥善方案,充分明确上肢(手)的主要功能是如何运转手的使用。由于上肢各关节的结构和关节连接的方式多样化,整个上肢都是配合手来完成各种复杂的精细动作和生活必要的工作能力,则需要我们采用各种康复手段让手功能发挥其最大的作用。

1. 肩关节的活动

在整个上肢幅度范围最大,而且活动方向是多变的(内收、外展、上举、后伸、内旋、外旋等)。

2. 肘关节的活动

以单向运动,如屈伸活动为主,构成上肢连接活动特殊纽带,并有前臂的旋前、旋后的活动,增加了手的灵活和运用范围。

3. 腕、掌、指的活动

腕、掌、指间关节结构形成,确定了多样复杂的活动,互相配合完成各种精细和高难度的活动,如拇指对指对掌的运动能体现手的灵活度和在生活工作中的实际应用。

上肢各关节运动构成使手能协调完成各种所需的运动和功能,所以上肢任何一个关节有问题都会明显影响其功能发挥,因此,在某一上肢有损伤时,除对损伤局部治疗时还应兼顾上下邻近关节的功能,以防出现废用性的功能障碍和萎缩。

为了使上肢(手)功能适应生活、工作等方面的需要,在肩、肘、腕、指各关节的功能活动范围应达到其基本需要。

(1)肩关节的功能基本需求　外展50°、前屈80°、内旋25°。

(2)关节的功能基本需求　屈曲90°(其活动范围为60°～120°)。

(3)前臂的功能基本需求　旋前、旋后各45°(以旋前功能为主)。

(4)腕关节、掌指、指间的功能基本需求　①腕关节背伸20°;②掌指关节屈曲为45°;③拇指能对掌、对指;④指间关节屈曲功能,近端90°、远端45°。

十一、上肢(手)功能康复的基本方法

造成上肢(手)的损伤原因是多种的。它给患者带来痛苦和残疾,形成各种手功能障碍,影响了患者正常的生活和工作。

上肢(手)损伤后产生不同程度的症状,常见的有以下症状:上肢瘫痪,关节强直、麻木、牵痛,肌肉萎缩,感知觉减退、消失及运动功能障碍。

在手外科手功能康复中,为保存和改善手功能,康复综合治疗常采取以下基本方法:

(1)预防或矫正继发性功能障碍　如桡神经损伤致腕下垂,用腕托。

(2)对瘫痪肢体做被动的预防运动操　预防关节挛缩僵硬。

(3)对废用性的肌萎缩进行训练　有目的训练、抗阻训练,加强肌力。

(4)对肢体失去神经感知觉采用多种电疗刺激　诱导神经传导,恢复神经功能。

(5)对力量减弱的肌肉进行渐进性训练和抗阻训练　增加肌肉力度。

(6)为补偿、增强和替代患有缺陷的功能患者　提供综合疗法。

(7)加强中西医结合治疗　包括家中能应用的康复器具。让患者尽最大努力去康复,重新适应生活和社会的各种需要。

十二、手功能康复在手外科术前术后的临床应用

手功能康复是利用各种医疗仪器和特殊的器械包括上下肢评估仪等,配合手外科术前术后进行综合训练和治疗,以达到患者最佳治疗效果为目的的一种康复治疗手段。

(1)引导患者建立信心　发挥主观能动性,积极进行手功能康复锻炼,树立战胜伤残的信念。

(2)在康复医技人员指导下积极努力进行功能训练　为防止肢体运动功能障碍,要求患者通过主动或被动活动,牵伸关节囊,关节韧带和关节内外形成的瘢痕和粘连组织,以防止关节的挛缩、强直。

(3)通过肌肉的主动运动和被动运动　包括固定区域肌肉静止性收缩来防止肌肉废用性萎缩,促进肌力恢复。对上肢各种手术后和长期石膏及支具固定的部位也要特别重视和关注。事实上,如肿胀、粘连、麻木、关节僵硬,须及早防治,根据手外科损伤特点,还需增加手动作协调性,有目的的手功能训练得到增强,在康复训练中,建立正确的运动模式,通过对神经反射、眼手反应、本体感觉等使动作的灵活性、协调性得到加强。对肢体功能不能恢复时,发展肢体的代偿功能是当务之急,就需要代偿肌群的正常肌力来帮助恢复功能。

总之,患者要精神振作,调节全身生理功能到最佳状态,对伤残肢体尽量动静结合,有助于保持正常血液循环和代谢,促进肢体功能恢复。

十三、上肢(手)功能康复治疗的病种

(1)各种上肢(手、指)神经损伤　包括完全性臂丛神经损伤、不完全性臂丛神经损

伤、束支部神经损伤、单根经损伤,如腋神经、肌皮神经、正中神经、桡神经、尺神经等。

（2）上肢各神经卡压综合征　包括胸腔出口综合征、肘管综合征、腕管综合征、桡神经卡压综合征等。

（3）断肢（指）再植术后　包括残端的后遗症、各种断臂断掌断指后的功能问题等。

（4）上肢骨与关节损伤后的伤残　包括肱骨骨折、尺骨鹰嘴骨折、尺桡骨骨折、腕骨骨折、掌骨骨折、指骨骨折等；关节损伤如肩关节脱位、桡骨小头半脱位、下尺桡关节分离等；掌指关节和指间关节侧副韧带损伤、腕三角纤维软骨损伤。

（5）各类肌腱损伤　包括屈肌腱、伸肌腱、术前术后的修复。

（6）失神经支配的肌肉萎缩（废用性）

（7）各类手的损伤　如擦伤、压砸、切割、烧伤、牵拉伤。

（8）瘢痕组织的挛缩增生

（9）肢体损伤后的肿胀　包括术前术后动、静脉血循环差和淋巴回流不畅。

（10）各种肩、肘、腕、手部软组织损伤　包括肩关节周围炎、冈上肌肌腱炎、肱二头肌长头短头肌腱炎、肩峰下滑囊炎、肱骨外上髁炎（网球肘）、肱骨内上髁（学生肘）、桡侧腕伸肌腱周围炎、桡骨茎突狭窄性腱鞘炎、屈指肌腱狭窄性腱鞘炎、掌筋膜挛缩症等。

（11）各种手部感染　包括甲沟炎、化脓性指头炎、脓性腱鞘炎、低毒性感染等。

（12）各种上肢及手部良性或恶性肿瘤

（13）其他各病因引起的上肢（手）功能感觉等方面的问题

注：以上各病种均分术前术后的康复治疗及保守治疗等。

十四、开展手外科手功能康复评定联合门诊

康复医学涉及多个学科,手外科手功能康复部是从多元化康复领域中分化发展起来的一个专科部门,它的建立标志着手外科事业在手功能康复领域向纵深发展中进入了一个新阶段。

手外科手功能康复部应用手功能专用康复器材,尤其是高科技的国际标准化的测量、评估软件系统和各种康复器材。为此开设的手外科手功能康复评定联合门诊,是手外科临床医学在扩建手功能康复医学领域中又一发展起来的科目。

手外科手功能康复评定联合门诊担负起上肢（手）各种损伤所致的障碍及预防,通过评定和处理康复治疗及训练使患者伤残得到康复。

另一方面,由于人们对健康和医学模式的新认识不断增加,对生活质量的要求不断提高,因此对康复医学的需求也很大。康复医学的兴起,是医学发展到较高层次的标志。

因此,卫生工作已经把医疗、预防、康复、保健紧密结合起来,为全面地保障人民的健康而努力。

此外,开展手功能康复医学工作需要有一定的康复医疗物质基础和条件,手功能康复部从康复器材到房间配备,包括最先进有效的理疗器材都要有一定的规格和功能区划分的要求。对康复医技人员也提出了更高要求和观念更新,与时俱进,树立高科技康复意识,才能创造与手外科相匹配的手功能康复部。

十五、手功能康复部参与手外科临床科研工作

现代康复医学特点是以残疾者、慢性病、有功能障碍者作为主要的康复对象、并按照"功能训练、全面康复、重返社会"三项原则开展康复工作。大量使用功能方面的评估、训练、重建、增强,以及采用科与科之间的康复协作医学方法对患者进行康复。

手功能康复部依附着手外科临床医学,更有条件、更加专业地配合手外科临床在术前术后治疗患者疾病中,在康复医疗中相互协作,共同达成该阶段的康复目标。在患者康复的全过程中,从起病、手术(非手术)、功能评估、康复目标的拟订、治疗训练、复查、修订方案到最后总结,相关的治疗学科结合参与,手外科的手术与手功能康复结合,给患者带来最大限度的功能恢复。手功能康复部和手外科相互配合、沟通、协调地完成各自应尽的职责,并且都采用一些合作科研工作方法,从中更能体现出团队合作和为医疗事业的奉献精神。

手功能康复部对患者可以自始至终跟踪随访,对病情分析,汇总阶段性康复资料,提供康复有效数据和科研论证。康复部以手功能为中心展开康复事业,配合好手外科医生,用最好的康复手段,给患者最好的功能训练,同时积极参与临床手外科科研,提高整体手功能康复医疗水平和手外科医疗事业。

十六、手功能康复部的必备条件

(1)石膏、支架、支具室　配备各种动力型及其他外固定材料等。

(2)传统医学室　中药、艾条、针灸、推拿、针灸电疗仪等。

(3)蜡疗室　中药熏蒸疗法、水力疗法、水浴疗法等。

(4)物理治疗室　激光、各种中频、低频、双频等治疗仪、被动运动训练仪(CPM)等。

(5)体疗运动室　肩、肘、腕各种运动疗法。

(6)颈椎、上肢、手牵引室　颈椎、肩、肘、手指各种负重牵引。

（7）手功能精细动作操练室　手功能精细动作操练、手感觉功能训练、手定位觉功能训练、手脱敏训练等。

（8）手功能测定评估仪室　上肢（手）功能经过国际化标准评估，如关节测量、握力、捏力等评定后进行有计划训练和作业疗法。

（9）手外科康复部门诊室　与手外科医生联合门诊探讨病情、进行康复。

（10）其他综合康复治疗室　局封、中药、西药等。

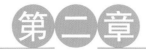

上肢（手）功能解剖学

一、上肢（手）神经的组成

上肢神经是由臂丛组成,属周围神经。周围神经,即解剖学所称的神经或神经干,每条周围神经包含有无数的神经纤维,如感觉纤维、运动纤维、交感纤维、副交感纤维,以及结缔组织、血管、淋巴管等。

臂丛,由C5～C8神经前支和T1神经前支的大部分组成(图2-1)。

（一）神经系统接受与传导的方式

神经刺激做出的反应,称为反射。反射活动的形态基础是反射弧。包括:感受器→感觉神经→反射中枢→运动神经→效应器。反射弧中任何一个环节发生障碍,反射即减弱以至消失。

$$神经组织 \begin{cases} 神经细胞（神经元）感受刺激传导冲动功能。 \\ 神经胶质对神经元保护、支持等作用。 \end{cases}$$

（二）神经基本功能

参与人体内部各系统器官的功能活动,促进体内的机体完整,协调人体的各项功能活动,使机体与外界环境相适应。

（三）臂丛神经的走行

C5、C6根梢斜行于前、中斜角肌之间,合为上干,从前斜角肌后外缘出现后,继续沿

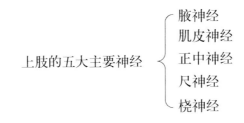

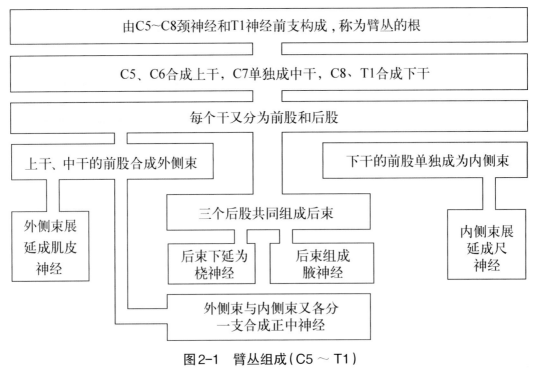

图2-1 臂丛组成（C5～T1）

中斜角肌前面下降,构成颈外侧三角的底,然后跨过前锯肌第一肌齿入腋窝。

C7根独成中干,行程如上干,在其下方。

C8根出现于第七颈椎横突下方,过胸膜上膜后缘,T1根从第一胸椎椎弓根下方的椎间孔走出,先上升,贴第一肋颈与C8根合成下干,通过斜角肌间隙,沿第一肋上面向下外行,居锁骨下动脉上方、后方或下方。

于第一肋外缘,上、中、下干居腋动脉第一段上后方,各干于此分前后股,三个后股连成后束,居腋动脉第二段后方,上、中干前股连成外侧束,行于腋动脉外侧,下干前股形成内侧束,行于腋动脉内侧。

臂丛损伤体征鉴别

（1）臂丛神经上干损伤 累及C5、C6,有时包括C7,典型体征是上肢外侧麻木,肩不能外展外旋（三角肌、冈上肌等麻痹）,上肢悬于体侧呈内收内旋位（基于肩胛下肌、背阔肌和大圆肌的作用）,肘不能主动屈伸,前臂居旋前位。产生Erb-Duchenne型麻痹。

（2）臂丛神经下干损伤　累及C8,T1,有时包括C7,临床特征主要是手内在肌、屈肌、屈腕肌麻痹,手指尤其是环指、小指屈伸功能丧失,不能屈腕,上肢内侧麻木。如果损伤贴近脊柱累及交感干及节后纤维,则出现患侧瞳孔缩小、眼球凹陷、睑裂变窄、无汗和皮肤营养障碍等所谓Horner综合征。

（3）全臂丛损伤　患肢肌肉萎缩呈弛缓性下垂,肩关节呈半脱位,随躯干运动而摇摆。血液回流不畅,患肢水肿,皮肤出现脱毛、变薄、脱屑等现象。

臂丛损伤情况复杂,常为混合型,只有依据解剖知识才可做出比较准确的判断。

1. 尺神经

发自臂丛内侧束,包括有C7、C8及T1神经的纤维。沿肱二头肌内侧沟,随肱动脉下行,至臂中部离开肱动脉转向后,经肱骨内上髁后方的尺神经沟进入到前臂。在前臂尺侧腕屈肌深面随尺动脉下行至手掌。

尺神经的分支有：① 肌支：支配前臂尺侧腕屈肌全肌和指深屈肌的尺侧半,以及手肌内侧大部；② 皮支：在手的掌面分布于手掌尺侧1/3区及尺侧一个半手指的皮肤；在手的背面,分布到手背尺侧1/2区及尺侧两个半指的皮肤（第3、第4两指毗邻侧只分布于近节）。

体表投影：尺神经自肱动脉始端搏动点至肱骨内上髁后方,再由此至豌豆骨外侧缘。

损伤后体征

（1）变形

A. 手呈爪状畸形。由于指深屈肌尺侧半麻痹,环指、小指掌指关节过伸。又由于骨间肌、第三、第四蚓状肌麻痹,环指、小指指间关节屈曲。

B. 由于小鱼际肌萎缩,小鱼际变平甚至凹陷。

C. 由于骨间肌萎缩,掌骨突出。

D. 由于拇收肌和拇短屈肌深头萎缩,鱼际尺侧面消瘦。

E. 由于尺侧腕屈肌萎缩,前臂上半尺侧面圆隆外貌消失。

（2）运动障碍

A. 拇指内收障碍：正常时拇指内收主要由拇收肌和拇短屈肌深头引起,该二肌麻痹,拇内收障碍,但可由拇长屈肌和拇长伸肌所代偿。用力捏物时,则出现拇指掌指关节过伸和指间关节屈曲的畸形,即所指Froment阳性征。

B. 对掌功能障碍：由于小鱼际肌麻痹，对掌时，拇指不能接触小指，小指掌指关节过伸和外展，指间关节屈曲，第五掌骨不能提起。

C. 由于骨间肌麻痹，手指不能分开和并拢。

（3）手内侧缘感觉障碍

2. 正中神经

以两个根起于臂丛，外侧根起于臂丛外侧束含C5～C7神经的纤维；内侧根起于臂丛内侧束，含C8、T1神经的纤维。在臂部沿肱二头肌内侧沟随肱动脉下降至肘窝。从肘窝向下走在前臂中线上，位于指浅、指深屈肌之间，最后随屈肌腱经过腕管达手掌，分肌支和皮支而终止。

正中神经的分支有：① 肌支：正中神经肌支的发出顺序：旋前圆肌支—掌长肌支—指浅屈肌支—指深屈肌支—桡侧腕屈肌支—拇长屈肌支—旋前方肌支—鱼际肌支；② 皮支：分布于手掌桡侧2/3区和桡侧三个半指掌面的皮肤，以及这三个半指背面末节的皮肤。

体表投影：正中神经自肱动脉的始端搏动点至肘部髁间线中点稍内侧，再由此至腕掌侧横纹中点。

损伤后体征：正中神经损伤后的功能障碍依损伤平面和程度而定

（1）变形

A. 鱼际肌萎缩，隆起消失，手掌变平。

B. 示指、中指呈纺锤形变形，因环层小体脱失神经后萎缩，末节指垫消瘦所致。

（2）运动障碍

A. 拇指不能外展。

B. 拇指不能对掌。

但此两种动作可依鱼际肌的双重神经支配及拇长展肌和拇长屈肌的作用而得到不同程度的补偿。

C. 因第一、第二蚓状肌麻痹，紧握拳时，示指、中指两指合拢不严。

D. 如高位损伤，由于旋前圆肌和旋前方肌受累，前臂不能旋前。

E. 因拇长屈肌受累，拇指末节不能屈曲。

（3）桡侧三个半指感觉障碍

3. 腋神经

发自臂丛后束,包含C5、C6神经的纤维。绕过肱骨外科颈后侧,主要分支到三角肌,在三角肌深面分为前(上)后(下)支,前支供应三角肌,还发数个皮支分布于三角肌表面的皮肤。后支分布于小圆肌和三角肌后部。

损伤后体征

(1)由于三角肌萎缩,肩部圆隆外貌消失,变平甚至凹陷。肩峰突出,肱骨头易于摸及。

(2)臂不能外展,患者欲外展臂时,肩胛骨充分外旋,肩胛下角外移。由于其他肌肉的代偿,肩关节仍可营伸展和外旋运动。小圆肌虽麻痹,肩外旋和内收动作可被其余肌肉所代替。

(3)肩外面感觉障碍。

4. 肌皮神经

发自外侧束,包含C5、C6神经纤维,有时还包括C7,前置型臂丛神经有C4纤维参加。此神经初位于臂丛的外侧,穿过喙肱肌,在肱二头肌和肱肌之间向下外侧走行,至臂外侧,肘关节上方,肱二头肌腱外侧穿出深筋膜,延续为前臂外侧皮神经。此神经主要支配肱二头肌。

损伤后体征

(1)肱二头肌和肱肌萎缩,臂前面消瘦。

(2)屈肘虽受影响,但可由肱桡肌和前臂屈肌代偿。

(3)皮肤麻痹区限于前臂桡侧缘。

5. 桡神经

发自臂丛后束,含C5~C8和T1神经的纤维。它是臂丛最大的分支,在肱三头肌深面紧贴肱骨体中部后面沿桡神经沟向下外行,到肱骨外上髁前方分为浅、深支。桡神经在上臂支配肱三头肌。

桡神经的分支有:①浅支:为皮支,与桡动脉伴行,至前臂下1/3处转向手背,分布于手背桡侧半和桡侧两个半指近节背面的皮肤;②深支:为肌支,又称骨间后神经,穿至前臂背侧,分支支配前臂所有的伸肌群。

损伤后体征

（1）变形

A. 桡神经损伤的特点是腕下垂、前臂旋前畸形。屈肘时，手悬于屈曲位。

B. 高位损伤时，臂和前臂背面显著消瘦，尺桡骨之间的背面出现特殊的沟，外上髁肌肉隆起消失。

（2）运动障碍

A. 伸肘功能减弱，前臂旋后功能减弱。

B. 由于桡侧腕长、短伸肌和尺侧腕伸肌麻痹，腕不能伸展。

C. 由于拇长展肌和桡侧腕长伸肌麻痹，手不能外展（桡侧偏斜）。

D. 由于尺侧腕伸肌麻痹，手内收（尺侧偏斜）功能减弱，尺偏时伴以腕屈曲。

E. 由于指伸肌、示指和小指伸肌麻痹，当把持腕于中立位时，掌指关节不能伸展。如强力屈腕时，掌指关节则能伸展。

F. 由于拇长伸肌的麻痹，拇指末节伸展障碍，但可以借拇短展肌织入拇长伸肌的纤维诱发拇指末节伸展，但同时伴以整个拇指的外展。

G. 由于拇长展肌和拇短伸肌的麻痹，拇指不能外展。

（3）感觉障碍

以手背第一掌骨间隙最为显著，其他部位影响不大。

二、上肢（手）运动系的组成及基本功能

$$上肢运动系包括 \begin{cases} 骨 \\ 骨连结 \\ 骨骼肌 \end{cases}$$

以上三部分在神经系的支配下对上肢起着运动、支持，精细动作和保护作用。

骨与骨之间的连接装置称骨连结。上肢各骨通过骨连结构成骨骼。附于骨骼上的肌称骨骼肌，肌收缩时，牵引骨移动位置，产生运动。

每块骨都有一定的形态、结构和血管神经的供应，能不断进行新陈代谢，并且有修复和改建的能力。患者经常进行康复锻炼可促进骨骼的良好保护，可防止长期废用出现的肌萎缩。

三、上肢（手）肌肉运动学

上肢各部分主要肌肉见图2-2、图2-3。

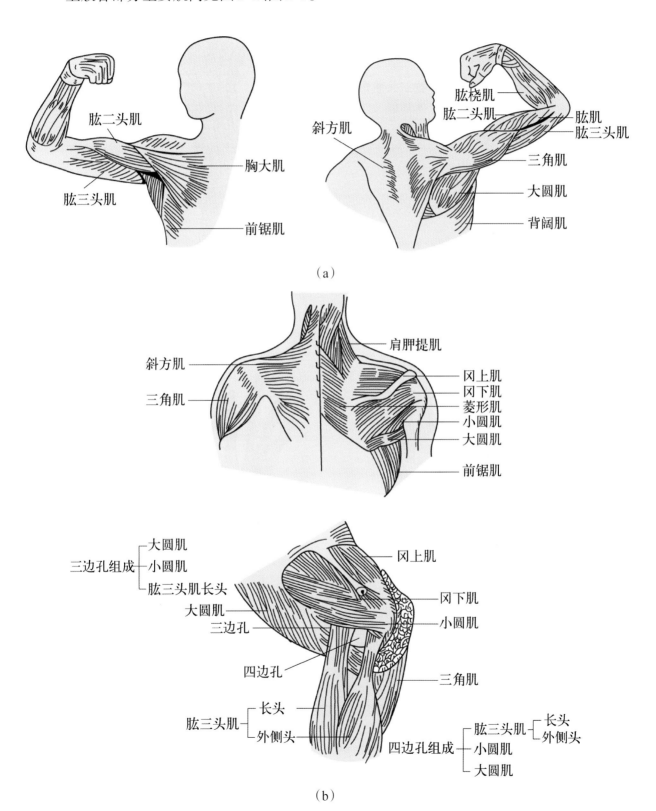

（a）

（b）

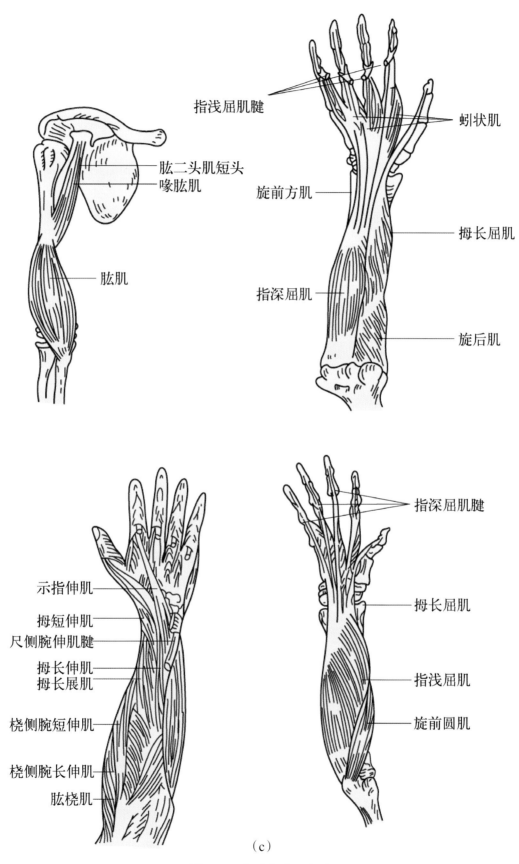

（c）

图2-2　上肢各主要肌肉

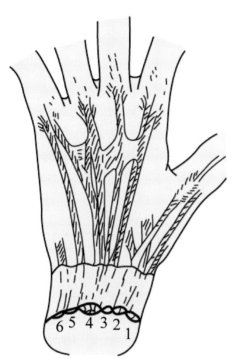

1—拇短伸肌腱及拇长展肌腱
2—桡侧伸腕长短肌腱
3—拇长伸肌腱
4—指总伸肌腱
5—小指固定有伸肌腱
6—尺侧伸腕肌腱

图2-3　伸肌腱在腕部的排列

根据肌组织构造和功能的不同，可将人体的肌分为平滑肌、心肌和骨骼肌三种。平滑肌主要构成内脏和血管的壁；心肌则构成心壁；骨骼肌分布于头、颈、躯干和四肢，通常附着于骨。本节主要叙述骨骼肌。

骨骼肌又称随意肌，人体中骨骼肌占数量多，分布广，大约占人体总量的40%。人体里含60%～75%水分，20%蛋白质，5%其他成分，包括脂肪、碳水化合物、无机盐等。每块肌肉的大小都是有一定的形态、结构、位置和辅助装置，有丰富的血管、淋巴管分布和受一定的神经支配。每块骨骼肌都由肌腹和肌腱两部分组成。肌腹主要由肌纤维组成，色红、柔软而有收缩能力；肌腱主要有腱纤维构成，色白、强韧而无收缩能力，位于肌腹的两端。肌肉的辅助装置为筋膜、滑膜囊和腱鞘等，主要有保护和辅助肌肉的活动作用。

运动神经元支配肌肉收缩时可产生生物电，通常由脑部刺激运动神经，使其不自觉的活动可转换及表达不同的表情。当肌肉受到神经刺激，更产生欲动而收缩，如肌电图可直接刺激某组肌肉，检查神经状况的反应。

肌肉的作用和起止肌肉在收缩时一骨的位置相对固定，另一骨的位置相对移动。肌肉一般都以两端附着于骨中间跨过一个或几个关节，肌肉在固定骨的附着点，称为起点，在移动骨的附着点，称为止点。起点和止点都是相对的。

肌肉的能量供应是靠血液（如三磷酸腺、磷酸糖、氢气、脂质等），作用是氧化葡萄糖，肌肉在剧烈运动时需要大量的能量才能发挥，将血液中的有效成分转化为能量，将某些物质转化为废物通过静脉和淋巴回流排泄。

四、上肢（手）肌肉起点、止点、作用和神经支配

上肢（手）肌肉起点、止点、作用和神经支配见表2-1。

表2-1　上肢肌肉起点、止点、作用和神经支配

肌　　肉			起　　点	止　　点	作　　用	神经支配及节段
肩带肌		三角肌	锁骨外侧1/3、肩峰、肩胛冈	肱骨中部三角肌粗隆	臂外展	腋神经（C5～C6）
		大圆肌	肩胛骨下角的背面	肱骨上端前面	臂内收、内旋、后伸	肩胛下神经（C5～C6）
上臂肌	前群	肱二头肌	长头：肩胛骨关节盂上方 短头：喙突	桡骨粗隆	屈肘、前臂旋后	肌皮神经（C5～C7）
		喙肱肌	肩胛骨喙突	肱骨中部前内面	臂内收和屈臂	肌皮神经（C5～C7）
		肱肌	肱骨下半部的前面	尺骨粗隆	屈肘	肌皮神经（C5～C7）
	后群	肱三头肌	长头：关节盂下方 内侧头：肱骨内侧面桡神经沟以下 外侧头：肱骨后面桡神经沟以上	尺骨鹰嘴	伸肘伸臂	桡神经（C6～C8）
前臂肌	前群	浅层 第一层 肱桡肌	肱骨外上髁	桡骨茎突	屈前臂	桡神经（C5～C6）
		旋前圆肌	肱骨内上髁	桡骨外侧面中部	屈前臂并旋前	正中神经（C6～C7）
		桡侧腕屈肌	肱骨内上髁	第2掌骨底前面	屈腕、手外展	正中神经（C6～C8）
		掌长肌	肱骨内上髁	掌腱膜	屈腕	正中神经（C8～T1）
		尺侧腕屈肌	肱骨内上髁	豌豆骨	屈腕、手内收	尺神经（C7～T1）
		中深层 第二层 指浅屈肌	肱骨内上髁	以四腱止于第2～第5指第2节指骨底	屈第2～第5指中节指骨，屈掌指关节，屈腕	正中神经（C7～T1） 尺神经（C7～T1）
		深层 拇长屈肌	桡骨及骨间膜	拇指末节指骨底	屈拇指	正中神经（C7～T1）
		深层 第三层 指深屈肌	尺骨及骨间膜	以四腱止于第2～第5指各节指骨末节指骨底	屈第2～第5指骨，屈掌指关节，屈腕	正中神经（C7～T1） 尺神经（C7～T1）

（续表）

肌　　　肉				起　　　点		止　　　点	作　　　用	神经支配及节段
前臂肌	前群	深层第四层	旋前方肌	尺骨远侧端掌面		桡骨远侧端掌面	前臂旋前	正中神经（C8～T1）
	后群	浅层	桡侧腕长伸肌	肱骨外上髁		第2掌骨底背面	伸腕、手外展	桡神经（C6～C7）
			桡侧腕短伸肌			第3掌骨底背面	伸腕	桡神经（C7）
			指总伸肌			以四腱止于第2～第5指第2、第3节指骨底	伸腕、伸指	桡神经（C6～C8）
			小指固有伸肌			小指指背腱膜	伸小指	桡神经（C7～C8）
			尺侧腕伸肌			第5掌骨底	伸腕、手内收	桡神经（C7～C8）
		深层	拇长展肌	桡、尺骨背面		第1掌骨底	外展拇指	桡神经（C7～C8）
			拇短伸肌			拇指第1节指骨底	伸拇指第1节	桡神经（C8～T1）
			拇长伸肌			拇指末节指骨底	伸拇指	桡神经（C7～C8）
手肌		外侧群	大鱼际肌（4块）				外展、内收、屈拇指、拇指对掌	大部分是正中神经支配，其中有一块是尺神经支配
		中间群	蚓状肌	1 2	起自指深屈肌腱桡侧缘	第2～第5指第1节指骨背面及指总伸肌腱	屈掌指关节伸各指关节	正中神经（C8～T1）
				3 4				尺神经（C8～T1）
			骨间掌侧肌	3块第2掌骨尺侧，第4、第5掌骨桡侧		第2、第4、第5指第1节指骨底及指背腱膜	使第2、第4、第5指向中指靠拢	尺神经（C8～T1）
			骨间背侧肌	4块掌骨间隙两侧		第2～第4指第1节指骨底及指骨腱膜	使第2、第4指离开中指	尺神经（C8～T1）
		内侧群	小鱼际肌（3块）				外展小指、屈小指、小指对掌	尺神经（C8～T1）

五、上肢（手）运动疗法

上肢（手）运动疗法是根据患者伤残的特点和患者的功能状况，选择适用、有效果的功能活动和运动方法，对患者进行上肢和手的训练，它是康复医疗中的一种最基本的方法和重要措施。上肢（手）运动疗法所进行的肌肉活动和多种运动功能训练也必须通过神经反射，主要通过神经反射、神经体液因素和生物力学作用对人体的多种功能产生相应的影响和改变。经过一段时间的锻炼后，常可逆转原来失调的机能状态。

（一）机制

1. 提高神经系统的调节能力、改善情绪

运动和体力活动是重要的生理刺激，它可保持中枢神经系统的紧张度和兴奋性，维持其正常功能。长期坚持锻炼，就能起到锻炼和加强大脑皮质活动能力的作用，促使大脑皮质形成更多更复杂的条件反射，神经活动的兴奋性、灵活性和反应性大为提高，调整和协调周围神经，从而强化了中枢神经。

2. 维持和恢复运动器官的形态和功能

运动器官的形态和功能密切相依。形态破坏直接限制了功能，功能丧失又可促进形态的进一步破坏，合理和系统的功能训练是维持和恢复运动器官的形态和功能的必要因素。如长期固定可致骨质疏松、软骨变性退化、肌肉萎缩、关节挛缩甚至关节形态破坏造成功能受限。而运动疗法可促进血液循环，增加关节滑液分泌，改善软骨营养；可牵伸挛缩和粘连组织，改善关节活动范围；可使肌纤维增粗，增强肌力和耐力，改善主动运动能力；可维持骨代谢平衡，使骨皮质增厚，增强骨的支撑和承重能力；从而使受限的功能得到恢复。

（二）分型

上肢（手）运动类型首先按肌肉收缩的形式和用力的方式和程度可分为以下基本类型。

1. 按肌肉收缩的形式分类

肌肉收缩产生肌力，肌力对人体作用分两种情况：静力主要维持人体的平衡，动力主要促使人体运动。肌肉做功主要有两种形式。

（1）等长收缩　肌肉长度不变，张力改变，不产生关节活动，适用于早期康复，如肢体被固定或关节有炎症、肿胀，活动产生剧烈疼痛时；亦常用于维持特定体位和姿势。

（2）等张收缩　肌肉张力不变但长度改变，产生关节活动。它又分：① 向心性收缩或称等张缩短，肌肉收缩时肌止点两端间距缩短、接近，关节按需要进行屈曲或伸展，是运动疗法最常用的肌肉活动，它是维持正常关节活动的主要形式，如股四头肌收缩产生伸膝，腘肌收缩产生屈膝。② 离心性收缩或称等张延伸，肌肉收缩时肌止点两端逐渐延伸变长，主要用于控制肢体坠落速度，如外展臂落下时肩外展肌群收缩以使臂落下变慢。这种收缩方法有助于发展肌力。

2. 按运动时用力方式和程度分类

可分为被动运动和主动运动，后者又可分为助力运动、主动运动和抗阻运动。

（1）被动运动　患者完全不用力，全靠外力的帮助来完成。外力可来自人力或机械力，前者可由医务人员、家属或患者的健肢帮助进行。常用于瘫痪（肌力0～1级）、关节功能障碍、需要保持关节活动范围但又不能或不宜进行主动运动的患者。被动运动是使关节在其正常活动范围内运动，对瘫痪肢体有增强本体感觉、刺激屈伸反射、放松痉挛肌肉、促发主动运动的作用；同时可牵伸挛缩肌腱和韧带，有助于防止或消除肢体肿胀，恢复或维持关节活动度的作用。具体方法和注意事项：

（2）确定顺序　活动从远端关节至近端关节常用于改善肢体血液及淋巴循环，而活动从近端关节至远端关节时则有利于瘫痪肌的恢复。

（3）患者要处于舒适自然体位　肢体充分放松，被活动的关节的远端由操作者支持，并固定其近侧端；活动过程中可对关节稍加牵拉，活动最后应对关节稍加挤压。

（4）活动应缓慢柔和、有节律性　应在无痛范围内进行和逐步加大活动范围，避免冲击性和暴力，否则易造成损伤或引起反射性痉挛。

A. 助力运动：在外力辅助下，患者靠主动力量进行运动。助力一般为他人、自身健肢或器械（如轮滑、多种回旋器等）。助力运动要以主动用力为主，然后给予完成动作必要的最小助力，并常加于活动的始末部分，因为此时肌力较差。这类运动常用于肌力较弱不能独立主动完成运动或因身体虚弱或疼痛不宜进行主动运动等情况。

B. 主动运动：患者自己主动用力完成的运动。当肌力有相当的恢复（2～3级以上）时应鼓励患者进行。主动运动时肌肉中开放的毛细血管数量多，对肌肉及其周围组织的血液供应大，营养作用明显，对肌肉、关节和神经系统功能恢复作用良好。在运动疗法中应用最广泛。

C. 抗阻运动：指须克服外来阻力才能完成的运动，也称负重运动。阻力为人力或重物与器械。此类运动能有效地增强肌力，适用于肌力超过3级的患者，主要用于创伤后、瘫痪后恢复肌肉力量；此方法分为等张抗阻练习（或称动力性练习）、等长抗阻练习（或称静力性练习）和等速练习（或称等动练习）。

上肢(手)运动疗法也成体疗法,运用于人体肌肉、关节的运动,以达到防治疾病,促进肢体伤残、功能恢复的方法。在康复医疗中,是上肢(手)康复一个重要的方法之一。它根据上肢(手)残疾和功能的状态制定适合患者功能需要的运动疗法。有患者自己在康复师指导下、在家属的帮助下,改善和提高运动能力,促进康复。上肢运动疗法以运动学和神经生理学为基础,用各种的运动方法,也包括中国的传统医学养生、健身方法,或借用一些体育器械、设备进行。上肢(手)运动疗法与其他疗法的不同点在于:① 它是一种积极的自我训练、根据伤残的功能进行积极的治疗,上肢运动疗法需要本人的积极性,坚持长期训练,运动的本身疗法对患者是一种促进,有利于患者的功能康复;② 上肢(手)运动疗法是局部和全身相结合的治疗,上肢(手)运动疗法对局部肢体的功能训练,同时也影响到全身脏器的功能,起到全面的身体功能效应;③ 上肢(手)训练的重要意义在于,不仅有训练的实质,同时要求患者有坚强的意志进行训练,通过训练还可以改善、增强全身的免疫能力,和预防其他疾病的并发症。

(三)上肢(手)运动功能列表

见表2-2。

表2-2　上肢神经肌肉功能表

神　　　经	神经丛	脊椎节段	肌　　　肉	功　　　能
颈神经	颈 丛	C1～C4	颈深肌 胸锁乳突肌与斜方肌亦参加	屈颈 转颈 伸颈
膈神经		C3～C4	斜角肌	升举上部胸廓
			膈肌	吸气
胸前神经(来自内侧束和外侧束)	臂 丛	C3～T1	胸大肌与胸小肌	臂由后向前内收
胸长神经		C3～C7	前锯肌	肩胛前推
肩胛背神经		C3(3～4)	提肩胛肌	升举肩胛
		C4～C5	菱形肌	肩胛内收与上举
肩胛上神经		C5	冈上肌	臂外展
		C5～C6	冈下肌	臂外旋
肩胛下神经(来自后束)		C5～C8	背阔肌与大圆肌	臂内旋
			肩胛下肌	臂由前向后内收

（续表）

神　　　经	神经丛	脊椎节段	肌　　肉	功　　能
腋神经（来自后束）		C5～C6	三角肌	臂外展
		C5	小圆肌	臂外旋
肌皮神经（来自外侧束）		C5～C7	肱二头肌	屈前臂
				前臂旋后
		C5～C7	喙肱肌	臂内收
				屈前臂
		C5～C7	肱肌	屈前臂
尺神经（来自内侧束）	臂	C7～T1	尺侧腕屈肌	手尺侧屈
		C8～T1	指深屈肌（尺侧部分）	屈末节指（环指、小指）屈手
		C8～T1	拇收肌	拇内收
			小指展肌	小指外展
			小指对掌肌	小指对掌
			小指短屈肌	屈小指
			蚓状肌与骨间肌	屈掌指关节、伸指间关节、内收外展各指
正中神经（C4～C7之外侧束、C8～T1之内侧束）	丛	C6～C7	旋前圆肌	前臂旋前
		C6～C8	桡侧屈腕肌	手桡侧屈
		C7～T1	掌长肌	屈手
			指浅屈肌	屈中节指（示指、中指、环指、小指）屈手
		C6～C7	拇长屈肌	屈拇指末节
		C7～T1	指深屈肌（桡侧）	屈末节指（示指、中指）
		C6～C7	拇短展肌	拇指外展
			拇短屈肌	屈拇掌指关节
			拇对掌肌	拇对掌
尺神经（桡侧二指正中神经）		C8～T1	蚓状肌	屈掌指关节、伸远侧指间关节（示指、中指、环指、小指）
桡神经（来自后束）		C3～C8	肱三头肌与肘后肌	伸前臂
		C5～C6	肱桡肌	屈前臂

（续表）

神　　　经	神经丛	脊椎节段	肌　　肉	功　　能
桡神经（来自后束）	臂 丛	C5～C7	桡侧伸腕肌	手桡侧伸
		C6～C8	指总伸肌	伸指（示指、中指、环指、小指）
				伸手
			小指固有伸肌	伸小指
				伸手
			尺侧腕伸肌	手尺侧伸
		C5～C7	旋后肌	前臂旋后
		C6～C7	拇长展肌	拇指外展
				手桡侧伸
		C8～T1	拇短伸肌	伸拇指第一节
		C7～C8	拇长伸肌	伸拇指
		C6～C8	示指固有伸肌	伸示指
				伸手

六、血液循环

循环系统的基本功能：① 运输：将营养物质及氧气输送到身体各组织、器官和细胞，维持身体的平衡与新陈代谢；② 在循环过程中有防御功能——抗感染，维持人体生理活动正常进行。

运输等功能都是经过由循环系统的动脉、静脉以及微血管构成的运输网络所完成的，在循环过程中，除了肺动脉及部分分支外，所有的动脉都会将带氧的血液带离心脏或者担任"分选者"的任务，将血液输送到微血管中。静脉把去氧的血液从微血管带到心脏（静脉是回流血液）。心脏的作用就像一部抽水机的泵，维持血管系统中的血液流通，供身体的需要。整个循环系统负责维持微血管所需全部血液供应。身体微循环的网络需求增加时，可通过物理治疗的刺激和其他疗法，使血流量增加。就功能而言，微血管是最主要的血管。经由微血管与"组织液"的交换，促进了局部营养血循环，对神经细胞有足够的养料，活跃神经细胞，促进神经细胞再生等都有帮助。在慢性缺血中可引起肌肉萎缩、肌肉挛缩，皮下组织萎缩，毛发脱落，指甲增厚和形态异常，皮肤干燥、部分出现疼痛等症状，所以在治疗时要全面考虑血供状况。

七、淋巴系统的基本功能与临床应用

淋巴系是循环系的一个组成部分，为体液回流的辅助装置。

人体某一部位发生病变时，毒素、微生物、癌细胞等可通过淋巴管道蔓延或转移到相应的淋巴结群，亦可使某些部位的淋巴循环途径受阻，可以产生局部淋巴水肿。我们了解淋巴管道和淋巴结群的分布规律的流向，对于临床诊断和治疗有着实际意义。随着显微外科技术的进展，如应用淋巴管与静脉吻合治疗各种阻塞性淋巴水肿的成功，为我们在康复物理治疗中应用淋巴系统对各种损伤引起的肢体水肿打下了基础。

1. 淋巴系统循环系的组成部分

淋巴管道（含有流动的液体称为淋巴）。

淋巴器官（淋巴结群、胸腺、扁桃体、脾）。

淋巴组织（含有大量的淋巴细胞的网状结缔组织）。

主要作用：产生淋巴细胞、滤过淋巴和参加免疫反应，防卫功能。

2. 分布

上肢浅淋巴管较多，伴随浅静脉行于皮下，深淋巴管与上肢深部血管伴行。上肢的浅、深淋巴管均直接或间接地进入腋淋巴管道。在上肢有效选择淋巴管通道，对回流、消肿、排毒等均有一定的治疗用途。

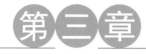

第三章

上肢（手）功能的检查

一、上肢（手）各部位的结构标准名称

肩部——外侧三角肌

上
臂 { 内侧肱二头肌（前面）
背侧肱三头肌（后面）

前
臂 { 外侧或桡侧（背侧）
内侧或尺侧（掌侧）

手
和
手
指 { 手的背面
手的掌面
手的桡侧缘
手的尺侧缘

手
掌 { 大鱼际肌——拇指掌骨上的掌面肌肉区
小鱼际肌——小指掌骨上的掌面肌肉区
掌中部

手
指 { 大拇指
示指（食指）
中指（长指）
环指
小指

每个手指(第2～第4指)有三个关节 { 掌指关节
近侧指间关节
远侧指间关节

拇指两个关节 { 掌指关节
指间关节

二、上肢(手)各关节正常活动幅度检查

上肢的活动度数以运动幅度为记录标准。

(一)肩关节

肩关节中立位:上臂下垂0°。

肩关节活动度:

- 外展90°(超过90°为肩胛骨的活动)
- 前屈90°
- 后伸45°
- 内收45°
- 内旋45°
- 外旋30°
- 上举180°

1. 上臂长度测量

(1)上肢总长度 从肩峰至中指指尖的距离。

(2)上臂长度 从肩峰至尺骨鹰嘴的距离。

2. 上臂周径测量

(1)肩关节周径 从肩峰绕至腋下一圈(与健侧对比)。

(2)上臂周径 肱二头肌中部绕至一圈(与健侧对比)。

(二)肘关节

肘关节中立位:前臂伸直0°。

关节活动度:

- 屈曲145°
- 伸0°(少数过度伸直10°)

前臂活动度:

- 旋前80°
- 旋后80°

1. 前臂长度测量

前臂长度从尺骨鹰嘴突至尺骨茎突的距离。

2. 前臂周径测量

前臂最大周径在其上1/3。在肱骨内上髁下约6 cm处测周径(与健侧对比)。

3. 肘关节周径测量

从鹰嘴突经肱骨内外上髁至肘皱襞一圈(与健侧对比)。

(三)腕关节

1. 腕关节中立位

- 掌骨与前臂成直线(掌心向下)0°

2. 关节活动度

- 背伸45°～60°
- 掌屈60°
- 桡侧偏斜30°
- 尺侧偏斜30°～40°

腕关节周径测量:经桡骨茎突及尺骨茎突的尖端绕一圈(与健侧对比)。

(四)手指关节

1. 手指关节中立位

- 手指关节中立位为手指伸直

2. 手指关节活动度

- 掌指关节伸0°,屈60°～80°
- 近侧指间关节伸0°,屈90°～120°
- 远侧指间关节伸0°,屈60°～70°

三、上肢(手)主要肌肉运动功能的测定

上肢肌肉运动功能的测定是手外科和手功能康复的一个章节,在诊断上肢损伤的部位和平面及了解肌肉恢复情况都有重要意义。

神经与肌肉的病变在形态上的主要表现是肌肉萎缩,肌肉萎缩对测定有无神经病变也很重要。包括其他方面的反应,如皮肤感觉、变色、指甲变形、增厚等。了解肌肉运动功能情况是为了制定手功能康复诊疗计划和预测预后。

肌力检查与电诊断(肌电图)在诊疗过程中是互相结合的,当然也包括一些其他临床检查,这样我们能对上肢运动系统功能有一个较全面的了解。

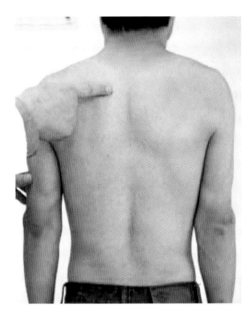

图3-1　斜方肌

(一)斜方肌(图3-1)

(1)起止点　起自枕骨结节外侧,项韧带和全部胸椎棘突,止于肩胛冈、肩峰和锁骨肩峰部。

(2)作用　全部肌肉收缩时使肩胛靠近脊柱,上部收缩时提肩,下部收缩使肩下降。

(3)神经支配　副神经外侧支(C3、C4)。

(4)肌力测定试验　① 嘱患者抗阻力地耸起两肩时,可看见也可触到该肌的上部;② 患者抗阻力地向后内收两肩,可看见也可触到该肌的下半。

正常时斜方肌上部收缩使肩胛上举,其下角转向外侧。副神经受损伤或肌肉麻痹时肩下垂,肩胛骨转向内侧。斜方肌下部收缩,肩稍下移而且肩胛骨靠近脊柱,该肌损伤时,肩胛骨稍上提且离开脊柱。

(二)菱形肌(图3-2)

(1)起止点　起于C6、C7和T1～T4棘突,止于肩胛骨的脊柱缘。上部名小菱形肌,下部名大菱形肌。

(2)作用　使肩胛骨靠近脊柱并稍上提。

(3)神经支配　肩胛背神经(C4、C5)。

(4)肌力测定试验　嘱患者用力向后内收一侧肩胛骨,能触到该肌收缩及肩胛骨缘上提。

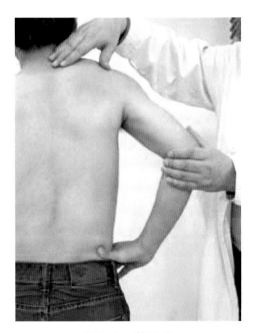

图3-2　菱形肌

(三)前锯肌(图3-3)

(1)起止点　此肌以九个齿牙起自第一至第九肋骨的前侧面,止于肩胛骨前面的脊柱缘,特别是下角。

（2）作用　在斜方肌及菱形肌参加下,前锯肌全部收缩时使肩胛骨靠近胸壁。此肌的下部与斜方肌上部协同循矢状轴旋肩胛骨,帮助手臂举至水平以上。

（3）神经支配　胸长神经（C5、C6、C7）。

（4）肌力测定试验　嘱患者用力推一不动的物体,如斜方肌腱全有力,正常的前锯肌应能使肩胛骨内缘紧贴胸壁。该肌麻痹时,肩胛骨下角离开胸壁,表现"翼状肩"畸形,上肢向前抬至水平位时,更为明显。举手高于水平位也有困难。

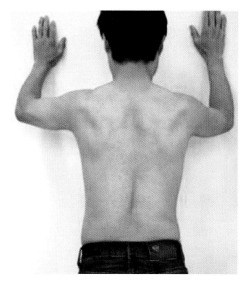

图3-3　前锯肌

（四）胸大肌（图3-4）

（1）起止点　① 锁骨部分起于锁骨前面内侧半;② 胸骨肋骨部分起于上六个肋的肋软骨及其胸骨的连接部分,止于肱骨大结节嵴。

（2）作用　使上臂内收内旋。神经支配:胸前外侧神经及胸前内侧神经（C5、C6、C7、C8、T1）。

（3）肌力测定试验　① 锁骨部分　嘱患者向前举起上臂高过肩部,同时抗阻力地内收,可看见也可触到该部肌肉;② 胸骨肋骨部分　嘱患者略举上臂,同时抗阻力地内收,可看见也可触到该部肌肉。

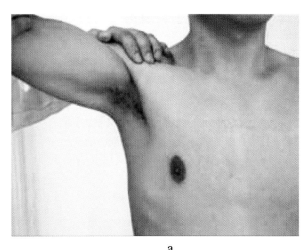
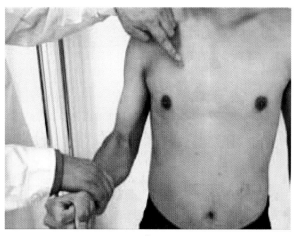

a　　　　　　　　　　　　　　　b

图3-4　胸大肌

a.锁骨部　b.胸肋部

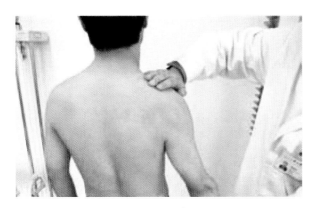

图3-5 冈上肌

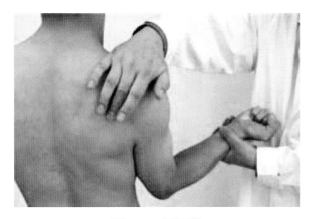

图3-6 冈下肌

（五）冈上肌（图3-5）

（1）起止点　起于肩胛骨的冈上窝，走行于肩峰突根部稍上方，与关节囊相连，止于肱骨大结节的上1/3。

（2）作用　使肩外展到15°。将肱骨头稳定于肩盂上，使三角肌充分发挥外展肌的力量。

（3）神经支配　肩胛上神经（C5）。

（4）肌力测定试验　嘱患者抗阻地外展上臂，可在冈上窝触到该肌收缩。

（六）冈下肌（图3-6）

（1）起止点　起于冈下窝，止于肱骨大结节。

（2）作用　肩外旋。

（3）神经支配　肩胛上神经（C5、C6）。

（4）肌力测定试验　嘱患者屈肘至90°，放在体旁，然后抗阻力地将前臂旋向后（即外旋肩关节），可在冈下窝部触到该肌收缩。

（七）背阔肌（图3-7）

（1）起止点　起于T7～T12棘突、腰椎、骶椎、腰背筋膜的后叶、髂嵴，并由外侧起于下四个肋骨，止于肱骨小结节嵴。

（2）作用　内收、后伸及内旋上臂。

（3）神经支配　胸背神经（C6、C7、C8）。

（4）肌力测定试验　①嘱患者外展上臂到与肩平，然后抗阻力地内收，在腋窝后部可看见也可触到该肌收缩；②嘱患者咳嗽，可于肩胛骨下角处触到该肌收缩。

（八）肱二头肌（图3-8）

（1）起止点　长头以长腱起于肩胛骨的盂上粗隆，越过肩关节走在肱骨结节间沟中；短头起于肩胛骨喙突。止点是桡骨粗隆，此腱并分出腱叶与前臂筋膜相融合。

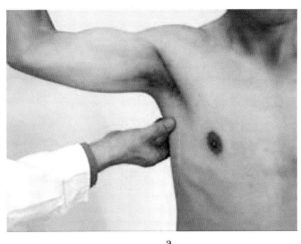
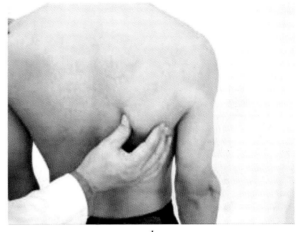

a　　　　　　　　　　　　　b

图3-7　背阔肌

a. 侧面　b. 背面

（2）作用　使肘关节屈曲,前臂旋后。

（3）神经支配　肌皮神经（C5、C6）。

（4）肌力测定试验　嘱患者将前臂旋后,抗阻力地屈肘,可看见也可触到该肌。

（九）三角肌（图3-9）

（1）起止点　起自锁骨外侧1/3,肩峰端及肩胛冈下缘,止于肱骨中部三角肌粗隆。

（2）作用　前部收缩时提臂向前,中部收缩使臂外展至水平位,后部收缩时引臂向后。

（3）神经支配　腋神经（C5、C6）。

（4）肌力测定试验　嘱患者抗阻力地保持肩关节外展。此时上臂与躯干所成之角度必须大于15°而小于90°,可看见也可触到该肌。

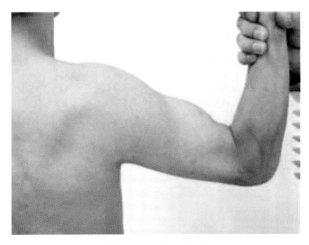

图3-8　肱二头肌

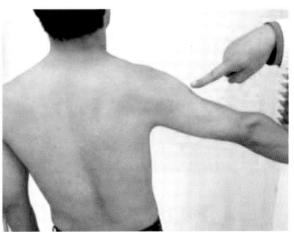

图3-9　三角肌

（十）肱三头肌（图3-10）

（1）起止点　长头起自肩胛骨盂下粗隆；内侧头起自肱骨后面桡神经沟以下，内侧和外侧肌间隔；外侧头起自肱骨后面桡神经沟以上和臂外侧肌间隔。止于尺骨鹰嘴。

（2）作用　伸前臂。

（3）神经支配　桡神经（C7、C8）。

（4）肌力测定试验　检查者将患者上臂托住，这样就消除了前臂重力的影响。然后嘱患者抗阻力地伸直臂，可看见也可触到该肌的全肌及长头。

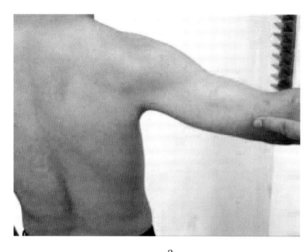
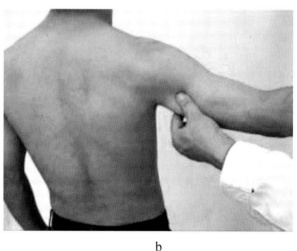

a　　　　　　　　　　　　　　b

图3-10　肱三头肌

a. 全肌　b. 长头

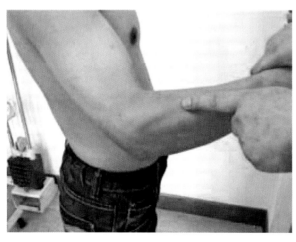

图3-11　肱桡肌

（十一）肱桡肌（图3-11）

（1）起止点　起于肱骨下1/3外缘和外侧肌间隔，止于桡骨茎突稍上方。

（2）作用　屈前臂并旋前。

（3）神经支配　桡神经（C5、C6）。

（4）肌力测定试验　前臂在旋前旋后中立位，嘱患者抗阻力地屈前臂，可看见也可触到该肌。

(十二)桡侧腕长伸肌(图3-12)

(1)起止点　起于肱骨下1/3外缘,外侧肌间隔和外髁,以长腱止于第二掌骨基底背侧。

(2)作用　伸腕及手外展。

(3)神经支配　桡神经(C6、C7)。

(4)肌力测定试验　嘱患者伸直手指,抗阻力地向桡侧伸腕,可触到该肌。

(十三)旋后肌(图3-13)

(1)起止点　起自肱骨外髁和尺骨旋后肌嵴,止于桡骨上1/3的后外侧及前方。

(2)作用　使前臂旋后。

(3)神经支配　桡神经(C5、C6)。

(4)肌力测定试验　嘱患者伸直前臂,并抗阻力地旋后。

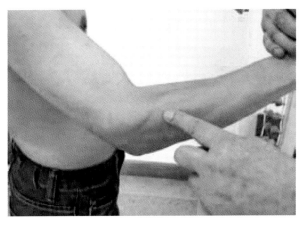

图3-12　桡侧腕长伸肌

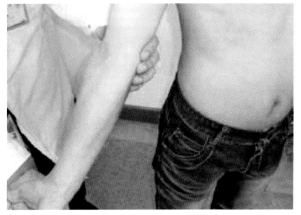

图3-13　旋后肌

(十四)指总伸肌(图3-14)

(1)起止点　起自肱骨外上髁及前臂筋膜,止于第二至第五指的第一节指骨背侧及指背腱膜。

(2)作用　伸指并伸腕。

(3)神经支配　桡神经(C7、C8)。

(4)肌力测定试验　嘱患者抗阻力地伸直其掌指关节时,可触到该肌,有时也可看见。

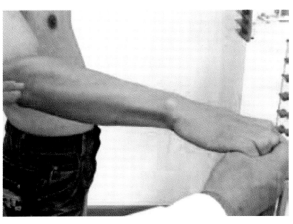

图3-14　指总伸肌

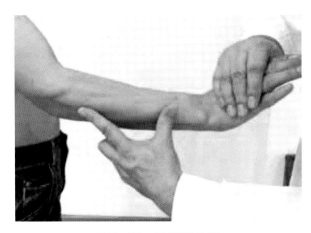

图 3-15　尺侧腕伸肌

（十五）尺侧腕伸肌（图 3-15）

（1）起止点　起自肱骨外上髁及尺骨后缘，止于第五掌骨基底背侧。

（2）作用　伸腕和手内收。

（3）神经支配　桡神经（C7、C8）。

（4）肌力测定试验　嘱患者抗阻力地向尺侧伸腕，可触到收缩的肌腹及肌腱，有时也可看见。

（十六）拇长展肌（图 3-16）

（1）起止点　起自尺、桡骨和前臂骨间膜中部背侧，止于第一掌骨基底。

（2）作用　外展拇指。

（3）神经支配　桡神经（C7、C8）。

（4）肌力测定试验　嘱患者将拇指用力向垂直于手掌平面的方向外展，可看见也可触到该肌腱。

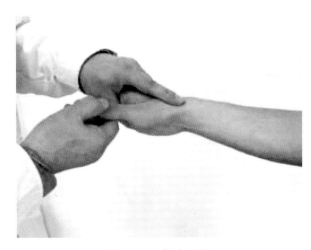

图 3-16　拇长展肌

（十七）拇短伸肌（图 3-17）

（1）起止点　起自桡骨中部背面及骨间膜，止于拇指第一节指骨基底背侧。

（2）作用　伸直拇指第一节和外展拇指。

（3）神经支配　桡神经（C7、C8）。

（4）肌力测定试验　嘱患者抵抗检查者屈曲其拇指的掌指关节时，可触到紧张的肌腱。

（十八）拇长伸肌（图 3-18）

（1）起止点　起自尺骨中部背面及骨间膜，止于拇指末节指骨基底背侧。

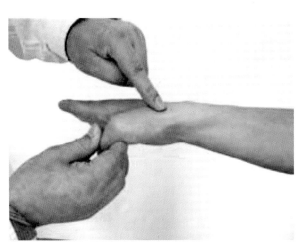

图 3-17　拇短伸肌

（2）作用 伸直拇指末节。

（3）神经支配 桡神经（C7、C8）。

（4）肌力测定试验 嘱患者抵抗检查者屈曲其拇指末节时可触到紧张的肌腱。

（十九）旋前圆肌（图3-19）

（1）起止点 浅头起自肱骨内上髁，深头起于尺骨茎突，止于桡骨中部的前外侧面。

（2）作用 使前臂旋前并屈曲。

（3）神经支配 正中神经（C6、C7）。

（4）肌力测定试验 嘱患者伸直前臂，置于体旁，并抗阻力地使前臂旋前时，可触到该肌腹收缩。

（二十）桡侧腕屈肌（图3-20）

（1）起止点 起自肱骨内上髁，止于第二、第三掌骨基底前面。

（2）作用 屈腕。

（3）神经支配 正中神经（C6、C7、C8）。

（4）肌力测定试验 嘱患者抗阻力地向桡侧屈腕时，可触到该肌腹也可看见肌腱。

（二十一）指浅屈肌（图3-21）

（1）起止点 肱骨头起自肱骨内上髁，尺骨冠突；桡骨头起自桡骨上半部掌侧，4个腱止于第二至第五指中节基底部之两侧。

（2）作用 屈曲第二至第五指中节。

（3）神经支配 正中神经（C7、C8、T1）。

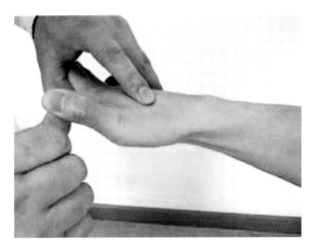

图3-18 拇长伸肌

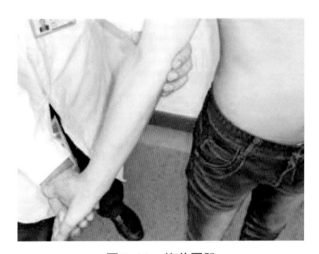

图3-19 旋前圆肌

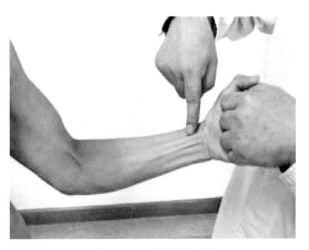

图3-20 桡侧腕屈肌

（4）肌力测定试验　固定两侧邻指于全伸位，以控制指深屈肌的作用。嘱患者抗阻力地屈曲近端指间关节（即屈指骨中节），如不能做这个动作，表示本肌麻痹或肌腱伤断。

（二十二）指深屈肌（图3-22）

（1）起止点　起自尺骨中部掌侧及前臂骨间膜，止于第二至第五指末节指骨基底。

（2）作用　屈第二至第五指末节及屈腕。

（3）神经支配　第二、第三指部分——正中神经（C8、T1）；第四、第五指部分——尺神经（C8、T1）。

（4）肌力测定试验　检查者固定患者的中节指骨于伸直位，嘱患者抗阻力地屈其末节指骨。

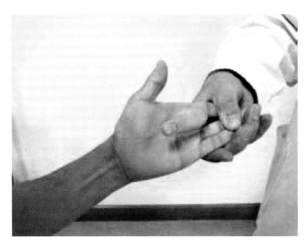

图3-21　指浅屈肌

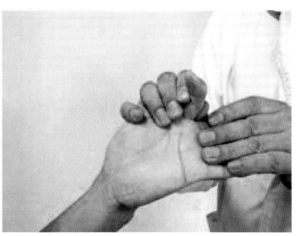

图3-22　指深屈肌

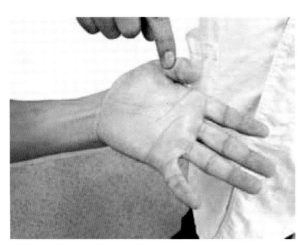

图3-23　拇长屈肌

（二十三）拇长屈肌（图3-23）

（1）起止点　起自桡骨中部掌侧及肱骨内上髁，止于拇指末节基底。

（2）作用　屈拇指末节并帮助拇指内收。

（3）神经支配　正中神经（C8、T1）。

（4）肌力测定试验　检查者固定患者拇指近端指骨，嘱其抗阻力地屈曲拇指末节。

(二十四)拇短展肌(图3-24)

(1)起止点 起自腕横韧带和舟状骨结节,止于拇指第一节指骨的外侧缘。

(2)作用 在垂直于掌面的平面上外展拇指。

(3)神经支配 正中神经(C8、T1)。

(4)肌力测定试验 嘱患者将手平放桌面,手掌向上,保持拇指的指甲面垂直于掌面,抗阻力地及直升地外展拇指。

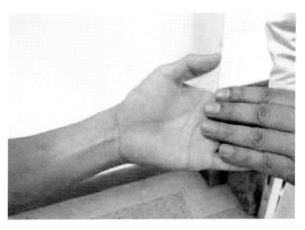

图3-24 拇短展肌

(二十五)蚓状肌(图3-25)

(1)起止点 四个狭长的肌束起自指深屈肌肌腱的桡侧,由掌指关节桡侧面绕过,止于第一节指骨背侧与第二至第五伸指肌肌腱相融合。

(2)作用 使第二至第五指的近节指骨屈曲,中节和末节指骨伸直。

(3)神经支配 第一和第二蚓状肌—正中神经,第三和第四蚓状肌—尺神经(C8、T1)。

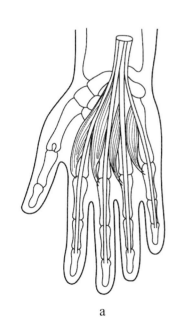 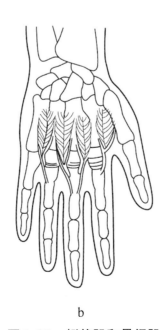 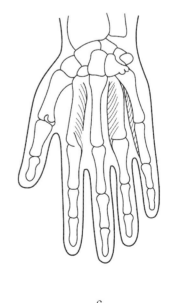

a   b   c

图3-25 蚓状肌和骨间肌

a.蚓状肌 b.骨间背侧肌 c.骨间掌侧肌

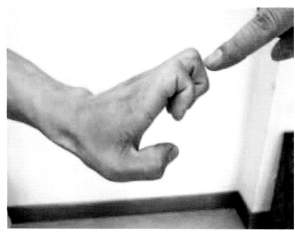

a

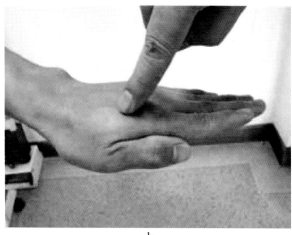

b

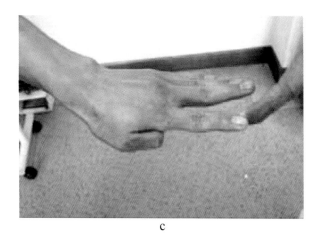

c

图3-26　骨间肌肌力测定试验
a.第一蚓状肌及骨间肌　b.第一骨间背侧肌
c.第一骨间掌侧肌

（二十六）骨间肌（图3-26）

骨间肌分为骨间背侧肌和骨间掌侧肌。

（1）起止点　骨间背侧肌共四个，起自第一至第五掌骨相邻的侧面，在掌骨头部形成的短腱止于第一节指骨基底并与各伸腱的延长腱相结合。第一、第二骨间背侧肌止于第二、第三指的桡侧缘，第三和第四肌止于第三、第四指的尺侧缘。骨间掌侧肌第一肌起自第二掌骨的尺侧缘，第二肌起自第四掌骨的桡侧缘，第三肌起自第五掌骨的桡侧缘。这些肌肉走向第二、第四和第五指第一节指骨的背面而加入各指的背腱膜中。

（2）作用　与蚓状肌作用相同。此外，骨间背侧肌可自中线外展第二及第四指。骨间掌侧肌则内收第二、第四和第五指至中线。

（3）神经支配　尺神经（C8、T1）。

（4）肌力测定试验　第一蚓状肌、骨间肌—检查者固定患者第二指的掌关节于超伸位，嘱患者抗阻力地伸直近端指骨间关节，可触到第一骨间背侧肌的肌腹收缩见图3-26（a）。第一骨间肌—将患者的手掌及手指平放于桌，嘱患者抗阻力地外展第二指时，能触到肌腹收缩见图3-26（b）。第一骨间掌侧肌—将患者的手掌及手指平放于桌，嘱患者抗阻力地使外展的第二指向中线内收见图3-26（c）。

（二十七）拇收肌（图3-27）

（1）起止点　横头起自第三掌骨掌面，

斜头起自第二、第三掌骨基底,二头会合止于拇指近节基底尺侧。

(2)作用 内收拇指。

(3)神经支配 尺神经(C8、T1)。

(4)肌力测定试验 嘱患者将拇指放在第二指的掌面,拇指甲面与掌面垂直,用力夹持一纸片于拇指与手掌之间,使其不被检查者抽出。

(二十八)尺侧腕屈肌(图3-28)

(1)起止点 肱骨头起自肱骨内上髁;尺骨头起自尺骨后面上2/3,止于豌豆骨。

(2)作用 屈腕和手内收。

(3)神经支配 尺神经(C8、T1)。

(4)肌力测定试验 嘱患者伸手于桌上,手掌向上,手指伸直,抗阻力地向尺侧屈腕。

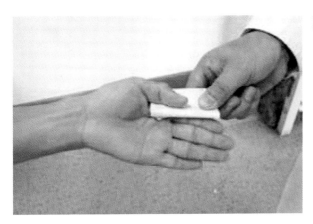

图3-27 拇收肌

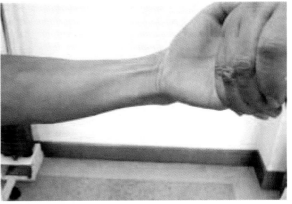

图3-28 尺侧腕屈肌

四、上肢(手)的肌力评定及特殊检查

上肢(手)的肌力评定和特殊检查是为了发现客观体征以判断患者有无上肢(手)肌力减退、骨与关节病变及其部位和性质。医者必须认真仔细地检查患者及相关部位,避免误诊漏诊而延误治疗,对于有复杂症状或诊断困难者更需要作各方面的全面检查,首要取得正确的诊断,做出相应的诊疗计划。

(一)肌力评定标准采用6级测定肌力列表

0 肌力完全消失,无收缩。

1 肌肉能收缩,但不能使关节活动。

2 肌肉能收缩,关节有些活动,但不能对抗肢体重力。

3 能对抗肢体重力,但不能对抗阻力。

4 能对抗阻力使关节活动,但力量较弱。

5 肌力正常。

(二)肌张力

肌张力是临床上以被动运动机体的某部分时所感到的抗阻来表示的。

肌张力是维持身体各种姿势以及正常运动的基础,并表现为多种形式。如人在静卧休息时,身体各部肌肉所具有的张力称静止性肌张力。躯体站立时,虽不见肌肉显著收缩,但躯体前后肌肉亦保持一定张力,以维持站立姿势和身体稳定,称为姿势性肌张力。肌肉在运动过程中的张力,称为运动性肌张力,是保证肌肉运动连续、平滑(无颤抖、抽搐、痉挛)的重要因素。肌张力增强时,肌肉紧张,被动活动关节有阻力,多见于上运动神经元损伤;肌张力减退时,肌肉松弛,肌力减退或消失,多见于下运动神经元损伤。

(三)深反射

深反射是刺激肌肉、肌腱、关节内的本体感受器所产生的反射。

1. 肱二头肌反射

患者前臂置于旋前半屈位。医者将拇指放在肱二头肌肌腱部,用叩诊锤击拇指,引起二头肌收缩,反应为肘关节屈曲,由C5、C6(肌皮神经)支配。

2. 肱三头肌反射

患者前臂置于旋前半屈位。医者以手握住前臂,用叩诊锤叩击肘后的肱三头肌肌腱部,引起三头肌收缩,反应为肘关节伸直,由C6、C7(桡神经)支配。

3. 桡骨膜反射

患者肘关节半屈,前臂旋前叩击桡骨茎突,引起前臂的屈曲及外旋动作,由C6～C8支配。

(四)病理反射

霍夫曼征(Hoffman征):检查者将患者前臂旋前,掌面向下。向掌侧弹拨中指远端指甲时,如患者拇指及其他各指快速屈曲,即为阳性征,表示锥体束在第五、第六颈髓以上受损,但此征有时在反射活跃的正常人也可出现。

(五)特殊试验

1. 霍纳综合征(Horner征)

即上眼睑下垂及瞳孔缩小,同侧颜面部出汗减少。说明损伤部位靠近脊柱,多见于颈交感神经受阻或下臂丛神经根性损伤。

2. 深呼吸试验（Adson 试验）

患者端坐，双手置于大腿根部，深吸气，检查测试两侧桡动脉搏动。然后嘱患者屏气并在颈部过伸的位置下左右侧弯，患侧桡动脉搏动明显减弱或消失，即为阳性。多见于胸廓出口综合征。

3. 挺胸试验

用于检查有无肋锁综合征，即锁骨下动脉及臂丛是否在第一肋骨锁骨间隙受压。患者取立正位挺胸，两臂向后伸。桡动脉脉搏减弱或消失，臂手部有麻木感或痛即为阳性。

4. 杜加试验（Dugas 征）

正常人将手搭于对侧肩部时，肘关节能贴胸壁。杜加氏试验阳性时有下列三种情况：① 当手搭于对侧肩部时，肘关节不能靠紧胸壁；② 当肘关节靠紧胸壁时，手不能搭于对侧肩部；③ 手搭肩和肘靠胸均不可能。多见于肩关节脱位。

5. 肱二头肌长腱试验（Yergason 征）

患者屈肘至 90°，检查者用力前旋患者前臂，嘱患者抗阻力地后旋前臂，此时如在肱骨结节间沟部疼痛，即为此征阳性，表示二头肌长腱在结节间沟部有腱炎或腱鞘炎。

6. 腕伸肌紧张试验（Mills 征）

肘关节伸直、前臂旋前、腕关节被动屈曲，引起肘外侧部疼痛，见于肱骨外上髁炎（网球肘）。

7. 屈腕抗阻试验阳性

患者腕关节背伸，在抗阻力下做腕关节屈曲运动，肱骨内上髁处疼痛时即为阳性。见于肱骨内上髁炎（学生肘）。

8. 握拳尺偏试验（Finkelstein 征）

握拳，拇指藏于掌心，腕关节向尺侧倾斜活动时可引起桡骨茎突部位剧痛，见于桡骨茎突狭窄性腱鞘炎。

9. 屈腕试验（Phalen 征）

检查时两手背相对，腕关节屈曲 70°～90°，持续 1 min 后出现拇、示、中指的麻木及疼痛，偶向肘肩部放射，即为阳性。多见于正中神经卡压（腕管综合征）。

10. 神经干叩击试验（Tinel 征）

神经损伤后，新生的神经纤维是未形成髓鞘的纤维，在叩击时感觉神经即可产生向该神经单一分布区的过敏感觉，即放射痛，为阳性。本试验的意义是在神经修复后，利用叩击试验来检查神经生长到达的部位及判断其生长速度，正常时神经纤维的生长速度约为每日 1 mm。对于陈旧性神经损伤，当神经的近端形成假性神经瘤时，利用此试验可判断神经损伤的部位。

11. 研磨试验（stress test）

用于诊断三角纤维软骨损伤。使患肢腕关节尺偏，检查者一只手固定尺骨端，另一只手固定尺侧骨腕部，使尺侧腕骨对着尺骨头向掌、背侧移动，出现疼痛、弹响和前臂的旋转功能障碍即为阳性。

12. Froment 征

当腕部尺神经深支病损时，拇内收肌瘫痪，表现为 Froment 征阳性，嘱患者两手示指和拇指同时夹一张纸，如拇内收肌瘫痪，无法做此动作，且用拇指的指间关节屈曲来代偿夹纸。

13. 外在伸肌紧张试验（extrinsic extensor tightness）

嘱患者前臂旋前位，腕关节平伸，被动直伸掌指关节，屈曲近侧指间关节。正常时近侧指间关节可以被动屈曲，但当掌指关节置于屈曲位而近侧指间关节不能立即屈曲，这多见于腕部或手背伸肌腱粘连。

14. 内在肌紧张试验（intrinsic tightness）

嘱患者的掌指关节放在直伸位，同时被动屈曲近侧指间关节，然后被动屈曲掌指关节。正常时掌指关节屈曲时近侧指间关节能被动屈曲，但在掌指关节伸直时，近侧指间关节不能充分屈曲，这多见于手内在肌紧张。

15. 感觉功能检查

检查患者要在安静的室内进行。在寒凉季节，测量感觉之前，要等患者温暖 20 min，因为肢体冷时动作不灵活，知觉不敏感。

检查触觉，用小棉签在皮肤上轻划，失去触觉的区域用实线标明。

检查痛觉，用锐针或感觉检查专用工具等，无痛觉区域用虚线标明。检查要系统的进行，自上而下，从一侧到另一侧，从失去知觉区开始移向正常区，若有过敏区就要从正常区开始。

检查冷、温觉，用小瓶分盛水温 10℃ 及 45℃ 的水进行测试。

深压觉、关节位置、振动觉（用音叉试验）等感觉也要记录。刺激的间隔要稍长些，使患者能辨别每个刺激做出正确的回答。

目前，手外科康复临床上常用的两个测试方法如下。

（1）Semmes-Weinstein Monofilaments　轻触觉—深压觉的测试，测试是否存在保护性知觉，将感觉障碍客观的分为五级，包括正常、轻触觉减退、保护性感觉减退、保护性感觉消失、感觉完全丧失。一般是在手部三大神经的固有感觉支配区测定，正常神经为示指末节指腹，尺神经为小指末节指腹，桡神经为虎口区域。

（2）两点辨别觉　当轻触觉恢复至3级或3级以上时，即在神经损伤修复后的随诊中，我们可以运用两点辨别觉的检查，它是检查某根神经损伤修复后的恢复情况，适用于神经卡压、神经修复后期、指腹植皮或皮瓣移植后的感觉评定。

五、电生理检测在上肢疾病中的应用

（一）电生理测定的基本内容

1. 肌电图的基本原理

神经肌肉在兴奋时，都会发生生物电的变化，如果将这种生物电的变化引导出来加以放大和记录即称肌电图。它是一种根据神经肌肉的电生理改变来判定神经肌肉疾患的检查方法。骨骼肌运动单位的动作电位，即运动单位电位，是肌电图研究的主要对象。一个运动单位是由一个前角细胞、轴突、运动终板以及所支配的肌纤维构成，它是随意肌最小的功能单位。用同心针电极插入正常放松的肌肉时，可以看到插入电位，这是由于针极插入、挪动和叩击时针极肌肉纤维或神经支的机械刺激及损伤作用而激发的电位。针极一旦停止移动，插入电位即消失呈电静息。而在神经损害的病理情况下，由于失神经支配的肌纤维膜兴奋性提高，在针极插入时可发现插入电位延长，在松弛的肌肉见到各种自发电活动，如纤颤、正尖波、束颤电位等。

在肌肉轻收缩时，同心针电极可记录到运动单位电位，它是通过容积导体在细胞外所记录到的正相起始的正相电位（图3-29），是肌纤维兴奋的去极化和复极化过程，是在冲动接近、达到以及离去记录电极时形成的。肌肉轻收缩时运动单位电位的时限、波幅和相位是很重要的观察指标。在病理情况下，如神经损害、发生轴索变性，则残存的神经可发出支芽去支配那些神经支配的肌纤维，即所谓"收养"现象，致运动电位的肌纤维数量增加，整合形成的运动单位电位可发生时限增宽、相位增多和波幅增高的改变。在前角细胞病变时，这种改变较为明显，波幅可高达5 mV以上，称为巨大电位（这也可见于慢性周围神经病变）。

正常肌肉大力收缩时，募集动员所有的运动单位参与工作并加速放电频率致许多运动单位电位互相重叠，不能分辨出单个运动单位电

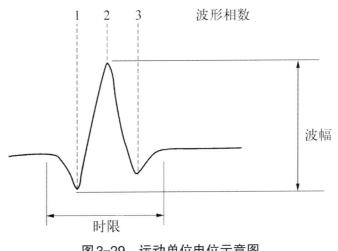

图3-29　运动单位电位示意图

位而形成干扰相。但在神经损害、轴索变性时,运动单位电位脱失严重则募集反应显得稀疏,呈单纯相或混合相(介于干扰相和单纯相之间的中间状态)。

2. 神经传导速度测定

(1)神经传导的原理　神经轴索的膜电位−20～100 mV,当外界施以电流刺激使局部去极化达−10～−30 mV时,到达动作电位发放的临界点即产生动作电位,去极化的局部电流使位于活动区两侧的未活动区去极化,并依次继续下去,这样神经冲动从轴索受外部刺激的某一部位向两端同时传播,但在生理条件下起源于前角细胞或感觉末梢的生理性冲动仅呈顺向(单向)传导。有髓鞘神经的动作电位的传导是在郎飞结节与结节之间呈跳跃式的前进,故神经传导速度(NCV)较快。而无髓鞘纤维的动作电位是持续在膜上缓慢地扩散。

在脱髓鞘或部分再生髓鞘的病理过程中,由于髓鞘变薄,影响冲动跳跃式前进可造成传导阻滞或传导减慢、电位波形离散。节段性脱髓鞘以后,冲动传导可能呈连续缓慢扩散传导方式,而不能跳跃式前进,从而减慢传导速度。神经的局部压迫也可使神经冲动减慢。

(2)影响神经传导的因素　① 温度的影响:在29～38℃,每上升1℃,感觉传导速度(SCV)可上升2.4 m/s,运动传导速度(MCV)之末端潜伏期也会缩短0.3 ms。② 年龄的影响:在胎儿期,神经传导速度由于髓鞘增厚而迅速加快。到了足月婴儿时,其速度已达成年人的一半。到3～5岁就完全发育到如成年水平。在儿童和少年时期上肢传导速度稍有增加,而下肢由于年龄和身高的增加略有减慢。③ 不同神经和不同节段的差异:NCV下肢比上肢慢7～10 m/s,远段比近段要慢。

(3)运动传导速度的测定方法　在神经通路的两个或两个以上的点上,以超强电量进行刺激,从该神经支配的同一块肌肉上的同一点记录的复合肌肉动作电位(CMAP),测出远端刺激点引出的CMAP潜伏期L_1和近端刺激点引出的CMAP潜伏期L_2,再按下列公式计算出传导速度:

$$MCV=两刺激点间距离(m)/(L_1-L_2)(s)。$$

以正中神经为例(图3-30):记录电极置大鱼际肌,在正中神经腕部刺激,CMAP潜伏期为3.1 ms,肘部刺激,CMAP潜伏期为7.3 ms,测出两刺激点间的距离为220 mm,则正中神经腕至肘的MCV为220/(7.3−3.1)=52.4 m/s。

(4)感觉传导速度的测定方法　感觉传导速度(SCV)的测定主要有两种方法。① 顺向法:刺激感觉神经远端,记录神经干的近侧端,亦即神经冲动是按正常生理的方法传导;② 逆向法:此法与MCV检查相似,即刺激神经干,在手指远端记录所诱发的感觉神经动

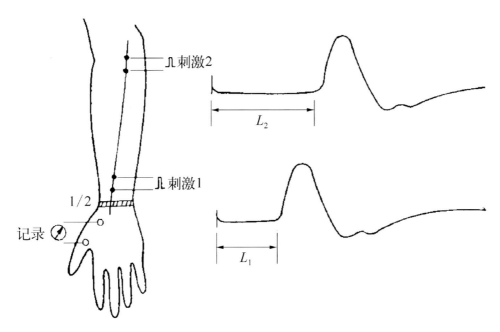

图3-30　正中神经MCV测定示意图

作电位(SNAP),此时在感觉神经纤维上的冲动呈逆向传导。两种方法测定的SCV值无明显差别。像MCV一样,SCV也是通过传导时间与距离而计算得出的,但由于潜伏期只包括感觉纤维上的传导时间(MCV测定的潜伏期还包括运动终板等延搁),所以只需一个刺激点和一个记录点就可以算出SCV。以尺神经为例(图3-31)(顺向法):小指刺激腕部尺神经记录之SNAP潜伏期为2.1 ms,若测得刺激与记录点间距离为120 mm,则SCV为120/2.1=57.1 m/s。逆向法则将刺激与记录点互换即可。上述方法测定的NCV是传导最快的神经纤维。

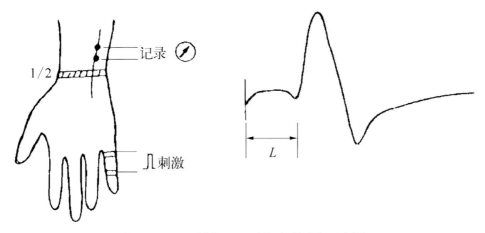

图3-31　尺神经SCV(顺向)测定示意图

3. H反射

H反射是相当于跟腱反射的电生理反射。主要运用电脉冲兴奋胫神经内的肌梭感受器的IA传入纤维而诱发的单突触反射,特点是可定量测定H反射潜伏期和波幅。H反射在新生儿到1岁儿童期可在很多周围神经中引出,但是到成年期,则只在胫神经可恒定引出。

测定时患者取俯卧位,膝关节屈曲120°,记录电极置比目鱼肌腹(或腓肠肌内侧头),刺激腘窝部胫神经(图3-32)。H波通常呈正……负……正,三相波。H反射测定的关键是以最适宜的刺激强度诱发最大而恒定的H波。H反射潜伏期与受试者的年龄、身高有关,可以下式推算其正常值:

$$H波潜伏期(ms)=-1.10+0.16 \times 身长(cm)+0.06 \times 年龄(岁)+2.8(\pm 2s)$$

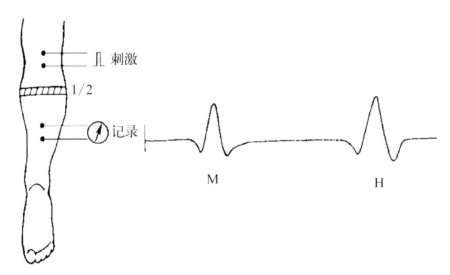

图3-32　H反射测定示意图

H反射左右潜伏期最大差值一般不大于1.2 ms或实测值>预测值为异常。H反射消失或潜伏期延长是S_1神经根和诊断周围神经病最敏感的指标之一。

4.F反应

F波的产生是由于逆向激活的前角细胞发生回返放电,因此F波的测定有助于评估整个轴突全长的运动传导,特别是近端节段的神经功能。

方法:刺激电极置于神经某一端点,以阴极置于远端,给予超前刺激,表面电极在相应支配肌肉处记录,扫描速度为5 ms/d,屏宽为0.2 ms,频率为0.7 Hz。

由于F波的潜伏期和振幅具有多变性,因此必须反复进行刺激以寻找最短潜伏期,一般记录10～20次,如果进行的次数不够,可能就发现不了最短的潜伏期,所以F波对神经根进行评价的作用非常有限。对于神经根或神经丛病变,胸廓出口综合征有诊断价值。

公式:以尺神经为例

预测潜伏期=0.31×（距离cm手臂长）+11.05−0.123×尺神经前臂运动传导速度

手臂长=C7−尺骨茎突的距离

双侧对比潜伏期 > 1.0 ms，预测值和实测值 > 2.5 ms 为异常（图3-33）。

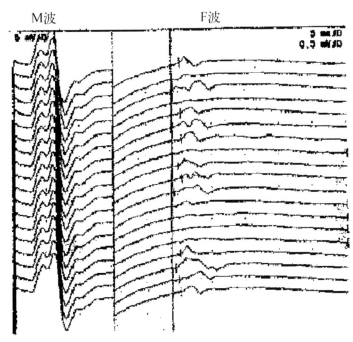

图3-33 刺激尺神经腕部、小指展肌记录引出F波

5. 体感诱发电位（SEP）

在体感通路的任何水平给予刺激，如电、机械、触摸等都可引出SEP感受器电位—周围神经动作电位—突触后电位—传导束电位，从感受器感受刺激转换神经冲动之后，至少要经三级神经纤维传导，两次突触传递，才能到达这一级躯体感觉皮质。间接了解周围神经的传导，了解外周神经→中枢的连续性，臂丛神经的节前、节后的鉴别诊断，如有神经卡压，跨卡压段SEP潜伏期会延长。

6. 运动诱发电位（MEP）

克服头颅或脊柱的高阻抗屏障，能穿过皮肤、颅骨或椎骨穿透进入深部的神经组织刺激脊髓在运动传导通路或肌肉记录运动诱发电位，将常规的测定周围神经运动传导中的刺激点向中枢端延伸，直接了解近端神经的传导情况。克服头颅或脊柱的高阻抗屏障，能穿过皮肤、颅骨或椎骨穿透进入深部的神经组织，电刺激、磁刺激。

7. 定量感觉阈值测定（QST）

• 感觉神经（小感觉纤维）

- 热阈（C纤维）
- 冷阈（Aδ纤维）
- 冷痛阈（Aδ+C纤维）
- 热痛阈（Aδ+C纤维）
- 震颤阈值测定（Aβ）

正常值

- 冷热阈值≤28℃或温觉阈值≥36℃
- 冷痛觉阈值≤5℃或热痛觉阈值≥51℃
- 振痛觉阈值≥5 μm/s存在感觉减退

（二）周围神经卡压综合征的电生理诊断

大多数的周围神经在其走行中总有一些容易受到压迫或反复损伤的部位。开始时由于症状轻微，如不注意有关的神经支配区域，常会造成诊断困难。由于许多神经嵌压症只造成疾病神经传导阻滞而无神经变性，故对嵌压症的诊断和定位，神经电图优于肌电图。神经卡压早期只影响局部的粗髓鞘脱失，而致局部性的神经传导阻滞及波幅改变，所以SSCT法比传统的MNCV分段测定更具优越性，晚期神经卡压由于局部神经的失代偿及肌纤维的"寄养"效应，可在靶肌肉上见到高振幅、宽时限、高频率电位，重者可见巨大电位。肌电图早期表现的失神经电位，多数呈幅度细小的正尖波较少纤颤波。

神经电图可借分段测定神经传导速度而发现神经嵌压的部位，这不仅有助于确立诊断，而且还能提供可能手术的部位。对于手术松解的病例，神经电图随访可估计其发展，因许多患者经松解后神经传导速度可逐渐恢复正常。

1. 腕管综合征

腕管综合征（CTS）是最常见的神经嵌压症，也是最早应用神经传导速度研究确诊的综合征。

（1）检测项目

- 正中神经、尺神经腕—肘MNCV
- 正中神经、尺神经SNAP
- 环指正中神经、尺神经潜伏期之差
- 桡神经、正中神经潜伏期之差腕—掌SCV或混合NCV（8 cm）
- EMG（大鱼肌）

（2）诊断指标

- 正中神经腕部潜伏期延长及波幅的衰减运动腕部LAT > 4.5 ms（图3-34）

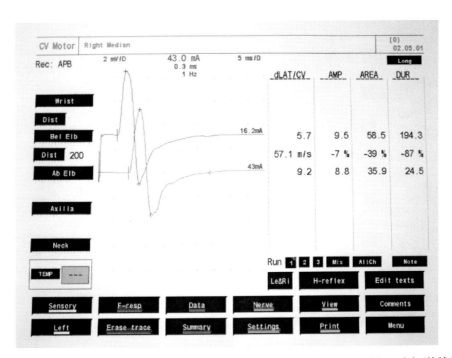

图 3-34　正中神经运动神经分别在腕、肘部刺激的测定　拇短展肌记录。腕部潜伏期延长

- 腕部刺激与大鱼肌记录电极间距为 8 cm 时
- 正中神经节段检查法（inching 法）　每隔 1 cm 作为一个刺激点，潜伏期之差 > 0.4 ms 提示神经受压（图 3-35）

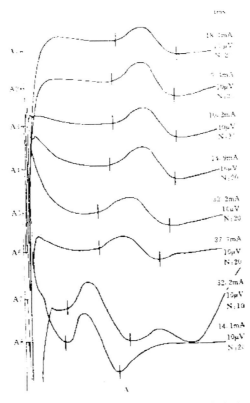

图 3-35　腕管综合征患者卡压点节段检查定位法

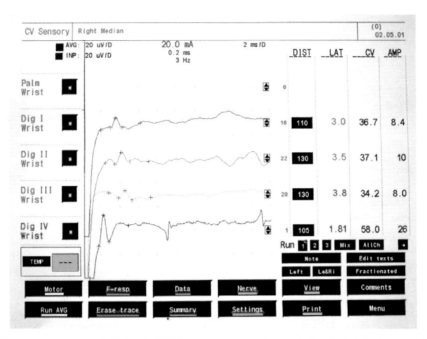

图3-36 CTS正中神经感觉神经拇指、示指、中指、小指刺激腕部记录测定

- 拇（示、中）指—腕的传导速度 < 40 m/s（图3-36）
- 示指LAT > 3.0 ms
- 中指LAT > 3.0 ms
- （感觉诱发电位）SNAP波幅衰减 > 50%
- 腕部正中神经LAT比健侧延迟1 ms以上
- 同侧正中、尺神经腕部LAT之差 > 1.8 ms
- 拇指刺激：正中与桡浅神经潜伏期之差 > 0.4 ms（图3-37）

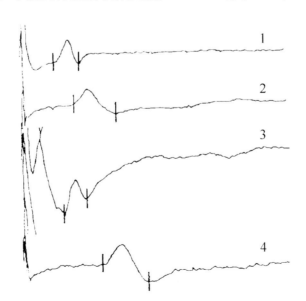

图3-37 腕管综合征患者拇指、环指SNAP潜伏期检测比较法

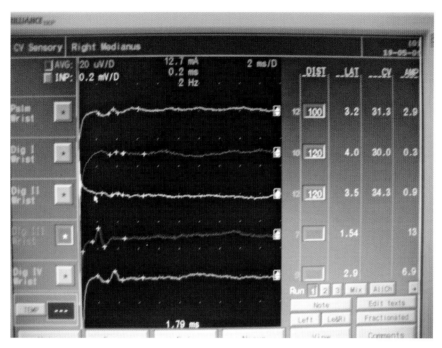

图3-38 CTS环指正中神经、尺神经SNAP潜伏期检测比较法（4尺神经5正中神经记录波形）

- 环指刺激：正中与尺神经潜伏期之差 > 0.4 ms（图3-38）

- 拇短展肌见自发电位

（3）电生理分期定量指标

- 早期：EMG（－），DML < 4.5 m/s，SNAP：仅正中、尺神经环指潜伏期之差 > 0.4 ms，或1～3指中至少1指的波幅较健侧下降1/2。

- 中期：EMG，DML > 4.5 m/s，SNAP 1～3指感觉电位尚可引出但传导速度减慢 < 40.0 m/s。

- 晚期：EMG（＋），DML明显延长甚至消失，SNAP 1～3指感觉电位至少1指感觉电位消失。

2. 前骨间神经卡压综合征

前骨间神经是正中神经最大分支，在前臂近端穿过旋前圆肌的肱骨头及尺骨头之间，以屈指浅肌内侧头和外侧头之间压迫神经。

前骨间神经综合征是正中神经刚穿过旋前圆肌管（tunnel），即分成前骨间神经支配旋前方肌、拇长屈肌、屈指深肌桡侧部分。

（1）肌电图可发现上述肌肉有纤颤、正尖波 最大收缩时募集反应减弱，拇短展肌正常。

（2）MNCV 上述肌肉的CMAP示可出现潜伏期延长，波幅降低而正中神经主干的常规MCV（运动传导速度）、SCV（感觉传导速度）均在正常范围内。

3. 旋前圆肌综合征

旋前圆肌综合征是正中神经在前臂近端穿越旋前圆肌两个头后往下在屈指浅肌纤维弓（sublimis bridg）处嵌压。本病并不多见。

（1）EMG可发现　拇短展肌、旋前方肌、拇长屈肌、屈指深肌、屈指深肌（桡侧部分）、桡侧屈腕肌，旋前圆肌有纤颤、正尖波。

（2）前臂段正中神经MNCV可轻度减慢　上述肌的CMAP可出现潜伏期延长，波幅下降。

（3）肘以下SNCV可轻度异常或正常　电生理诊断主要依据EMG改变，仅部分患者有MCV改变。

4. 肘部尺神经病变

肘管是尺神经嵌压最常见的部位。任何破坏肘管结构、牵拉、压迫、摩擦神经的因素均可引起尺神经肘管卡压。

（1）检测方法

• 尺神经腕—肘,腕—肘下,肘上—肘下,肘上—锁各段MNCV及AMP

• 尺神经肘段分寸测定（SSCT）（图3-39）

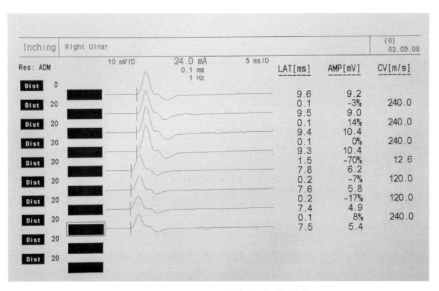

图3-39　CuTS尺神经分寸测定

• 尺神经小指、腕—肘、肘上—腋SNAP及ANP

• 前臂内侧皮检测SNAP波幅应正常

• 肌电图（EMG）小指展肌、第一骨间肌、尺侧屈腕肌

（2）诊断指标

• 肘段MNCV（肘上、肘下10 cm）< 40 m/s（图3-40）

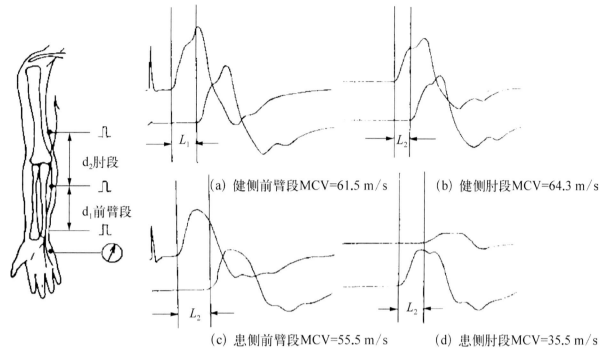

（a）健侧前臂段MCV=61.5 m/s　　（b）健侧肘段MCV=64.3 m/s

（c）患侧前臂段MCV=55.5 m/s　　（d）患侧肘段MCV=35.5 m/s

图3-40　肘管综合征患者尺神经运动传导速度测定

- 波幅有传导阻滞现象,卡压近段有波幅明显下降30%
- 肘段SSCT潜伏期之差 > 0.6 ms
- 腕—肘NAP波幅较对侧下降50%
- 小指SNAP、SNCV < 50 m/s,波幅较对侧下降,早期可正常或轻度下降
- EMG自发电位,宽大、高频、募集反应减弱

（3）敏感指标:100例肘管综合征统计

- 运动传导速度（MNCV）:分段测定尺神经腕—肘—肘下—肘上的MNCV,如肘段尺神经MNCV < 50 m/s或肘段MNCV比肘下至腕的MNCV减慢 > 10 m/s为阳性,其阳性率为50.0%（图3-41）。

- 感觉传导速度（SNCV）,如尺神经小指—腕SNCV < 40 m/s,感觉电位波幅 < 10 mV或波幅较健侧下降 > 50%为阳性,其阳性率为40.6%。

- 前臂尺神经干动作电位（NAP）,如NAP波幅较健侧下降 > 50%为阳性,其阳性率为87.5%。

- 肘段尺神经短段微移测定（SSCT）,如潜伏期差值 ≥ 0.6 ms为阳性,其阳性率为59.4%。

- 肌电图检测（EMG）,检测患肢尺神经支配肌,如发现自发电活动为阳性,其阳性率为3.1%,前臂段尺神经NAP的波幅的衰减阳性率最高,最敏感。

（4）电生理分期定量指标

- 轻度:EMG（-）,肘段MNCV ≥ 45 m/s,神经干或小指感觉电位波幅较对侧下降 >

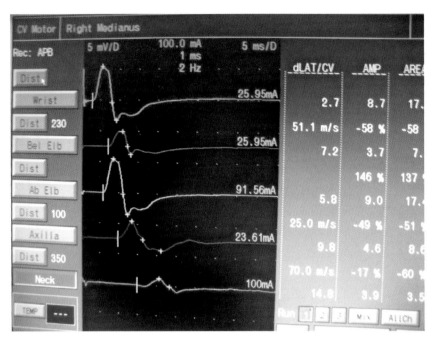

图3-41 CuTS尺神经运动传导测定腕、肘、肘下、肘上刺激,小指展肌记录

50%

- 中度:EMG(±),肘段MNCV < 45 m/s,神经干或小指感觉电位波幅较对侧下降 > 50%

- 重度:EMG(+-++),肘段MNCV < 40 m/s,神经干或小指感觉电位波幅引不出

5.腕尺管综合征

腕尺管综合征是尺神经在通过腕部狭窄纤维管道嵌压而致。较肘管综合征少见。腕尺管的解剖特点使受压部位不同而有不同的临床表现。Wu复习文献55例,归纳为5种类型。如豌豆骨处嵌压,产生运动感觉混合性损伤,在钩骨钩处受压产生手内肌运动麻痹而感觉正常等症状。

(1)检测方法

- EMG:第一骨间肌、小指展肌

- 记录骨间肌、小指展肌的CMAP

- 记录小指的SNAP

(2)阳性指标

- EMG:第一骨间肌、小指展肌有神经源性肌电改变

- MNCV:小指展肌、第一骨间肌记录腕部刺激引出的CMAP示潜伏期延长、波幅可有降低

- SNCV:单纯深支卡压时感觉神经正常,浅支受累时小指感觉潜伏期延长,传导速度减慢,波幅降低

6. 胸廓出口综合征

胸廓出口综合征(TOS)是臂丛神经及锁骨下动、静脉在胸廓出口处受到各种先天或后天继发因素的压迫,而导致的临床症候群。可将TOS分为下干型、上干型、全臂丛型和非典型型。

电生理仅对下干型TOS诊断敏感,对其他类型的TOS电生理诊断不敏感。

(1)TOS电生理诊断检测项目

• 肌电图(EMG)

• 正中神经、尺神经、桡神经运动传导速度(MNCV)

• 正中神经、尺神经感觉诱发电位(NAP及SANP)

• F反应(正中神经、尺神经)

• 运动诱发电位(MEP)

• 定量感觉测定(QST)

• 所有患者均行六项目的神经电图及肌电图检测

• 主要的观察指标均双侧对照

(2)下干型TOS的电生理诊断指标

• 前臂内侧皮感区的异常[自身对照,皮区温觉阈上升双侧之比冷热觉阈值(<4℃)SNAP及NAP波幅衰减30%有提示意义,波幅衰减50%有诊断价值]。

• 正中神经、尺神经异常(运动、感觉传导减慢和波幅下降)NCV<50 m/s,波幅衰减50%,近端MNCV较对侧减慢<10%)。

• 患侧尺神经F反应潜伏期延长

• C8、T1支配肌失神经肌电改变

(3)诊断　有前臂内侧皮神经、尺神经、正中神经内侧头三条之中二条神经的联合卡压表现时,可诊断下干型TOS。早期下干型TOS以前臂内侧皮神经伴尺神经卡压多见。

总之,目前对胸廓出口综合征的电生理诊断常用的检查项目有以下几种。

测定前臂内侧皮神经SNAP波幅的变化以及温度觉阈值的变化,有利于下干型TOS早期诊断。

检测正中神经、尺神经近段的MCV也有利于TOS的诊断,并具有排除其他疾病的作用。尺神经近段(锁骨→上臂中段)虽然不直接反映胸廓出口处是否卡压,如有变化,可推断更近端是否存在病变。

正中神经、尺神经的肘→腋的SNAP的波幅的改变,亦有助于TOS的早期诊断。下干型TOS往往同时影响正中神经和尺神经的SNAP的波幅,以尺神经显著。如与健侧相比,SNAP的衰减也提示是下干神经被卡压而产生的神经干电位异常。

MEP的检测,MEP的异常与临床阳性体征的程度明显相关。

F反应,F反应是远段尺神经经受超强电刺激后运动神经逆行兴奋的回返放电,F反应出现的延迟,影响因素较多,而漫长的神经传导又降低了它的阳性率。如作双侧比较,F波出现延期,是近端神经根病变很可靠的信号,但不具有特异性。临床上颈椎病也可出现F反应延迟。

肌电图的检测:主要表现正中神经、尺神经支配肌的神经源性损害,可见正尖波、纤颤波。如果为慢性进行性卡压患者,手内肌上可见高频,高振幅电位,但及少出现巨大电位。因为卡压是一个缓慢的过程,是损伤与修复共存的过程,这是神经通过自身修复,再支配靶器官肌肉的结果,但必须与运动神经元疾病和颈椎病相鉴别。肌电图在TOS检测中另一个主要作用是与其他疾病,如肌源性疾病相鉴别。

另外,华山医院手外科肌电图室采用MEP分段法来估计TOS是否存在。认为该法提高了TOS的诊断率,同时亦提高双卡综合征的诊断。

总之,电生理检测是诊断TOS的一个重要手段,同时电生理检查还可以排除是否是其他病变或合并其他疾病,如运动神经原疾病、侧索硬化、平山病、肌病等。很容易理解,TOS电生理的阴性结果,主要是臂丛神经在根干束部的神经纤维的大量交叉和代偿。须知,迄今为止,最精确的电生理仪对感觉系统测定的敏感性没有能超过人的自身感觉,而对肌肉运动的电生理测定远远超过人的自我了解。临床上我们我们可以看到患者前臂内侧针刺痛觉下降,而电生理检查未能发现异常,而C5、C6和C7支配的感觉区明显异常。电生理测定的阳性结果更低。与之相反,患者可能并没有感觉明显的无力,而电生理可发现相应的肌肉有正尖波或纤颤波。很容易理解,顾玉东院士在治疗臂丛神经撕脱伤时作健侧C7移位时,完全切断C7神经根,可以在健侧上肢C7所支配的肌肉中测不到异常的电生理,这也可说明臂丛神经的根干、股、索包括支部,存在大量的交叉纤维可以相互代偿。这就给我们用电生理来判断对胸廓出口综合征是否一定存在带来相当大的困难。但是不管怎样,电生理的阳性结果大大有利于诊断,虽然电生理的阴性结果不能排除胸廓出口综合征,至少可以在一定程度说明该患者的胸廓出口综合征并不严重。

7. 上臂桡神经卡压综合征

桡神经可在其行径的多个部位处受到卡压,但最易发生在上臂的桡神经沟。肌电图是主要诊断依靠,根据不同受累肌群常可定位并提示损伤程度和预后。NCV有时可提供嵌压部位有无传导阻滞等更多的信息。

电生理检测内容和阳性表现:

• EMG:肱桡肌、桡侧伸腕肌、伸指总肌、示指固有伸肌、尺侧伸腕肌、伸拇长肌可发现神经源性肌电改变,募集反应减弱,但三头肌正常。

- MNCV：前臂段MNCV减慢，波幅降低。
- 桡浅神经感觉电位波幅降低。

8. 骨间后神经受压综合征

骨间后神经穿过旋后肌进入前臂时，在旋后肌的两头之间受增厚的肌肉或Frohse弓卡压。

电生理检测内容和阳性表现：

- EMG：伸指总肌、示指固有伸肌、尺侧伸腕肌、伸拇长肌可发现神经源性肌电改变，募集反应减弱，但桡侧伸腕肌、肱桡肌正常。
- MNCV：前臂中端可减慢或正常，波幅降低。
- SNCV：桡浅神经正常。

9. 桡浅神经受压综合征

- 桡神经支配前臂肌EMG及MNCV正常，前臂桡浅神经SNCV减慢，波幅降低。
- MCV分段检测：针电极在指示固有伸肌记录，刺激点分别置于前臂中段、上臂外侧肌间隔和Erb点。常可发现前臂—上臂段减慢和(或)CMAP降低(外侧肌间隔、Erb点刺激)提示桡神经深支嵌压所致局限性脱髓鞘和部分纤维传导阻滞。

10. 四边孔综合征

腋神经或受压腋神经的一个主要分支在四边孔处所引起的一系列临床综合征。

- EMG：三角肌有神经源性肌电改变，募集反应减弱。
- MNCV：腋神经支配肌三角肌的CMAP，潜伏期延长，波幅降低，且离散。

11. 肩胛上神经卡压综合征

由于肩胛上神经在肩胛切迹处受到压迫而产生的一系列临床症状。

- EMG：冈上肌及冈下肌见神经源性肌电改变，募集反应减弱。
- MNCV：肩胛上神经支配肌的CMAP潜伏期延长，波幅降低且波形离散。

12. 腓总神经卡压综合征

腓总神经在腓骨颈部受压而引起一系列综合征。

- EMG：胫前肌、腓骨长肌、伸拇长肌、趾短伸肌有神经源性肌电改变。
- MNCV：跨腓骨颈段MNCV减慢，近端刺激时波幅骤降。
- SSCT：短距离的潜伏期差值 > 0.6 ms，靠近卡压点波幅降低。
- 腓浅神经SNCV减慢，波幅降低，值得注意的是胫后肌、股二头肌短头正常，以排除坐骨神经及腰神经根病变。

13. 股前外侧皮神经卡压

嵌压主要位于髂前上棘。股前外侧皮神经从腹股沟筋膜穿出时，遭到紧扎的皮带或衣服(如紧身的牛仔裤)压迫而致,也可因肥胖致腹股沟部的压力增高而损害神经。患者常诉大腿前外侧有感觉异常、疼痛。感觉检查可发现该区感觉缺失。

电生理诊断可在髂前上棘处刺激该神经,在下方约距离12 cm处记录感觉神经动作电位(SNAP)。常可发现感觉神经电位缺失或SCV减慢,波幅较对侧下降。

鉴别诊断:高位腰椎间盘突出有沿大腿外侧的放射痛伴有肌力减退。肌电图有相应节段(L3～L4)支配肌的失神经改变。

14. 胫神经卡压(跗管综合征)

胫神经因走行于肢体的深部而很少受累,但在内踝可被屈肌支持带压迫而致跗管综合征,常见于踝部骨折或脱位,踝部外伤局部水肿而发病。临床主诉为足底远端和足趾痛性感觉迟钝,伴有一定程度的感觉缺失和足内在肌力的减弱。

检测方法及电生理表现:

• MNCV:胫神经内踝上下分别刺激,跗短展肌记录,MNCV减慢 < 40 ms,波幅减低。SSCT示受压段潜伏期延长 > 0.6 ms。

• SNCV:用环状电极在拇趾刺激,内踝记录胫神经的SNAP,双侧对照,波幅会减低。

• EMG:足内在肌失神经改变。

(三)电生理检测在上肢周围神经损伤中的应用

1. 诊断

电生理检测对于周围损伤或卡压的定位、定性能起到独到的判断作用,一般根据异常肌电的分布来确定周围神经受损的具体位置。

周围神经损伤后,电生理诊断要点:

• 完全失神经支配:损伤2～3周后,放松时出现自发电位,随意收缩时无运动单位电位,刺激远端神经干无诱发电位,提示轴突或神经断裂,如随访无新生电位,也无诱发电位,则属神经断裂。

• 部分失神经支配:损伤2～3周后,放松时出现自发电位,随意收缩时出现各种形式的运动单位电位数量减少,提示轴索断伤或神经损伤后出现神经再生。如不出现神经异常支配,则可排除神经断裂。

• 神经传导功能障碍:损伤2～3周后,放松时无自发电位,随意收缩时无运动单位电位或只出现少量运动单位电位,刺激远端神经干可有正常波幅的诱发电位,在损伤近端刺激无诱发电位或诱发电位波幅明显下降,则提示神经传导功能障碍或称神经废用。

• 神经—肌电图对诊断新近损伤的神经有一定的难度和复杂性,所检测的资料需动态分析,才能做出比较合理的解释。

（1）正中神经损伤

A. 腕部损伤

●EMG：拇短展肌呈轴索性损害电生理表现。

●CMAP：① 完全损伤：拇短展肌不能记录到CMAP。② 不全损伤：拇短展肌CMAP潜伏期延长，波幅下降。

●SNCV：① 完全损伤：腕以下正中神经SNAP缺失。② 不全损伤：腕以下正中神经SNCV减慢，SNAP波幅下降。

B. 肘部损伤

●EMG：正中神经支配肌均呈轴索性损害电生理表现。

●NCV：① 完全损伤：刺激肘部正中神经，各支配肌均不能记录到CMAP，肘以下SNAP缺失。② 不全损伤：肘以下各段正中神经MNCV、SNCV减慢，波幅下降。

C. 腋部损伤

●EMG：同肘部损伤。

●NCV：① 完全损伤：腋部以下正中神经CMAP、SNAP消失。② 不全损伤：腋部以下正中神经各段MNCV、SNCV减慢，波幅下降。

（2）尺神经损伤

A. 腕部损伤

●EMG：骨间肌、小指展肌呈轴索性损害电生理表现。

●CMAP：① 完全损伤：骨间肌、小指展肌不能记录到CMAP。② 不全损伤：骨间肌、小指展肌CMAP潜伏期延长，波幅下降。

●SNCV：① 完全损伤：腕以下尺神经SNAP缺失。② 不全损伤：腕以下尺神经SNCV减慢，SNAP波幅下降。

B. 肘部损伤

●EMG：尺神经支配肌均呈轴索性损害电生理表现。

●NCV：① 完全损伤：刺激肘部尺神经，各支配肌均不能记录到CMAP，肘以下SNAP缺失。② 不全损伤：肘以下各段尺神经MNCV、SNCV减慢，波幅下降。

C. 腋部损伤

●EMG：同肘部损伤。

●NCV：① 完全损伤：腋部以下尺神经CMAP、SNAP消失。② 不全损伤：腋部以下尺神经各段MNCV、SNCV减慢，波幅下降。

（3）桡神经损伤

A. 肘下损伤

• EMG：前臂伸肌群呈轴索性损害，肱桡肌（－）。

• MNCV：① 完全损伤：前臂段桡神经支配不能引出CMAP。② 不全损伤：前臂段桡神经MNCV减慢，CMAP波幅下降。

• SNCV：桡浅神经SNCV正常，亦可减慢或缺失。

B. 肘上损伤

• EMG：含肱桡肌以下所有伸肌群均有轴索性损害，肱三头肌（－）。

• MNCV：① 完全损伤：肘以下桡神经支配肌均不能诱发CMAP。② 不全损伤：前臂、上臂段MNCV均减慢，CMAP波幅下降。

• SNCV：完全损伤者桡浅神经SNCV缺失，部分损伤者SNCV减慢或SNAP波幅下降。

C. 腋部损伤

• EMG：上肢所有桡神经支配肌均有轴索损害表现。

• MNCV：① 完全损伤：所有桡神经支配肌均不能诱发CMAP。② 不全损伤：前臂、上臂段MNCV均减慢，CMAP波幅下降。

• SNCV：完全损伤者桡浅神经SNCV缺失，部分损伤者SNCV减慢或SNAP波幅下降。

D. 肩胛上神经损伤

• EMG：冈上肌、冈下肌见轴索性损害表现。

• CMAP：不完全损伤者在锁部刺激诱发CMAP其潜伏期延长，波幅下降，波形离散；完全损伤者电刺激不能引出CMAP。

E. 腋神经损伤

• EMG：三角肌见轴索性损害表现。

• CMAP：不完全损伤者在锁部刺激诱发CMAP其潜伏期延长，波幅下降，波形离散；完全损伤者电刺激不能引出CMAP。

F. 肌皮神经损伤

• EMG：肱二头肌、肱肌、喙肱肌见轴索性损害表现。

• CMAP：不完全损伤者在锁部刺激诱发CMAP其潜伏期延长，波幅下降，波形离散；完全损伤者电刺激不能引出CMAP。

• SNCV：完全损伤者前臂外侧皮神经SNAP缺失，部分损伤者SNCV减慢或SNAP波幅下降。

G. 副神经损伤

• EMG：斜方肌、胸锁乳突肌见轴索性损害表现。

• CMAP：不完全损伤者在颈部刺激诱发CMAP其潜伏期延长，波幅下降，波形离散；完全损伤者电刺激不能引出CMAP。

（4）臂丛神经损伤

A. 检测内容：臂丛神经肌电检测

a. 上肢五大神经（腋神经、肌皮神经、桡神经、正中神经、尺神经）支配肌：

• 腋神经：三角肌

• 肌皮神经：肱二头肌

• 桡神经：肱三头肌、肱桡肌、伸指总肌

• 正中神经：桡侧屈腕肌、屈指深浅肌、拇短展肌

• 尺神经：尺侧屈腕肌，小指展肌

b. 臂丛束的支配肌：外侧束（胸大肌锁骨部），内侧束（胸大肌胸肋部），后束（背阔肌）。

c. 臂丛干的支配肌：上干（冈下肌），中干（背阔肌），下干（胸大肌胸肋部）。

d. 臂丛根的支配肌：提肩胛肌（C5），前锯肌（C5、C6、C7），颈椎旁肌（C5 ～ T1）。

B. 电生理诊断

a. 定性诊断

• 不全损伤：相应神经根及其分支支配肌群EMG检测有自发电活动，募集反应减弱，刺激可引出CMAP，但其传导速度减慢，波幅下降。

• 完全损伤：相应神经根及其分支支配肌群EMG检测有大量自发电活动，无运动单位电位，刺激不能引出CMAP。

• 根性撕脱伤：相应神经根及其分支支配肌群EMG检测有大量自发电活动，无运动单位电位，刺激不能引出CMAP，无SEP，但可引出SNAP。

b. 定位诊断（根、干、束、支）

腋神经损伤

• 单纯腋神经损伤，平面在分支以下。

• 腋神经+桡神经损伤，平面在后束。

• 腋神经+神经肌皮神经，平面在上干。

• 腋神经+正中神经损伤，平面主要在C5根部。

肌皮神经损伤

• 单纯肌皮神经损伤，平面在分支以下。

• 肌皮神经+腋神经损伤，平面在上干。

• 肌皮神经+正中神经损伤，平面在外侧束。

- 肌皮神经+桡神经损伤,平面主要在C6根部。

桡神经损伤

- 单纯桡神经损伤,平面在分支以下。

- 桡神经+腋神经损伤,平面在后束。

- 桡神经+肌皮神经损伤,平面主要在C6根部。

- 桡神经+正中神经损伤,平面主要在C8根部。

正中神经损伤

- 单纯正中神经损伤,平面在分支以下。

- 正中神经+肌皮神经损伤,平面在外侧束。

- 正中神经+桡神经损伤,平面主要在C8根部。

- 正中神经+尺神经损伤,平面在下干或内侧束。

尺神经损伤

- 单纯尺神经损伤,平面在分支以下。

- 正中神经+尺神经损伤,平面在下干或内侧束。

- 尺神经+桡神经损伤,平面主要在T1根部。

- 尺神经+正中神经+肌皮神经损伤,平面在C6 ～ T1根部。

节前与节后损伤的鉴别

- SNAP存在,SEP在→节后损伤。

- SNAP消失,SEP消失→节后损伤。

- SNAP存在,SEP消失→节前损伤。

- 副神经、膈神经损伤→C5、C6节前损伤。

- Horner征(+)→C8、T1节前损伤。

- (2)+(4)→C5节前伴节后损伤。

- (2)+(5)→C8、T1节前伴节后损伤。

腕管综合征

- EMG:正中神经严重受压者拇短展肌可见轴索性损害表现。

- DML:正中神经远端潜伏期延长。

- SNCV:腕以下正中神经感觉电位潜伏期延长,SNCV减慢,波幅下降甚至缺失。
早期患者刺激环指,相同距离的正中、尺神经SNAP潜伏期差值异常。

肘管综合征

- EMG:尺神经严重受压者骨间肌、小指展肌、尺侧屈腕肌均可见轴索性损害表现。

- MNCV:肘段尺神经MNCV减慢,跨肘段尺神经支配肌CMAP波幅下降,波形离散；严重者CMAP可无法引出。

· SNCV：肘以下尺神经感觉电位波幅下降，严重者无法引出NAP。

· SSCT：肘段短距离测定尺神经CMAP潜伏期差值延长，波幅下降，波形改变。

腕尺管综合征

· EMG：尺神经深支严重受压者骨间肌、小指展肌可见轴索性损害表现。

· MNCV：尺神经深支支配肌CMAP潜伏期延长，波幅下降，严重者无法引出CMAP。

· SNCV：累及尺神经浅支时，腕以下尺神经感觉电位波幅下降，严重者无法引出SNAP。单纯深支受压时，感觉电位正常。

前骨间神经卡压综合征

· EMG：旋前方肌、屈拇长肌、屈指肌可见轴索性损害表现，而拇短展肌正常。

· MNCV：上述肌肉CMAP潜伏期延长，波幅下降，而前臂段正中神经MNCV正常。

· SNCV：正中神经感觉电位正常。

旋前圆肌综合征

· EMG：正中神经受压严重者其支配肌均可见轴索性损害表现。

· MNCV：前臂段正中神经MNCV正常或轻度减慢，CMAP波幅下降。

· SNCV：正中神经感觉电位正常或轻度异常。

后骨间神经卡压综合征

· EMG：桡神经深支支配肌可见轴索性损害表现，而桡侧伸腕肌、肱桡肌正常。

· MNCV：前臂段桡神经MNCV减慢，CMAP波幅下降，而上臂段桡神经MNCV正常。

· SNCV：桡浅神经感觉电位正常。

上臂桡神经卡压（周末综合征）

· EMG：肘以下桡神经支配肌均可见轴索性损害表现，而肱三头肌正常。

· MNCV：桡神经前臂中段—外侧肌间隔MNCV减慢，CMAP波幅下降。

· SNCV：桡浅神经感觉电位SNCV减慢，波幅下降，严重者可无法引出SNAP。

肩胛上神经卡压

· EMG：冈下肌、冈上肌见轴索性损害表现。

· MNCV：肩胛上神经支配肌CMAP潜伏期延长，波幅下降，波形异常。

四边孔综合征

· EMG：三角肌见轴索性损害表现。

· MNCV：腋神经支配肌CMAP潜伏期延长，波幅下降，波形异常。

2. 鉴别诊断

临床许多疾病可以引起肢体的运动、感觉障碍,不同的疾病其预后与治疗方法亦不同,一些病因不明显,症状不典型的患者在诊断时就很容易与周围神经卡压等疾病相混淆。通过细致的电生理检测一般可以做出鉴别。

(1)运动神经元病 运动神经元病是一组病因未明的变性疾病,主要影响脊髓前角细胞及锥体束等运动系统,由于病变损害范围的不同,会出现不同的临床表现。一般表现为进行性肌肉萎缩,肌束震颤,最常出现在手部肌肉,渐扩展到前臂、上臂及肩胛带肌,影响延髓节段则出现语音含糊,吞咽和咀嚼困难等症状。但感觉障碍一般不明显。其早期表现或一些特殊类型如良性单肢肌萎缩症,容易误诊为臂丛或周围单根神经受压。除了详细询问病史,仔细体检外,尚须进行全面的电生理检测,其肌电图检测一般可见广泛的,多肢体的神经源性损害表现,甚至累及颅神经支配肌。运动单位电位幅值增高,有巨大电位,周围神经传导速度一般正常,如运动神经有明显的轴突丧失,则MNCV可能轻度下降,远端运动潜伏期延长,CMAP下降。但感觉电位一般正常,与运动轴索受累情况明显不一致。F波潜伏期可能延长甚至缺失,有些患者可以在尺神经上引出H波。提示脊髓前角运动神经元池兴奋性异常。

(2)肌肉疾病 如炎症性肌病,强直性肌营养不良等。炎症性肌病为一组免疫性或血管性疾病,主要包括多发性肌炎、皮肌炎、包涵体肌炎等。肌无力是最主要的临床表现,肌电图检测可见自发电活动,和肌源性损害运动单位电位(短棘发相波)。募集反应呈病理混合相。周围神经传导速度一般正常。强直性肌营养不良可表现为远端为主的肌无力,伴有肌肉萎缩,肌电图检测可见有明显的肌强直电位发放。

(3)神经肌肉接头疾病 如重症肌无力,是一种自身免疫性疾病,主要症状为疲劳,活动后加重,休息可暂时缓解,症状晨轻暮重,眼外肌最易受累,一般诊断比较容易,但在病情进展中,部分患者没有明显眼肌症状,仅表现为部分肌肉无力,有时须与周围神经受损鉴别。肌电图和神经传导速度测定一般无明显异常,重复电刺激检查可呈阳性。

(4)颈椎病 主要分为神经根型与脊髓型颈椎病,前者依据神经根受累部位和性质的不同,出现各种类型的感觉和运动障碍,部分患者很容易与TOS等相混淆。肌电检查可在相应受损神经根支配的肌肉发现自发电活动,特别是椎旁肌自发电的发现,提示病变在椎管内。但神经根型颈椎病好发于C4～C5和C5～C6椎间隙,很少会累及C8～T1神经根。当手内肌发现自发电还是应当谨慎做出颈椎病的诊断。周围神经MNCV正常,因为损伤一般发生于后根神经节之前,故尽管患者有肢体的感觉异常,但相应的神经感觉电位检测一般仍然正常。上肢F反应检测潜伏期可能延长甚至F波缺失。

（5）脊髓病变　如脊髓内占位，脊髓型颈椎病、脊髓空洞症等，部分症状不典型患者可能出现与周围神经损伤相似的运动、感觉障碍。除仔细检查体外，电生理检测也可以起到一定的鉴别作用。如累及脊髓前角，患者出现肌无力，萎缩，肌张力减退，腱反射减弱，肌电图检查可能发现大量自发电活动，募集反应明显减弱，甚至无运动单位电位，但MNCV一般正常或仅轻度减慢，CMAP潜伏期基本正常。累及传导痛温觉的浅感觉神经元出现感觉异常，但因为后根神经节不累及，所以在运动轴索严重受损的神经上能检测到正常的感觉电位，而同时累及脊髓后索时则可检测到SEP的异常。这些电生理表现都可以用来与周围神经受损相鉴别。但脊髓各部分受损其电生理表现各异，故需紧密结合临床症状体征和各项检查结果才能做出较正确的判断。

（6）多发性周围神经病　常为弥漫性作用于周围神经的因素引起，如中毒、全身代谢病、营养缺乏等等，多累及肢体远端，出现手套、袜套样分布的感觉减退，无力、腱反射下降。电生理检测可以明确病变的程度和分布，如NCV减慢，波幅下降，H反射缺失等。有些患者可以在周围神经病的基础上出现周围神经的卡压，电生理检测在此可以做出鉴别。

（7）其他中枢神经系统疾病　如脑梗死后遗症等，有典型的上运动神经元损害症状体征，诊断一般不困难，电生理检查一般只是用来判断同时有无下运动神经元的损害，受累肢体肌电检测无明显自发电活动，运动单位形态可，但募集反应减弱，周围神经传导均正常，F波、H波检测亦正常。

（8）骨关节，韧带等损伤造成废用性肌萎缩的鉴别　因为这些因素造成的肢体废用性肌萎缩，肌电图检测无明显自发电活动，运动单位电位形态正常，仅最大用力募集反应减弱。周围神经传导速度检测均在正常范围，F波、H波等检测亦正常。

3. 判断疗效

神经损伤治疗后，最早2～3个月，根据电生理的表现可以初步了解神经早期恢复的状态，通过电生理随访检测，动态观察神经恢复的过程，客观评价治疗的效果。

神经再生过程中，失神经电位会逐渐减少。由于神经纤维的再生、生长速度不一，故在再生早期可产生波形繁杂各异的运动单位电位，称为新生电位、复合电位、再生电位，可早于临床肌力恢复前数周甚至数月被发现，它们反映了神经再生的不同阶段，由于检测的时间不同，上述电位可单独出现亦可几种电位混合存在，互相移行。神经再生使肌肉重新得到支配后，通过刺激神经，相应支配肌可记录到复合肌肉动作电位，随着神经的逐步恢复，其潜伏期逐渐缩短，波幅逐渐增大，直至正常。感觉神经动作电位虽检出较滞后，但也可作为一个判断神经再生恢复的电生理指标，同样随着神经的不断再生完善，该电位也从无到有、从小到大，其潜伏期逐渐缩短，波幅逐渐增大。通过从肢体近端向远端逐块检测受损神经支配的肌肉，逐段检测神经的诱发电位可以判断目前神经再生的大致位置。从而评估疗效,指导进一步治疗。

4.术中电生理检测应用

(1)手外科　手外科神经损伤主要是臂丛及周围神经的损伤,随着电生理技术的进展,术中肌电的价值越来越得到临床的肯定,术前临床体检及肌电图检测对臂丛神经根性损伤的假阳性和假阴性各为10%～15%;①在术中在神经直接暴露的情况下,直接刺激神经根据复合肌肉动作电位(CMAP)的潜伏期、波幅了解神经功能,在未引出CMAP的情况下,通过SEP进一步判断神经的连续性,判断臂丛神经的节前、节后损伤;②神经桥接移位术后,了解神经再生情况;③判断神经松解后的效果;④术中发现神经变异帮助判断神经位置等。

(2)骨科　主要用于脊柱矫形术或脊髓肿瘤切除,及颈椎腰椎手术中。

(3)普外科　术中喉返神经检测。

(4)脑外科　对颅脑内动脉瘤患者术中SEP的检测。

(5)五官科　在BAEP监护下实施前庭神经瘤切除术等。

术中电生理检测日益普遍与重要,它能较客观、正确地评价周围神经病变的部位、范围、性质和程度,从而有助于医生制定最佳手术方案。

5.电刺激促进周围神经再生的应用

大量的试验研究证实,电刺激对周围神经有促进周围神经再生作用,临床应用经皮电刺激治疗上肢周围神经损伤,加快神经再生速度,加速神经功能恢复。术中超强电刺激对于神经连续性尚存,神经瘢痕严重,再生不良的损伤再松解术有独特的辅助作用,术中肌电刺激能有效促进神经再生。

六、表面肌电的信号分析技术在手功能检查中的应用

肌电信号(EMG)是肌肉活动时的电信号,反映了神经肌肉的功能状态,临床诊断就是通过肌电图记录获取肌肉收缩时产生的信号,来研究肌肉功能的一种方法。

表面肌电检测是一种无创性检测方法,表面肌电信号(surface eletromyographic signal, SEMG)是从皮肤表面通过电极引导、放大、显示和记录下来的肌肉活动时的生物电信号。表面肌电图仪能把放大的电信号转化为数字信号,通过微机中的分析软件对所获得的数据进行分析处理,从而完成检测评估或临床诊断。

(一)表面肌电信号的分析方法

表面肌电信号来自大脑皮质运动区,受制于外周神经的功能支配,形成于外周肌肉

众多运动单位的生物电活动在时间和空间上的总和,表现为信号的振幅、频率和复杂度等线性和非线性的变化特征,信号形态具有较大的随机性和不稳定性,由此产生了多种肌电信号的分析方法和手段。

1. 原始肌电图与全波整流肌电图

原始肌电图是由电极直接采集到的,没有经过处理的原始变化,原始肌电图包括基本的活动信息,利用它可以直接评定肌肉是否被激活参与活动,肌肉活动的时程长短,肌电活动的强度,以及肌肉间的协调模式,原始肌电图经过整流和平滑后是定量分析和计算的基础,是技术操作者比较直观和容易解释客观现象的方法。

全波整流肌电图是通过原始肌电图进行全波整流后得来的,它把原始肌电图中负的电位振幅全部转变为正的电位振幅,经过全波整流后所得的信息量基本上没丧失,这种技术处理的优点在于保存了最有效的信息量,也可以非常直观地评价某块肌肉的电活动强度和波形变化的情况。这种原始信息量的积累为更深一步的定量分析计算创立了一个基础条件。

2. 时域分析

时频分析是将肌电信号看作时间的函数,用来描述时间序列信号的振幅特征衍生出的分析指标主要包括:积分肌电值(integrated electromyography,IEMG)、平均肌电值(averaged electromyography,AEMG)、均方根值(root mean square,RMS)。

(1)积分肌电值(IEMG) 是指所得肌电信号进行全波整流后单位时间内曲线下面积的总和,它反映了运动单位的数量和每个运动单位的放电大小,体现肌肉在单位时间内的收缩特性。

(2)平均肌电值(AEMG) 是一段时间内瞬间肌电图振幅的平均值,反映肌电信号的强弱与肌纤维参与运动活动的单位数目及其同步化程度。

(3)均方根值(RMS) 和IEMG一样也可以在时间维度上反映表面肌电信号振幅的变化特征,它直接与EMG信号的电功率相关,具有更加直接的物理意义。

3. 频域分析

分析方法是将表面肌电信号进行快速傅立叶转换(FFT)获得表面肌电信号的频谱或功率谱,反映表面肌电信号在不同频率分量的变化,目前在频域方面常用以下两种指标分析。平均功率频率(mean power frequency,MPF)和中位频率(median frequency,MF)。

(1)平均功率频率(MPF) 是反映信号频率特征的生物物理指标,其高低与外周运动单位电位的传递速度,参与活动的运动单位类型及其同步化程度有关。

(2)中位频率(MF) 是指骨骼肌收缩过程中肌纤维放电频率的中间值,受肌肉组织中快慢纤维的比例不同,所以在正常人体中不同部位骨骼肌的MF值高低差异较大。

此外,使用MF刻画表面肌电频谱特征的变化要优于MPF,但在具体实践中发现,中位频率(MF)在反映肌肉活动状态上MPF更具敏感性。

4. 小波分析

小波分析法能在整体上提供信号的全部信息,又能提供在任一局部时段复杂的信号,利用小波变换的时频特征,把时域和频域联合起来的分析方法,具有变的时域和频域的分析窗口,可以在任何细节上分析信号,而对噪声不敏感,为信号的时频处理提供了一条可靠的途径。

5. 混沌和分形分析

非常规的肌电分析方法,利用近年来数学和物理世界的混沌理论和分形理论,对肌电信号进行定量分析研究。利用混沌理论对肌电信号进行定量分析的主要指标为内嵌维数,混沌过程是具有确定性机制的随机过程,它具有非周期性、非随机性、非线性的对初始条件敏感等特点。分形理论的出现给难以用经典数字准确描述其参数变化的特征信号的生物信号提供了一个新的途径,关于表面肌电分型研究尚处于初期探索阶段。

(二)表面肌电信号的采集

1. 表面肌电检测仪的工作原理

前置放大器通过测量导联连接受测部位,肌肉运动信号是在两个测量电极产生电位差表,差分放大器把信号进行放大,再转换为数字信号,计算器通过专用软件,对所获得的数据进行分析处理,最后给出数字指标供使用。

2. 表面肌电信号采集方法

肌电图检测使用三个电极,两个电极放在可被检测的肌腹中央,便于从肌梭获取最大的信息量,第三个电极为接地电极,用作放大器的零电压参考电放在靠电极但又不受运动影响的部位,这样所得信号最稳定,表面电极正确记录肌纤维的肌电活动,以此正确反映该肌肉的肌电活动。

表面电极可采用心电电极也可使用肌电电极,双电极的中心距离参考所检肌肉的大小,不少时候检测到的是肌群总的肌电信号而非单一小肌肉的电信号,除了电极的位置因素影响信号的采集外,还必须消除皮肤电阻过大、噪声干扰等客观因素。

(三)表面肌电信号分析在上肢创伤外科中的临床应用

1. 肌肉与肌电关系的研究

神经肌肉兴奋发放的生物电与肌力的测量研究是一个十分复杂的问题。EMG研究肌力与肌电振幅的关系很早就被人们关注,肌肉收缩强度大,肌电图的幅值增大,有学者认为肌电积分与肌力之间存在高度相关性,肌肉用不同张力等长收缩时肌力与EMG之间呈线性关系,但也有学者并不认可。随着肌电分析方法的进步,肌电的特征性表现得到了定量分析,随之建立了各种分析指标,肌电的生理现象得到了临床的解释。SEMG在评估神经肌肉功能状态时所用的各种定量方法,不仅可以评价治疗前受损神经肌肉的情况,而且可用于观察治疗前后患侧神经肌肉的发展动向,以此来制定更有针对性的个体化治疗方案。

肌肉随意静力收缩时用表面肌电测定的积分肌电值与肌肉强力之间呈正相关,肌电值与肌张力呈正相关,故检测肌电积分值已成为研究神经肌肉功能活动的一个理想指标。

表面肌电图测定的并不是肌肉的肌力,而是运动过程中肌肉的电活动,振幅的不同仅代表参与肌肉收缩的肌纤维的数量不同,而非肌肉所产生的力量不同,也就是说表面肌电图无法直接量化肌肉收缩所产生的力量大小。

在实际运行中也发现SEMG的分析指标在不同的肌肉、不同的性别、不同的年龄之间存在很大的差异,所以尚缺乏个体之间可用以比较和互相交流的正常值。在周围神经损伤的病例中大部分是单肢体神经肌肉的损伤,因此建立双侧对比值对临床就会更有使用价值。

2. 肌肉活动类型的研究

不同类型的肌肉活动所得到的肌电图不同,一般来说,动力性工作时肌肉收缩时间短,肌电时程小,发放的频率高,振幅较大。而肌肉静力性工作时,一般来说肌肉放电时程长,放电频率低,振幅较小。通过肌电图的振幅和频率特征,帮助判断肌肉处于何种工作状态。

肌电响应频率是指采集肌电的频率范围,一般人群为10～250 Hz,运动员最高可达到300～400 Hz,如果神经损伤后的肌肉恢复,最早期肌电响应频率都在低频范围,随着神经的逐渐恢复,肌肉也随之改善,由低频率逐渐向高频率转换,这与针极肌电图上所显示的早期新生电位,逐渐向复合电位、再生电位转换的规律一致,也能诠释早期是慢性神经纤维恢复为主,逐渐向快纤维转换的病理发展过程。借鉴频率图谱的观察分析也是临床研究神经肌肉恢复的一个工作手段。

3. 表面肌电信号特征在运动性疲劳中的分析

肌肉疲劳产生过程中,肌电图的振幅和频谱指标均会产生相应变化,肌肉疲劳通常是指肌肉运动系统最大做功能力或最大收缩能力暂时下降,表面肌电信号可以在一定程度上反映肌肉收缩功能的变化。

（1）疲劳产生过程中IEMG的分析　在运动性肌肉疲劳过程中由于部分运动单位的疲劳，肌体需要重新动员新的运动单位参加运动或使同一运动单位放电频率增加，故IEMG的检测结果是增加的，所以认为它是反映肌肉张力的一个重要的时域指标。

（2）疲劳产生过程中RMS的分析　RMS是放电有效值，其大小决定肌电幅值的变化，与运动单位募集和兴奋节律的同步化有关，随着肌肉力量的增强，肌肉同步化水平的相应提高，最终表现为RMS随着运动负荷的递增而呈线性增加的特点。

（3）疲劳产生过程中MF的分析　中值频率（MF）是骨骼肌在收缩过程中肌纤维放电频率的中间值。MF抗噪声干扰性强。在原始表面肌电信号进行FT转换后发现疲劳时肌电信号的功率谱向低频方向转移，低频比重增加，高频比重减少，特征量FM值下降，分析以上现象的主要机制是骨骼肌在递增负荷运动中肌纤维的募集状态发生了变化，早期运动快纤维的快速疲劳，而募集更多未疲劳的慢纤维加入工作，结果慢纤维被募集的比重加大，甚至以慢纤维的低频放电为主，从而导致肌电频率下降的重要频域指标。

（4）疲劳产生过程中时频域联合分析　在肌肉的动态分析中，振幅的上升同时伴有频率的下降，提示肌肉疲劳。

（5）表面肌电信号指导康复治疗　利用表面肌电信号提取出的特征信号作为功能性电刺激的控制信号，瘫痪的肌肉接受康复治疗，但须同步了解被刺激下肌肉的疲劳状况，用以控制功能性电刺激的强度和时间，表面肌电信号可作为生物反馈疗法的反馈信号提供给临床，便于制定合理的治疗和训练方案。

（6）表面肌电信号分析的特点与注意点　从临床周围神经损伤后早期随访病例中未发现肌电疲劳指标的明显异常，究其原因，是参与活动的肌纤维类型的不同。被随访的肌肉是以慢纤维的结构组成为主，肌电位表现为极低波幅的少量有效的肌电信息量，引证了快纤维权重高者，平均功率频率（MPF）较高，疲劳时下降明显，而慢纤维权重高者下降不明显。所以疲劳试验用于早期临床随访的意义不大。

从肌肉的疲劳域值来评估肌肉收缩功能的潜力，疲劳域值越低，肌肉活动后容易疲劳，所以分析疲劳域值指标可能有一定的临床意义。

临床不同的神经源性或肌源性损伤患者，在不同的时间点，不同的采样点，不同的个性身上非线性的MUP所呈现的复杂度存在很大的差异，所以表面肌电特征性结构信号的多尺度分析方法的研究就显得十分迫切，就目前而言，选择合适的分析方法剖析特征性的肌电信号才更有专一性和实用性。

（四）主动肌与拮抗肌协同收缩率的研究

运动功能学的肌电图是研究肌肉在一定的活动条件下，完成某个动作时参加活动肌肉之间的协调关系。如产瘫的继发性畸形研究中发现，大圆肌和背阔肌在主动肌肩外展时会产生同步收缩的现象，其结果是抵消外展与外旋的力量，这类患儿可伴有大圆肌及背阔肌的挛缩。肘关节最常见的后遗症是由于肱二头肌与肱三头肌肌力恢复不平衡而导致的屈曲畸形。

用肌电信号分析在肩外展时，有否产生同步兴奋或主动肌与拮抗肌同步兴奋的程度。设计方法为：肩外展肌（冈下肌与三角肌）与肩内收肌（大圆肌、背阔肌）在同步最大用力肩外展时，用表面电极采集肌电信号供分析。

时域比值＝拮抗肌积分肌电值/主动肌积分肌电值

（比值越大则提示拮抗肌同步兴奋的程度越高）

能量峰值＝拮抗肌最高能量峰值/主动肌最高能量峰值

（比值越大则提示拮抗肌同步兴奋的程度越高）

通过利用表面肌电信号时域和频域的分析指标，量化了拮抗肌与主动肌同步兴奋的程度，因为时域比值和时频比值都是反映拮抗肌与主动肌在同步兴奋过程中所占的比例。

这个实验结果符合产瘫的继发性畸形后，虽然冈下肌与三角肌可恢复功能，但由于大圆肌、背阔肌在肩外展时的同步收缩，而导致肩外展功能障碍的临床特点。

肌电图学是神经肌肉功能检测的重要组成部分，肌电信号是非平稳性，非线性的复杂随机信号，表面肌电分析技术是传统肌电图技术的发展和补充，随着表面肌电分析技术的进步，促进了运动医学、康复医学、职业病研究、创伤外科的诊断与治疗、智力型假肢驱动信号研究等工作的开展，为各学科提供了一种非常重要的量化分析、评估交流的先进手段。

七、上肢（手）功能评估的应用

（一）上肢（手）功能评估仪的应用

上肢（手）功能评估仪及其训练系统已在手外科、骨科、神经科、康复科、运动医学等临床科室以及专业体育康复教学机构中开始应用，该设备包括软件、抗阻器等，集训练、诊断、评估为一体。它不仅能自动计算测定后的数据，还能纠正、储存信息，是采用集电脑化的诊断及功能训练的电子仪器。

1. 对上肢（手）各关节的主动、被动活动的测定

包括手指缺损、关节僵硬、截指等都能在评估仪测定后自动进行计算评估。上肢

（手）功能评估系统还兼容了一套权威的国际化评测标准 AMA（美国医学协会）损伤程度计算表，并在报告中显示出来。这为患者提供了检查的准确性，同时也为临床评估和制定有效的上肢（手）功能康复诊疗计划提供采集更客观的数据。

2. 上肢（手）功能评估仪可为患者提供功能性物理康复

增强患者各关节有效活动范围，增强肌力和耐力，提高动作速度和 ADL 训练，还可以增强触觉灵敏，提高知觉和控制力。另外，上肢（手）功能评估仪也可对神经系统损伤引起认知障碍的患者提供眼手协调性训练、颜色辨别、追踪能力、行为先后顺序训练、目标导向集中训练、空间辨别以及神经肌肉控制训练等。

3. 对神经卡压引起的肌力减退能准确测定

握力、捏力，包括对指对掌功能、水肿、疼痛等都能在上肢（手）功能评估仪上测定出数据来，帮助康复医技人员诊断治疗作进一步的评估和参考。

4. 上肢（手）功能评估仪根据不同配件与抗阻器连接

通过游戏方式给予相应的抗阻康复训练活动，使患者在游戏中忘去因疼痛紧张造成怕锻炼的情绪，提高了患者锻炼的兴趣和积极性。

5. 用于术前测定和术后康复计划的制订

运用上肢（手）功能评估仪可以为患者进行术前测定和术后康复计划的制订，进一步对患者通过功能康复后取得疗效的评估，从而增强其康复锻炼的信心。

（二）上肢（手）功能评定方法

上肢（手）功能评定主要用于以下三方面：① 对不同病理阶段的疾病，功能评定可以了解疾病的严重程度；② 对神经源性疾病，如臂丛神经损伤等，功能评定不但可以了解其运动功能恢复的可能性有多大，而且还能帮助外科医生确定手术适应证，决定手术方案；③ 在法医学方面，功能评定也有着重要的意义。

上肢手功能的评定大体包括六大方面：外观、运动、感觉、手功能、疼痛、总满意度，以下逐一介绍。

1. 外观

实际上是对患肢的总体感觉，包括手及上肢的解剖完整度、稳定性、瘢痕、肌萎缩、肿胀、畸形、血运等。常规外观评定项目有：肢体周径（肌萎缩/肿胀），用 cm 表示；截肢（指）平面及其失能程度，用 % 表示；Allen 试验，用＋、－表示。

（1）肢体周径　反映上肢上臂、前臂、手及指的肿胀情况或萎缩程度，用 cm 表示（表3-1），定期测量上臂（肱二头肌）、前臂、手掌（远端掌横纹），指关节的周径。

（2）截肢（指）平面及其失能程度　不同截肢（指）平面对单侧上肢、手指功能损害百

表3-1　肢体周径

	日　期	日　期	日　期	日　期	日　期
上臂（肱二头肌）*					
前臂*					
手掌（远端掌横纹）					
指					

*肱骨内上髁上/下10 cm

分比（From the guides to the evaluation of permanent impairment, ed 4, Chicago, 1993, American Medical Association）。

　　一侧上肢的截肢即100%的上肢功能缺失，被认为占人体60%的功能缺失，肱二头肌远端附着处及掌指关节平面的截肢，其失能分别为上肢功能的95%与90%（图3-42）。

　　掌指关节平面的截肢为手功能的100%的丧失。拇指、示指、中指、环指和小指的失能指数分别为40%、20%、20%、10%和10%。

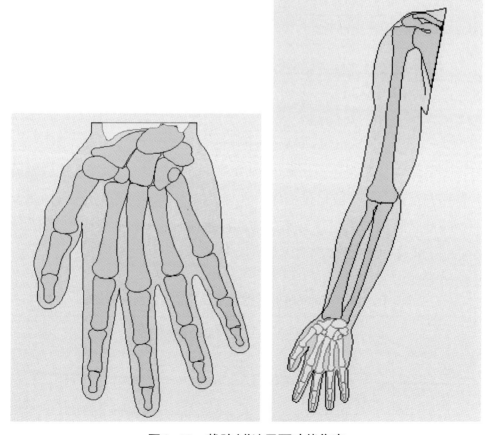

图3-42　截肢（指）平面功能伤害

（3）Allen试验　反映尺、桡动脉的血运情况,用+、−表示。

2. 运动

（1）关节活动度　用量角器分别测量受检关节的主、被动活动度数,以此了解关节本身或肌肉、肌腱及所支配该关节肌肉的神经情况。另外,手指的活动度数可以用TROM来表达,即（MP+PIP+DIP的屈曲度数总和）−（MP+PIP+DIP的伸直受限度数总和）,每个人的关节活动不一定相同,因此在测量其活动范围时只能作参考。

（2）徒手肌力检查　根据肌力大小判断肌肉力量等级并作记录（表3-2）。

此法虽分级较粗略,评定时也带有测试者的主观成分等缺点,但应用方便,可分别测定各组或各个肌肉的肌力,适用于不同肌力的肌肉测试。

表3-2　徒手肌力检查

测　试　结　果	M. R. C.
能抗重力及最大阻力运动	5
仅能抗中等阻力	4
能抗自体重力运动,不能抗阻力	3
能在消除重力姿位作小幅度运动或加较大助力能运动	2
见到或扪到微弱的肌肉收缩,无可见的关节运动	1
无可测知的肌肉收缩	0

3. 感觉

（1）轻触觉—深压觉（Semmes-Weinstein Monofilaments）的测试　测试是否存在保护性知觉,将感觉障碍客观地分为五级,包括正常、轻触觉减退、保护性感觉减退、保护性感觉消失、感觉完全丧失。一般是在手部三大神经的固有感觉支配区测定（图3-43）。其中,2.83是上肢神经感觉功能正常与非正常的探测阈值,＞6.65则认为深压觉也不能被识别,即触觉完全丧失（表3-3）。

表3-3　monofilament的感觉评定及其相应单丝探测阈值

	评　定	单丝探测阈值	分　级
绿　　色	正常	1.65～2.83	5
蓝　　色	轻触觉减退	3.22～3.61	4
紫　　色	保护性知觉减退	3.84～4.31	3

（续表）

	评　　定	单丝探测阈值	分　　级
红　　色	保护性知觉缺失	4.56 ～ 6.65	2
黑　　色	深压觉缺失	> 6.65	1

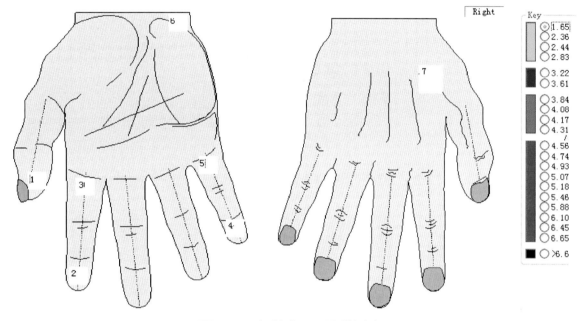

图3-43　轻触觉—深压觉测试
（1,2,3为正中神经的感觉支配区,4,5,6为尺神经的感觉支配区,7为桡神经的感觉支配区）

（2）两点辨别觉　当轻触觉恢复至3级或3级以上时,即在神经损伤修复后的随诊中,我们可以运用两点辨别觉的检查,它是检查某根神经损伤修复后的恢复情况,适用于神经卡压、神经修复后期、指腹植皮或皮瓣移植后的感觉评定（表3-4）。

表3-4　两 点 辨 别 觉

部　　　位	两点辨别觉（mm）	部　　　位	两点辨别觉（mm）
指　　尖	2 ～ 4	中　　节	4 ～ 5
近　　节	5 ～ 6	手　　掌	6 ～ 7

两点辨别觉 > 15 mm,被认为100%触觉丧失。

4. 手功能

（1）握力　主要靠手的屈肌及内在肌的作用,手部的某些损伤对手的握力都会有所影响,所以测量握力对手的功能评定有很大帮助。

我们使用等长收缩测定的握力器测定握力。分别在3档进行“最大握力值”(maximal grip strength)测定，它们是第一、第二、第五档。第一档即最外档，反映屈指肌群的肌力，第五档即最内档，反映手内在肌的肌力。第二档为屈指肌及手内在肌协同作用的肌力，往往测试持续握力时，都采用第二档。

“最大握力值”(maximal grip strength)：每档分别测试3次，每一次为一个有效的最大随意等长收缩(MVC)，连续3次MVC测定的平均值为“最大握力值”(图3-44)。

Left			Average	CV%	Position
15.4	13.2	14.6	14.4	7.7	1
9.8	9.6	8.9	9.4	5.0	2
					3
					4
12.2	13.7	13.4	13.1	6.1	5

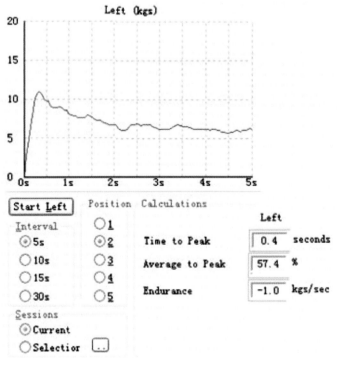

图3-44　“最大握力值”测试

“持续握力值”(sustained grip)，测定时间为5 ～ 10 s，其主要参数有“Time to Peak(s)”，“Average to Peak ratio(%)”，“Endurance(kg/s)”。前一个参数显示爆发力，后两个参数显示耐力(图3-45)。

图3-45　“持续握力值”测试

（2）捏力　测试包括key（侧捏力，拇指与示指桡侧对捏），three jaw（拇指指腹与示指、中指指腹同时对捏），tip to tip（示指、中指、环指、小指指腹分别与拇指指腹对捏），捏力测试是反映拇指对掌及屈指肌的肌力。

（3）拇指功能　占全手功能40%。包括MP与IP关节的屈伸，内收与外展，对掌。其中内收外展功能分别占拇指功能的20%，对掌功能占拇指功能的60%。

拇指桡侧内收外展功能是以拇指IP关节掌侧纹到第五掌骨远端掌横纹的距离进行计算，正常应 > 8 cm。

拇指对掌功能是以拇指IP关节掌侧纹到第三掌骨远端掌横纹额距离进行计算的，正常应 < 1 cm。

5. 疼痛

疼痛是由传入神经刺激引起伴随个体感情状态的并被其过去的经验和精神状态所修饰的一种不舒适的感觉，其基础是许多不同成分的复合物。在疼痛的测量方法方面，出现了一维口头等级量表、视觉类似量表和多维评分表等。目前常用视觉模拟评分法VAS来进行疼痛的评估。

6. 总满意度

虽然我们有各种客观测量工具，但是在最后还应进行功能效果的评定来体现总满意度，而量表或评分系统则需要作为评定工具的一部分。

DASH量表是评定患者生活质量和完成各种日常生活活动的可能性，较适用于臂丛损伤的患者。DASH量表可以全面评定上肢的残疾和症状，包括急性和慢性疾病躯体、社会和心理障碍。该问卷表的有效性、可重复性以及敏感度已被报道，而且已为不同国家的学者在评定肩、肘、手和腕功能时采用，并被证实其有效性。

量表对评定解剖损伤不是最好的工具。因此，我们在进行上肢（手）功能评定时，应把客观测量工具和量表结合起来使用，这样才能完善整个上肢（手）功能的评估。

上肢（手）功能评估是手外科康复医学的重要内容。功能评估对指导康复治疗、判断疗效及预后都有着实际意义，因此对功能障碍的患者首先要进行全面的功能评估，并要贯穿康复治疗的全过程，即评估→治疗→再评估→再治疗……→阶段疗程后最后评估。

7. 臂丛神经损伤规范化康复治疗评估标准

上肢各关节功能评定标准

A. 肩关节功能评定标准

a. 评分标准（表3-5）

b. 综合评价

分级：

表3-5 评 分 标 准

分　数	肩　外　展	肌　力	肩　外　旋
4	> 90	≥M4	> 30
3	60～90	≥M3	10～30
2	30～60	≥M2	0～10
1	< 30	< M2	< 0

- 优　10～12分
- 良　7～9分
- 可　4～6分
- 差　3分以下

B. 肘关节功能评定标准

a. 评分标准（表3-6）

表3-6 评 分 标 准

分　数	屈　曲	肌　力	伸　直	肌　力
4	> 90	≥M4	0	≥M4
3	60～90	≥M3	−30	≥M3
2	30～60	≥M2	−30～−50	≥M2
1	< 30	< M2	> −50	< M2

b. 综合评价

分级：

- 优　13～16分
- 良　8～12分
- 可　5～7分
- 差　4分以下

C. 前臂旋转功能评定标准

a. 评分标准（表3-7）

b. 综合评价

分级：

表3-7 评 分 标 准

分　　数	前臂旋前	肌　　力	前臂旋后	肌　　力
4	正　常	≥M4	正　常	≥M4
3	轻度受限	≥M3	轻度受限	≥M3
2	重度受限	≥M2	重度受限	≥M2
1	不　能	<M2	不　能	<M2

- 优　13～16分
- 良　8～12分
- 可　5～7分
- 差　4分以下

D.腕关节功能评定标准

a.评分标准(表3-8)

表3-8 评 分 标 准

分　　数	背　　伸	肌　　力	掌　　屈	肌　　力
4	>45	>M3	>45	>M3
3	≥30	M3	≥30	M3
2	<30	M2	<30	M2
1	不　能	<M2	不　能	<M2

b.综合评价

分级:

- 优　13～16分
- 良　8～12分
- 可　5～7分
- 差　4分以下

E.手功能评定标准

a.评分标准(表3-9)

b.综合评价

分级:

表3-9 评分标准

分 数	拇 对 掌	手指活动度	感 觉
4	正 常	指屈伸好	S4
3	能对环指	指屈伸活动为正常的60%	S3
2	能对示指、中指	指有微屈或微伸活动	S2
1	不 能	指无活动	S0～S1

- 优 10～12分
- 良 7～9分
- 可 4～6分
- 差 3分以下

F.臂丛功能综合评价标准（表3-10）

表3-10 评分标准

分 级	肩关节	肘关节	腕关节	手	上干或下干	全臂丛
优	4	4	4	4	7～8	13～16
良	3	3	3	3	5～6	9～12
可	2	2	2	2	3～4	5～8
差	1	1	1	1	1～2	1～4

八、放射医学在上肢（手）的应用

放射医学的发展，成像手段的增加和检查技术的丰富，对于评价上肢骨关节、软组织、神经以及血管有重要的临床意义。

过去的30年，放射影像学领域取得了巨大的进步。新的成像方法不断地涌现。例如：普通X线摄片已经进化为直接数字化摄影（DR），原先的X线血管造影技术正在被数字减影血管造影（DSA）取代、CT成像已经从传统的单排CT发展为多排螺旋CT，目前的CT探测器排数已经最高达到640排之多，成像速度极大提高。同时，出现了多张融合设备，如以正电子发射断层摄影（PET）和CT或MR的融合为例，PET-CT和PET-MRI正逐步进入临床应用领域，这些技术的出现大大促进了病灶的检出率。放射检查技术的进步使病灶的检出变得更加容易，但给影像医师对图像的正确解读也带来了全新挑战。同时，随着医疗服务费用的增加，丰富的影像学检查也经常使临床医生在选择最佳影像检查方法上面临困难。

利用比较影像学，重视骨科及手外科疾病的最佳影像学方法选择具有重要临床意义。根据所患疾病，选择最合适的诊断和评估疾病的影像检查方法成为临床医生必需掌握的技能。通过熟练掌握骨科以及手外科影像检查技术的适应症及禁忌症合理运用各种检查技术，不仅能够帮助我们选择最有效的检查方法，而且能有效降低检查费用，减少因为重复检查而接受过多的射线暴露剂量。因此，医师在履行他们的职责时应该将以下几点牢记于心中。诊断一种未知疾病时，在使用更加复杂的方法之前，最好先使用常规X线摄影的标准投照和特殊投照技术；按照合理的流程进行检查，熟悉每一步检查的适应症；熟悉已知疾病的特异性组织病理成分以及相应的影像学特征；熟悉疾病的发病进程和可能发生的并发症；认识非侵入性影像检查的局限性，知道何时应运用侵入性检查技术。总之，掌握好各检查方式的适应症和禁忌症。

很多骨和关节疾病的影像学诊断并不能完全依靠特定的可识别的影像学表现。临床资料，例如患者的年龄、性别、症状、病史和实验室检查对于影像科医生正确地诠释影像资料十分重要。有时，临床症状和体征非常典型，仅凭临床资料就可以做出诊断。但多数情况下，骨及软组织病变临床表现并不典型，综合运用多模态影像学检查，对于病变的检出、定性及浸润范围评价具有重要临床意义。针对骨关节系统疾病，常规X线检查是最基本的检查方法。根据X线检查的结果，对进一步的高级影像学检查进行选择优化。例如在常规X线检查后怀疑隐匿性骨折存在，接下来就应行CT和/或MRI检查，后者对于检出轻微骨损伤远早于平片；对于腕关节疼痛者，在行CT关节造影或MRI检查之前，首先进行平片检查。但如果疑为三角纤维软骨复合体或腕骨间韧带断裂损伤，或者腕管综合征者，则应选择MRI检查，可以提供肌肉、肌腱、韧带间的良好对比。同时，如果疑有腕骨骨坏死，而平片检查阴性也应选择MRI检查。在评价腕骨骨折或骨折愈合情况时，CT检查由于其高空间分辨率，因而优于MRI。在评价腕关节病变时，平片检查多无明显异常发现，常规应行MRI进一步检查，由于MRI具有良好的骨髓、关节软骨、滑膜及软组织密度分辨率。

（一）常规X线影像技术

平片是评价骨关节疾病最常使用的检查方法，许多病变只需要简单的X线平片即可达到目的，尤其是创伤方面。骨关节平片常规应包含两个互相垂直的投射角度的影像，同时包括邻近一个或者两个关节。多体位、广覆盖就能减少骨折、脱位和（或）半脱位的漏诊风险。单侧投照时，有时用健侧片作对比是必要的。一般情况下上肢某部位的病变包括正位和侧位两个投照体位;偶尔也需要斜位或轴位等某些特殊体位来评估复杂骨折的情况。在基层医院,X线平片的投照尤为重要。

1. 肩关节摄片

摄影目的观察肩关节组成各骨形态,特别是肱骨头与关节盂的关节间隙。使用前后位、穿胸位的投照影像。可以显示肩关节的影像,关节间隙、骨小梁清晰显示,肩部软组织显示良好。

2. 肘关节摄片

摄影目的观察组成肘关节组成各骨及相互关系的骨质及形态情况。使用正位、侧位投照影像。可以显示显示肘关节侧位及周围软组织像,关节间隙清晰,肱骨内,外髁相重叠呈圆形。

3. 前臂摄片

摄影目的观察尺,桡骨骨质及软组织正位形态和骨质情况。使用正位、侧位投照影像。可以显示尺,桡骨及肘关节、腕关节正位影像,近端桡骨粗隆与尺骨少量重叠;骨小梁清晰显示,周围软组织层次可见。

4. 腕关节摄片

摄影目的观察腕骨、掌骨近端、尺桡骨远端的骨质、关节及软组织影像。使用正位、侧位、尺偏位投照影像。可以显示腕关节正位及周围软组织像,腕关节诸骨骨小梁清晰显示,周围软组织清晰可见。尺偏位显示舟骨轴位影像。

5. 手正斜位

摄影目的观察手骨、各掌指骨的结构及骨质、软组织、关节和异物等。使用正位和斜位投照影像。可以显示检侧1—5掌指骨;骨小梁清晰显示,周围软组织层次清晰可见。

(1)放大X线摄影 用于局部结构的显示,多被CT取代。

(2)应力摄片

对评价韧带撕裂和关节稳定,应力摄片很重要。手部投射中,对疑有猎场看守人指,即第一掌指关节尺侧韧带损伤者,拇指外展位应力片可能有帮助。

(3)全长摄影

全长摄影是肢体长度测量的最常用检查方法。X线球管沿检查床纵向移动。曝光过程中,球管跨越胶片全长,而投照全部肢体。这种技术能使X线束横断扫描骨端,因而能测量肢体长度。

(4)X线透视及录像

X线透视技术是很多X线检查的基础,包括关节造影、肌腱造影、滑囊造影、动脉造影以及经骨或软组织穿刺活检等。包含录像的X线透视技术对于评价关节运动学非常有用。但由于其较大的放射剂量,仅在评价各种关节运动及一过性半脱位(腕关节不稳等)等情况下使用。偶尔也用于评价骨折愈合过程及稳定性的随访。关节造影中,透视技术能观察穿刺针位置及造影剂的流动情况;在骨科手术中,透视技术用于评价骨折复位及假体安放情况。

(5)体层摄影几乎已被CT所取代

(二)CT

CT(计算机断层扫描)为放射学检查最普及和利用率最高的检查技术。CT系统包括X线发生器、探测器及计算机数据处理系统。CT装置主要的组成部分包括滑环扫描机架、X线发生器和接受器以及数据处理装置。最新的CT扫描仪采用扇形X线束、固定探测器及预设置准直器。扫描时患者平卧于机架内的检查床。X线球管绕病人旋转,高度准直X线束穿过成像区域。探测器收集X线穿越后的信息。计算机采集数据生成断层图像,或"切面"。通常,直接可以获取轴位图像。容积数据既能够像普通轴位CT一样读取,还能进行多平面及三维重建。

组织吸收X线的程度决定了X线穿越人体后的衰减量。未被组织吸收的X线束被计算机探测并处理。依赖于其原子序数及特定组织的密度。CT扫描仪计算机软件将X线束密度转换为CT单位(Hounsfield,HU)。

螺旋扫描技术的出现进一步发展完善了CT。这种技术能够实现X线发生装置及探测器连续采集图像信息。它能够迅速获取容积数据信息,而进行任意间隔的图像重建。这一技术极大地减少了扫描时间、缩短了扫描间隔,提高了对比的密度分辨率以及空间分辨率。同时也减少了运动伪影,提供了扫描结构的分辨力,并通过单次屏气获得了多幅重叠影像,极大提高了三维重建的能力。CT由于其良好的显示能力,因而成为创伤及骨、软组织病变不可或缺的检查方法。创伤中,CT对于检出骨折或脱位非常有用:对于评价各种关节内疾患,如关节软骨损伤,或者是否存在钙化或非钙化性骨软骨游离体,以及关节周围软组织病变也同样很有帮助。CT对于评价创伤后关键的细微骨折伤尤为重要。CT相对于常规X线具有良好的密度分辨率、精确的密度策略能力及直观的轴位图像显示。

现在的CT可以通过薄层、连续的骨骼断面图像运用重建技术得到冠状位、矢状位及斜位图像。这种多平面重建技术对于肩关节、腕关节维系疾患具有。现代CT扫描仪仅在受检层面使用扇形准直光束。最新的先进软件能够进行三维建模,以利分析显示复杂解剖部位,如手、腕部等结构。在评价创伤病变时,三维CT血管造影技术能够有效地确定是否存在骨折及邻近部位的血管损伤。

最近，随着64排、256排CT以及容积CT（VCT）的应用，图像采集能在机架旋转亚秒级时间内完成，生成高分辨率的容积数据，同时病人所受射线剂量极小。后处理重建还可以生成任意方向的高分辨率的二维以及多种模式的三维图像，而且，它能减少金属和射线硬件伪影。除了以上特点，VCT还能采集实时影像，实现关节的功能成像。新近的计算机模拟系统以及3D打印技术根据感兴趣区三维影像制成塑料模具，这些模具利于术前评估及复杂手术的模拟练习。

CT由于简单快捷、良好的密度分辨率及精确测量组织密度的能力，故在评价骨和软组织病变方面扮演着重要角色。

尽管很少用CT做特异诊断，但它能精确评价骨病变的范围、显示皮质及轴位软组织受累的情况。而且，对于如肩胛骨、骨盆及骶骨等复杂解剖部位的骨肿瘤。CT显示病变很有帮助，而这些病变在常规X线片上显示困难。如果考虑肿瘤保肢治疗，则CT检查对骨肿瘤的范围及播散程度的评估至关重要，以便术前计划好切除范围同时CT也能清晰显示骨内肿瘤的范围及其周围软组织诸如肌肉、神经血管束的侵犯情况，CT还能评估肿瘤疗效，如术后复发、放化疗等治疗结果。

偶尔，通过静脉注入碘对比实现增强CT检查。对比增强检查通过增加组织密度改变影像对比，显示CT图像的明暗对比。能够帮助显示在平扫CT上显示不清的可以软组织肿块，或者评估血管结构及骨肿瘤。

CT能够测量每个像素的密度，这是骨松质和骨皮质定量骨矿物质密度分析的基础。定量CT（QCT）是一种参照与患者一起扫描的校准材料密度、测量以腰椎感兴趣区平均骨密度反映的骨矿物质含量的一种方法。QCT测量在CT扫描仪上进行，以同时扫描的校准材料的骨矿物质密度作为标准，CT扫描定位像。评价骨骼的密度能够为骨质疏松及其他代谢性骨病提供帮助。另外，双源CT和能谱CT的出现，对于痛风结节的显示、尿酸结晶的直接显影具有重要的作用。

CT导引下也是骨或软组织病变穿刺活检的重要方法，因为其能够清晰显示病灶内的穿刺装置。

CT的缺点包括部分容积效应，能导致局部小病灶内的密度不均。尤其是CT值测量难以区分单位组织病变的密度不同成分。当部分容积效应出现于正常与病变交界区时，区分尤其重要。CT其他的缺点在于单一的密度成像，组织特异性较差。尽管CT能够区别组织密度，但仅凭密度分析不能够精确确定组织病理特征。此外，患者在扫描时的任何移动都可产生伪影而降低图像质量。同时，尽管目前已有许多重建技术能够减少金属移植物的伪影，但各种金属（假体或各种骨螺钉等）都会产生伪影而影响观察。最后，射线剂量有时会较高，尤其是检查时获取连续或重叠层面的图像时。

（三）MRI

MRI成像主要利用受检组织含奇数质子或（和）中子、原子核（氢原子等）的自旋，而产生一定方向的磁场。上述原子核在进入主磁场后，其磁极排列由杂乱无章变为平行于主磁场方向。应用射频脉冲，原子核吸收能量而产生原子核磁极的工作，引起其反向分布朝向主磁场的方向。当去除射频脉冲，原子核将恢复自由状态（布朗运动），称为弛豫，此时原子核将释放能量，被记录后形成数字影像信息。信号强度代表了组织激发状态释放的射频波能量。图像中亮的部分为高信号强度，而暗色区域为低信号强度。MR设备系统包括主磁场、射频线圈（发射和接收线圈）、梯度场及带有数字存储功能的计算机控制系统。MRI原理因篇幅所限，此处不做详解，仅做简单介绍。

1. MRI的基本知识

特定组织的信号强度显示依赖于体素内质子的密度，以及纵向和横向弛豫时间。一般有两种弛豫时间，分别称为T1和T2。T1弛豫时间（纵向弛豫）用来描述质子在射频脉冲停止后，恢复到平衡状态的时间。T2弛豫时间（横向弛豫）反映射频脉冲停止后质子的失相位过程。

最常用的序列有自旋回波（SE）。SE序列采用短重复时间（TR）（800 ms或以下）及短回波时间（TE）（40 ms或以下），即T1WI成像。采用长TR（2 000 ms或以上）及长TE（60 ms或以上），为T2WI成像。采用适中的TR（1 000 ms左右）及短TE（30 ms或更少），则为质子密度像。其他：梯度回波脉冲序列（GRE）使用变化的较小反转角度（5°～90°）能得到快速扫描的肌骨图像，是最实用的MRI扫描方法。由于小的射频脉冲反转角度仅改变小部分的纵向磁化矢量，故其主要优势为了缩短了扫描时间。通常情况下，GRE图像能使用2D技术或3D所谓的容积数据重建得到。临床上，有几种常用的GRE方法。每一种方法依赖于使用的减小反转角度，以用短TR提高信号强度。梯度回波序列尤其适用于评价肌腱、韧带、关节软骨及关节内游离体。

由于骨髓和皮下脂肪丰富，脂肪抑制技术在骨关节系统非常重要。MRI中的脂肪抑制技术常用于检出含脂成分和抑制脂肪组织的信号。有三种脂肪抑制技术：频率选择（化学）饱和法、反转—回复法及反时相法。

梯度回波和脂肪抑制技术联合使用可以显示关节软骨。用于评价软骨下骨内小范围的骨髓水肿，常见于骨软骨骨折，剥脱性骨软骨炎，或骨坏死等软骨性病变。

大多数检查中，至少要扫描两个到三个互相垂直的平面图像（轴位和准冠状位或准矢状位），许多情况下，所有三个平面均应扫描。想要获得优良的MR图像，表面线圈是必要的，因为后者可提高空间分辨率。大多数表面线圈，都是为身体不同部位而设计的，如肩、腕关节。

目前，MRI应用主要在四方面：创伤、关节炎、肿瘤和感染。MRI通过多平面成像和多参数成像对于评价肌骨系统非常理想。不同组织的信号能够区分不同的组织成分，包括肌肉、肌腱、韧带、血管、神经、透明软骨、纤维软骨、骨皮质及小梁骨等。例如，脂肪和黄骨髓在T1WI上为高信号，T2WI为等信号；骨皮质、空气、韧带、肌腱及纤维软骨在T1WI及T2WI上均为低信号；肌肉、神经及透明软骨在T1WI及T2WI显示为等信号。红骨髓（造血）T1WI为低信号，T2WI为低至等信号。液体T1WI为低信号，T2WI为高信号。大部分肿瘤显示为T1WI低至等信号，T2WI为高信号。脂肪瘤T1WI显示高信号，T2WI为略高信号。

骨和软组织创伤的MRI有一定的优势，在平片或CT上不能显示的病变，如骨挫伤或骨小梁微骨折等，在MRI上都能很好的显示。隐匿性骨折，平片容易漏诊，MRI能够清晰显示。MRI已被证明成功诊断和评估运动损伤。最新的研究报道了MRI能够有效诊断和评价急性及亚急性肌骨失神经病变。

MRI增强检查，经静脉注入Gd-DTPA，T1WI显示增强信号。使用Gd-DTPA的MRI强化机制与CT不同。钆本身无MR信号，而是通过缩短渗透组织的T1弛豫时间，致使T1WI信号增加。MR血管造影（MRA）在骨科方面的应用包括评价肢体外伤患者的血管情况及肌骨肿瘤的血供情况。

MR关节造影（MRA）近年来应用普遍。这项技术的诊断精确性可能超过常规MRI，因为关节内结构能够通过关节囊的扩张而更好地显示。关节囊扩张可通过向关节内注入造影对比剂，如稀释的马根维显（钆）或生理盐水。临床上，MRA常用于评价肩部病变，如关节功能紊乱或关节软骨及盂唇病变、盂肱关节不稳定、肩袖病变等。间接MRA是在MRI检查前经静脉注入钆，也能发现肩袖撕裂，盂唇病变及粘连性关节囊炎。

尽管MRI有很多优点，但也存在许多不足。典型的禁忌症包括心脏起搏器、幽闭恐惧症等。现在的血管支架大多可以行不超过3T磁场强度的MRI扫描。但是金属物体，如强磁性外科钳夹等，可引起局部信号丢失及图像扭曲。MRI也能够产生各种伪影。

2. 外周神经成像的MRI简介

近年来，随着磁共振成像技术的迅速发展，臂丛为代表的MRI技术日趋成熟，并且不断有新的技术出现。常用序列及成像技术如下：

（1）SE及FSE/TSE序列

自旋回波序列、快速自旋回波序列是常规的MRI序列，自旋回波序列成像时间相对短而又不影响图像质量，可以显示外周神经及其邻近组织结构，是显示外周神经病变最基本的成像序列。快速自旋回波序列FSE（fast spin echo）或TSE（Turbo spin echo）可以获得稳定的重T2WI像，采用重复采集方式可以去除运动伪影，如脑脊液搏动伪影。FSE的优点包括缩短扫描时间；减轻运动伪影以及金属物体所致的变形，信噪比更高；分辨力较高；部分容积效应降低；可以进行任意方向上的高质量重建。在常规T1WI冠状位上，臂丛神经节后段表现为低信号线条影，T2WI上为稍高信号，周围有高信号脂肪包绕，走行自然，向锁骨下和腋窝汇集。

（2）GRE序列

梯度回波（GRE）序列的主要优点就是在非常短的TR情况下仍能获得较好的图像质量，能明显缩短扫描时间，另外它可有效地减少受检者的射频能量沉积。由于TR非常短，速度较快，GRE能够进行三维成像。3DGRE的优点：能进行连续薄层面的快速容积成像；能进行各方向的高质量重建；提高了信噪比。

（3）MR脊髓造影（MR myeogram, MRM）技术

MR水成像技术的一种。它是利用重T2WI及脂肪抑制技术，以获得含水丰富而流动缓慢的蛛网膜下隙的影像。

MRM采用重T2WI，TR时间显著延长，通常为6 000 ～ 10 000 ms，冠状面扫描加脂肪抑制。将得到的图像进行最大强度投影重建（MIP），即可得到脊髓造影图像，并可将图像进行不同角度旋转来观察神经根的形态，还可根据需要进行多平面重建MPR（multiple planar reconstruction），消除重叠因素，有利于显示病变细节。采用FSE序列，显示硬膜囊的边界较好，硬膜囊内脑脊液与脊髓、神经根的对比较清楚。MR脊髓造影还可采用梯度回波扫描技术，常用的是FISP（fast imaging with steady state precession）即稳态进动快速三维成像序列。图像经过MIP处理即可得到MR脊髓造影图像，采用FISP序列显示神经根鞘袖的范围更长，甚至能显示脊神经节及一小段节后神经纤维。另外，采用自旋回波与梯度回波混合的序列TGSE（Turbo gradient spin echo）也可进行MR脊髓造影成像。

（4）MR神经成像术（magnetic resonance neurography, MRN）

可以使外周神经显示为高信号，并能清晰显示神经纤维束的细微结构（图3-46、图3-47）。众多学者对MRN技术进行探讨和研究，MRN的方法有两种，即重T2脂肪抑制术和扩散加权技术。重T2WI脂肪抑制序列对外周神经的显示不受神经周围脂肪多少的影响，明显提高了MRI对细小神经形态异常的检出能力。MRN实现臂丛节后神经根与锁骨下束的同层显示几率明显高于常规自旋回波序列，信噪比也明显高于常规自旋回波序列。但对邻近结构的解剖关系的显示比常规自旋回波序列稍差，因而可认为常规自旋回波序列仍是不可缺少的扫描序列。MRN有以下优点：① 使正常神经显示为稍高信号，能清晰辨认神经内神经纤维束等结构；② 准确判断神经损伤部位和程度；

③ 准确评估病变是位于神经内、外，对判断肿瘤是否浸润神经以及选择治疗方案有重要意义。

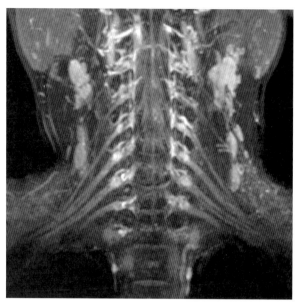

图3-46　正常臂丛

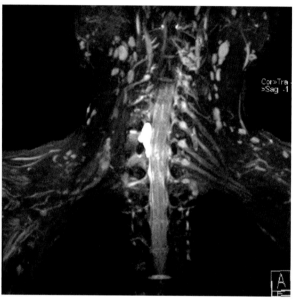

图3-47　右侧臂丛损伤

（5）背景抑制扩散加权序列（diffusion weighted imaging with background suppression, DWIBS）

扩散加权成像（DWI）是近年来MRI技术研究的热点。能够对背景脂肪和血管信号充分抑制，使臂丛神经显示为稍高信号，神经节呈明显高信号，还能够清晰显示节后神经的大体走行，较完整地显示外周神经的解剖形态，对臂丛神经干的显示尤为清晰、直观。在图像后处理过程中，可以进行最大强度投影（MIP）和多平面重建（MPR），能够获得多角度的外周神经图像。虽然在冠状位重建图像上神经根显示欠佳，但可由横断位或平行于椎间孔的斜冠位来补偿。应用该技术能够准确评价外周神经创伤性及肿瘤性病变，特别对创伤性病变较为敏感。因为扩散加权成像可以测量感兴趣区的ADC值，通过不同B值的监测，有可能实现对外周神经病变的量化评估。该序列是目前评价外周神经病变值得推广的成像方法。与常规外周神经成像序列及MRN相比，DWIBS能更清晰、直观地显示外周神经。

（6）臂丛神经MR扫描建议

患者体位、扫描方位及采集线圈：患者取仰卧位，肩背部垫高使颈椎生理曲度和颈胸椎的生理轴线尽量变直。当颈、胸椎排列为直线或类似直线时，扫描标准线与各椎体后缘平行，当它们排列连线为曲线时，扫描线与C5～6椎体后缘的连线平行。扫描范围上下包括C4椎体上缘至T2椎体下缘水平，前后包括椎体前缘和椎管后缘，两侧包括双肩关节在内。对于臂丛神经节前神经根的观察,采用轴位扫描为佳。可使用脊柱多通道线圈、表面线圈或体部多通道线圈。

3. 上肢相关的各关节的MRI检查

关节MRI检查时,需要充分考虑以下解剖生理特点:1.常规扫描时,单侧肢体关节多位于主磁场的边缘部位,即感兴趣成像区域位于主磁场的偏中心位置。要求MR设备具有偏中性FOV设定能力,否则会导致图像信噪比的下降。2.常规体位,关节的冠状轴和矢状轴与标准方位轴线存在一定的角度。在MRI成像时,这种不平行关系要求调整扫描轴线的角度以减少部分容积笑影。3.患者体位必须稳定舒适,减少运动伪影。

线圈的选择和定位关节的MRI诊断要求高的图像信噪比和高的空间分辨力,因此需要高质量的、高分辨率的多通道表面线圈。

关节MRI扫描时,一般应该同时进行正交三个方位的扫描,以获得全面立体的诊断信息。比如:肩关节MRI检查中,推荐首先进行水平横断面扫描,其扫描范围应上自肩锁关节水平,下达关节盂下缘。横断面图像最有利于关节盂唇病变的诊断。并有助于显示肩胛下肌腱以及冈下肌腱的病变。肩关节的冠状面和矢状面扫描定位应该在横断面图像上进行。选择显示了冈上肌腱长轴的横断面图像,平行于冈上肌腱长轴扫描即获得肩关节的冠状面,垂直于冈上肌腱长轴扫描即获得矢状面。由于这种冠状面和矢状面与标准轴位均存在一定的角度,所以又分别被称为斜冠状面和斜矢状面扫描。斜冠状面图像最有利于观察冈上肌腱和上方盂唇的病变,而斜矢状面图像最有利于显示喙肩弓和同时显示肩袖的四个组份。

成像序列的选择MRI成像序列众多,在骨关节系统成像中如何选择呢? 一般应该遵循以下3个原则:① 骨关节系统受生理运动(如呼吸、心跳)的影像较小,可以接受较长时间的扫描,因此成像速度不是选择的主要决定因素;② 骨关节构造较为复杂,组织较为多样,而且感兴趣结构多较细小,因此需要高组织对比度、高空间分辨力扫描;③ 每种关节结构都可能有其最佳的成像设定,因而最好应该结合临床情况合理选用特定的序列。

具体到肩关节MRI成像,由于SE序列具有最可靠和最容易解释的图像对比,同时又具有良好的信噪比,因此还被广泛应用,尤其是被用作标准序列进行T1W1的扫描。FSE(TSE)的图像对比和SE序列相当,又可以极大地缩短扫描时间,因此也被广泛应用于肩关节的扫描中,尤其是作为SE序列的替代进行T2W1或者双回波加权像的扫描。当然,考虑到FSE(TSE)序列的特性,一般不选用太长的回波链(≤5～7个)以减少细节模糊现象,同时经常和脂肪抑制技术联用以抑制相对亮的脂肪信号。

SE或FSE的双回波成像可疑同时获得质子加权像(PDW1)和T2W1,在肩关节中也应用较多。脂肪抑制的 FSE PDW1 显示肩关节的盂唇病变较好。

梯度回波序列（GRE）主要应用于肩关节的盂唇，其中较长 TR、中等 TE 的 T2`W1 为显示盂唇病变的较好手段。3D GRE 序列最大的优点是可以获得比 2D 扫描更薄的层厚，可以更好地显示盂唇病变。

成像参数的设定众所周知，MRI 成像中，图像信噪比、空间分辨力和扫描时间存在一种矛盾的动态关系，而这三者正是决定扫描参数的主要指标。对于骨关节系统而言，选择参数时首先应该保证足够的空间分辨力，其次考虑图像信噪比，最后才考虑扫描时间的长短。具体就关节 MRI 而言，为了保证足够的空间分辨力，FOV 应该选择较小，层厚选择在 3 mm，成像矩阵至少在 256×192 以上。

关节 MRI 检查中，常见的伪影如运动伪影和卷褶伪影。运动伪影的主要原因为呼吸运动经胸壁的传导。可以采用以下方法预防和纠正：① 患肢与胸壁隔开一定的距离，以隔断呼吸的传导。② 改变相位编码的方向：多数呼吸运动的传导发生在左右方向，若采用头足相位编码方向就可以减轻运动伪影。③ 预饱和技术：采用宽的预饱和带尽量饱和胸壁，可以消除呼吸运动的影响。卷褶伪影的原因主要是 FOV 过小。由于采用更大的 FOV 不可取（降低了空间分辨力），因而一般使用相位编码方向过度采集技术或者预饱和技术进行纠正。

肩关节检查也有一些特殊扫描技术：有一种被广泛应用的特殊体位扫描，即外展外旋位（abduction and external rotation, ABER）斜轴面扫描。ABER 斜轴面主要应用在肩关节 MRI 造影中，一般完成仰卧中立位的 MRI 造影扫描后就立刻进行。患者仰卧，将患侧上肢的手掌枕于头下并手心朝上即构成 ABER 位。如果患者不能忍受此位置，则允许将患侧上肢手背搁置于额部上方，手心朝上。扫描序列一般选用脂肪饱和抑制 SE T1W1，才采用双方向定位，即扫描平行于肱骨长轴并垂直于肩峰。与常规仰卧位中立位比较，ABER 斜轴位模拟典型前方脱位的体位，可以更好地显示前下方盂唇病变，尤其是诊断前下盂唇的不全撕裂。同时，ABER 斜轴位使肩关节后上方间隙获得充分扩张，从而更容易诊断后上肩袖的损伤。

（四）介入放射学

介入放射学按照介入的途径分类，包括经皮直接穿刺和经血管内介入等。

1. 关节造影

关节造影技术是将造影剂（"阳性"造影剂——稀释的碘剂，"阴性"造影剂——空气等）注入关节腔内。尽管已经有了新的影像检查方法，部分关节造影检查已被更先进的检查技术所取代如 CT 和 MRI，但关节造影仍是很重要的检查方法。它比超声、CT 或 MRI 结果更易解释、评价各关节微细情况。大部分关节都能注入造影剂进行造影检查，但目前最常用的是肩、腕关节造影。造影前的常规图像很重要,因为造影剂会影响某些关节病变的显示(骨软骨体等)。关节造影对显示肩袖撕裂及肩关节囊粘连,以及剥脱性骨软骨炎,骨软骨体和肘关节软骨的细微病变都很有效。腕关节损伤中,关节造影对诊断三角纤维软骨复合体病变极具价值。评价腕部疼痛时,运用三重注射技术及联合评估腕关节数字减影关节造影图像与造影后CT及MRI影像已成为一项很有用的检查方法。

对于任何关节,关节造影都能联合数字影像技术比如:DSA设备(数字减影关节造影)、DR设备、CT(CT关节造影)或MRI(MR关节造影),提供更多的关节解剖和病理结构信息。

关节造影的绝对禁忌证很少,即使对于碘剂高度敏感者,也是相对禁忌证,因为这种情况下可使用空气作为造影剂。

目前,以Gd-DTPA关节MRI直接造影法应用最为广泛。这种方法的优点有:① 可以随意控制关节囊的扩张程度。② 造影后进行SE T1W1扫描,关节液为高信号,与传统X线关节造影的对比类似。③ 脂肪抑制SE T1W1扫描非常容易判断有无对比剂向关节外的外溢。当然,这种方式也有缺点:① 需要穿刺关节腔。② 关节内注射Gd-DTPA,增加了成本,药物的安全性值得考虑。③ 也可能出现如关节感染等并发症。

对比剂的组成:主要为Gd-DTPA稀释溶液,合适的钆浓度为2 ~ 6 mmol/L。对比剂的用量为12 ~ 15 ml。常规应用5 ml 5%的利多卡因和10 ml稀释好的Gd-DTPA溶液混合使用。利多卡因可以暂时缓解患肩的疼痛,从而使患者更好配合检查。

肩关节穿刺:可以采用多种途径,选择透视引导下经前上方穿刺。患者仰卧,患侧上肢置于体侧并取外旋位,透视下用金属针确定穿刺点,穿刺点位于肱骨头内上1/4象限的边缘,其高度约平喙突下缘水平。不用进行局麻,皮肤消毒后直接利用20 ml注射器穿刺,针尖进抵肱骨头时有明显阻力,此时轻度内旋患侧肩关节,针尖顺势可进入关节囊。注射对比剂时要避免将空气注入关节腔内,以免引起磁化率伪影。如果肩关节腔内的积液显著,则应该先抽吸。关节穿刺应该特别注意无菌操作,可以使用预防感染的药物。

造影后的MRI检查:注射对比剂后,充分活动肩关节,然后进行T1W1扫描,一般选用脂肪饱和抑制的SE序列,常规扫描横断面、斜冠状面和斜矢状面。MRI扫描与注射对比剂的时间间隔不要超过50 min。如果注射后不能及时进行MRI扫描,对比剂内可混合少许糖皮质激素,以延缓滑膜的吸收。

另外,间接法肩关节MRI造影是通过肘前静脉注射不稀释的Gd-DTPA溶液(0.1 mmol/kg)后,让患者充分活动患侧肩关节(时间至少10 min以上),这样不但可以加速造影剂通过滑膜的扩散过程,也可以促使造影剂在关节腔内的分布更为均匀。之后常规进行SE序列的T1W1扫描。

肩关节MRI造影的适应证:肩关节MRI造影主要应用与两个方面,即肩关节盂唇损伤和肩袖损伤。对于盂唇病变,可以进行肩关节MRI造影。这是因为,肩关节腔通常处于塌陷状态,塌陷的关节囊与盂唇重叠,严重影响诊断。通过向关节腔内引入对比剂而扩张关节囊,则可以更容易地显示盂唇的病变。但急性或亚急性脱位(1～2周内)不要进行操作,此时关节腔内的积液量通常较多,不能人为注射对比剂就可以获得关节造影的效果。在肩袖病变时,MRI造影有助于明确有无肩袖撕裂、区分严重的腱炎和撕裂、区分小的全层撕裂和大的部分撕裂、同时也是判断肩袖修补术后有无再次撕裂的最好手段。

2. 肌腱造影和滑囊造影

偶尔,为评价肌腱的完整性,也向腱鞘内注入造影剂。这就是肌腱造影。自从有了像CT、MRI等新的检查方法后,肌腱造影已很少采用。滑囊造影是向各种滑囊内注入造影剂。一般不采用此项检查,仅偶尔用于向肩峰下三角肌下滑囊复合体注射造影剂,以显示部分肩袖撕裂。

3. 血管造影

数字减影血管造影,通过视频及数字光盘实时采集透视的减影图像信息。这一技术在血管系统应用最广泛,也可用于关节造影。使用高性能、低噪声的视频相机能够采集注射造影剂前后的单帧图像,以用于减影。联合应用几何放大、电子放大及小阳极靶距能够使空间分辨率最大化。减影技术去除了周围的组织结构,使不透X线的血管及关节显影清晰。

非血管性DR可用于评价骨病变,联合应用造影剂,既称为数字减影关节造影,用于评价关节细微病变,如三角纤维软骨或腕骨间韧带撕裂,或假体置换后的稳定性评估。

DR的优势在于提高影像质量、对比的敏感度及减少曝光量。还能提供有效的影像信息存储、检索及传输。数字影像可显示于胶片或影像监控设备上。数字影像最主要的优势是影像数据低的噪声,以及在动态窗宽调节分析能力上能与CT比拟。

数字减影血管造影(DSA)常用评价血管系统疾病,也能用于评估床上、骨及软组织肿瘤。肢体创伤中,DSA能够有效地评估动脉阻塞、假性动脉瘤、动静脉瘘及动脉的横截面。DSA相对于常规影像技术的其他优势在于其影像图像能迅速及多次重复研究。骨骼减影技术能清晰显示血管结构。在评价骨与软组织肿瘤方面,DSA对于肿瘤血管的评价非常有益。

九、超声在手外科中的应用

近年来,随着超声诊断仪的不断改进、超声新技术的迅速发展以及超声诊断经验的不断积累,使得超声在手外科中的应用受到前所未有的重视。

超声对肌肉、筋膜、肌腱、腱膜、腱鞘、滑膜、韧带、软骨、神经、血管及其周围的脂肪或结缔组织的分辨率较高,能清晰地区分和显示它们的解剖层次和内部结构。尤其是超宽频高分辨率探头的诞生,使得图像质量更加细腻,诊断信息更加丰富。对于这些组织所发生的病变,如肿瘤、炎症、损伤、畸形、异物等,超声能获得准确的诊断信息,其敏感性和特异性都很高。彩色多普勒超声还可清晰显示病变内血供情况。超声已成为唯一可以显示肌腱、神经内部结构的影像手段,是软组织疾病诊断的首选方法。此外,超声检查过程中还可动态观察肌腱、关节等的实时运动,有着CT、MRI等检查不可替代的优势。

(一)正常周围神经及肌腱的超声表现

在高频声像图上,外周神经在长轴切面上表现为不连续强回声分隔的相互平行的低回声束状结构;在短轴切面上表现为多发小圆形低回声周边包绕强回声线的巢状结构。

在高频声像图上,肌腱表现为纵断面呈束带形排列的规则的纤维状强回声。有腱鞘的肌腱,腱鞘呈一薄层低回声,厚度小于1～2 mm。在做相关运动时,可见肌腱在腱鞘内自由滑动。

两者回声相似,但肌腱回声稍高,较均匀致密。实时动态扫查,肌腱的位置及粗细会发生变化,而神经的位置及粗细则相对固定。

(二)周围神经病变的超声表现及临床意义

随着超声诊断仪器的不断改进和超声诊断水平的不断提高,高频超声在诊断周围神经系统病变中的重要作用已得到肯定。高频超声能清晰地显示主要周围神经的分布、走行、粗细及其与周围组织的解剖关系,且可与健侧比较。常见神经病变的声像图特征及高频超声的诊断价值如下:

1. 神经卡压

高频超声能清晰显示卡压部位神经扁平变细,而两端神经肿胀增粗,回声减低,呈"两头翘"现象。高频超声对于各种骨纤维管道内的神经卡压综合征及其他原因所致的神经卡压综合征能提供卡压的部位、范围、程度、原因等信息。但声像图上形态学的改变与肌电图的变化两者严重程度并不平行。常常肌电图已提示有神经损伤而声像图上并没有形态学改变。

2. 神经炎症

纵切面显示局部神经增粗、回声减低;横断面显示神经束特征性的巢状结构消失,CDFI:神经束内血流信号较正常增多。某些神经炎有特征性的"腊肠样"改变,中间见神经缩窄,以桡神经多见。出现此类声像图则诊断明确。

3. 神经创伤

完全断裂超声表现为神经连续性中断,断端回缩。陈旧性断裂(损伤后8～12周)

两断端呈瘤样膨大;部分断裂表现为部分神经束状结构连续性中断,部分连续性存在。高频超声对完全性断裂诊断明确,对部分断裂诊断有一定的局限性,尤其非切割伤,受瘢痕组织增生的影响,有一定的假阳性或假阴性。

4. 臂丛神经损伤平面的判断

在外周神经损伤中最严重的是臂丛神经损伤。对臂丛神经节前还是节后损伤的判断是临床上的一个难点和热点。随着超声技术的发展,对臂丛神经节前和节后损伤的诊断也成为可能。高频超声能够直观地显示神经走行的连续性、损伤的形态变化及椎管内或周围脑脊液漏情况。高频超声仅对撕脱端回缩至椎间孔外的节前损伤类型有肯定意义。对臂丛神经节后损伤的病因诊断或损伤平面判断超声可提供帮助,为临床治疗提供有价值的信息。

5. 术后神经修复情况的评估

缝合后神经再生状况的监测是临床的又一个难点和热点。以往对神经再生情况的检测主要通过沿神经走行方向进行Tinel征检查、临床检查神经支配区皮肤感觉及其所支配肌肉的功能和测定神经支配区肌肉的电生理表现。这些方式均难以在早期准确判断神经再生的情况。高频超声由于可直观显示神经束通过吻合口的情况,可对外周神经吻合后再生状况作出较早判断,可早于肌电图尤其术后前三月内发现一些导致缝合后神经功能仍然障碍的原因,对临床决定是否需要再次手术探查及选择手术时机有重要指导意义。但由于吻合口周边及内部瘢痕组织增生的影响,高频超声判断吻合口内部神经束再生状况的价值有限,也依赖于超声检查者的经验。

(三)肌肉、肌腱损伤的超声表现及临床意义

1. 肌肉损伤

分直接损伤(车祸、枪击伤等)和间接损伤(牵拉伤等),根据严重程度,肌肉撕裂可分为四级(表3-11)。

表3-11　肌肉撕裂分级

分　级	撕裂程度及范围
0级	肌纤维可逆性损伤,不伴结缔组织的损伤
Ⅰ级	受累肌肉的体积 < 5%,横断面直径2 ～ 10 mm,小血肿(< 10 mm)
Ⅱ级	部分撕裂,累及肌肉体积或横断面直径的5% ～ 50%,中等血肿(< 30 mm)
Ⅲ级	整个肌肉完全撕裂,断端回缩,大血肿(≥ 30 mm)

摘自:王金锐,刘吉斌.肌肉骨骼系统超声影像学.科学技术文献出版,2007,143.

2. 肌腱损伤

一般都有明确外伤、运动或突然用力的病史,横向撕裂表现为沿肌腱短轴裂开;完全撕裂表现为肌腱连续性中断,局部血肿形成;部分撕裂表现为撕裂部位肌腱变薄,局部有回声失落,撕裂两端的肌腱对应于撕裂处做相向运动。超声对肌腱完全性撕裂可帮助确诊,其敏感性和特异性与MRI相似。但对肌腱部分撕裂具有一定的假阳性和假阴性。

(四)常见软组织肿块的超声表现

高频超声是浅表软组织肿块首选的检查方法,它能确定肿块的物理性质(囊性、实性或混合性),肿块的范围,深度以及与周围软组织的关系,通过彩色多普勒还有助于发现与辨认肿块内部及周边的血流特点。此外,有些软组织肿块因有其特征性的超声表现,因此能为临床诊断提供参考。

1. 腱鞘囊肿

最常见的软组织瘤样病变。好发于腕背部及腕掌部桡侧、掌指关节及手指近节指骨掌侧。典型囊肿的声像图表现:呈卵圆形或不规则形无回声区,边界清晰,包膜完整,后方回声增强,内部没有血流信号。

2. 腱鞘巨细胞瘤

多见于手指,特别是手指近节。大多数位于肌腱旁偏心分布,沿腱鞘长轴生长,呈"串珠状",肿瘤压迫指骨可产生压迹。术后易复发。超声表现为实性低回声肿块,呈分叶状,边界清晰,瘤体内部回声较均匀,对邻近骨皮质可有侵蚀,CDFI示大多数肿块血供较丰富。

3. 血管球瘤

多发于肢端,手指的血管球瘤常见于甲床下,一般仅3～5 mm,称"皮下痛性结节"。超声表现为实性、较均匀的低回声团块,呈椭圆形或类圆形,瘤体与周围组织境界清晰边缘规整,部分瘤体后方组织受压。CDFI显示:瘤体内血流信号丰富。值得注意的是有部分的血管球瘤体积过小,二维灰阶超声无法显示,只能在CDFI上显示局部异常的血流团。

4. 海绵状血管瘤

好发于肢体任何组织,主要由静脉构成。超声表现为软组织内的不均质低回声团块,边界可清可不清,其内可见无回声的管道状结构,可压缩。CDFI:无回声的管道结构中可测及静脉血流信号。如在肿块内显示强回声伴声影的静脉石结构,基本可以明确诊断。

5. 神经鞘瘤和神经纤维瘤

两者都是神经来源的肿瘤,好发于周围神经干。声像图表现为卵圆形的低回声肿块,边界清晰,有特征性的"鼠尾征",约50%的肿物后方会出现轻至中等程度的增强效应。前者常偏心,内部回声不均匀,多见无回声区(囊变),CDFI:内部血流信号较丰富。而后者内部回声较均匀,神经干从肿瘤中心通过,CDFI:内部血流信号稀少。

十、常见检验项目检查

影像学、病理、化验等辅助检查手段能帮助医生精准的完成疾病的诊断、治疗效果观察等整个医疗过程,其中化验是最常见的辅助诊断方法之一。

常用的化验项目有三大常规、肝功能、肾功能、心肌酶谱、心肌梗死及心衰检测等,化验项目及其临床意义如下。

(一)血常规检测

1. 血常规项目及其生物参考区间(表3-12)

表3-12　血常规项目及其生物参考区间

参 数	缩写	参 考 范 围	单 位
白细胞	WBC	4.0～10　新生儿(15～20)	$\times 10^9$/L
红细胞	RBC	男(4.0～5.5)　女(3.5～5.0)	$\times 10^{12}$/L
血红素	HGB	男(120～160)　女(110～150)	g/L
红细胞压积	HCT	男(42～49)　女(37～48)	%
红细胞平均体积	MCV	80～100	fl
红细胞平均血红素量	MCH	26～34	pg
红细胞平均血红素浓度	MCHC	320～360	g/L
血小板	PLT	100～300	$\times 10^9$/L
中性粒细胞	NEU%	50.0～70.0	%
淋巴细胞	LYM%	20.0～40.0	%
单核细胞	MON%	3.0～8.0	%
嗜酸性细胞	EOS%	0.5～5.0	%
嗜碱性细胞	BASO%	0.0～1.0	%
红细胞分布宽度	RDW-CV	11.9～14.5	%
血小板分布宽度	PDW	9.8～16.1	%
平均血小板体积	MPV	9.4～12.6	fl

2. 临床意义

(1)红细胞和血红素检测的临床意义

A. 红细胞增多

a. 生理性增多:新生儿、精神紧张或兴奋、剧烈的体力劳动。

b. 相对性增多:因脱水血液浓缩所致。常见于剧烈呕吐、严重腹泻、大面积烧伤、大量出汗、多尿和水的摄入量显著不足的患者。

c. 绝对性增高:与组织缺氧有关。可引起继发性红细胞增多,如慢性肺源性心脏病、发绀性先天性心脏病、慢性一氧化碳中毒等。

d. 真性红细胞增多症:以红细胞增多、面色砖红、肝脾肿大为特征,红细胞可达$(7 \sim 10) \times 10^{12}/L$。

B. 红细胞减少

a. 生理性贫血:妊娠期因血浆量相对增多,故红细胞相对减少。3个月的婴儿至15岁的儿童,因生长发育迅速而导致血原料相对不足,红细胞和血红素可较正常人低10% ~ 20%。老年人由于骨髓造血功能逐渐减低,均可导致红细胞和血红素含量减少。

b. 病理性减少:① 红细胞生成减少所致的贫血:一是因骨髓造血功能衰竭,如再生障碍贫血、骨髓纤维化等;二是因造血物质缺乏或利用障碍引起的贫血,如缺铁性贫血、铁粒幼细胞性贫血、叶酸及维生素B12缺乏所致的巨幼细胞性贫血。② 因红细胞膜、酶遗传性的缺陷或外来因素造成红细胞破坏过多导致的贫血,如遗传性球形红细胞增多性症、地中海贫血、阵发性睡眠性血红素尿、异常血红素病、免疫性溶血性贫血、心脏体外循环的大手术及一些化学、生物因素等引起的溶血性贫血。③ 失血:急性失血或消化道溃疡、钩虫病等慢性失血性所致贫血。

C. 血红素测定的临床意义

血红素增减的临床意义大致与红细胞增减的意义相似,但血红素更准确反映贫血的程度。血红素的减少与红细胞的减少程度不一定呈比例。一是在小红细胞贫血时,血红素的减少的程度较红细胞减少的程度更为明显,如缺铁性贫血、消化道溃疡、肠息肉、痔疮、月经过多、钩虫病等慢性反复出血等;二是在大红细胞性贫血时,红细胞减少的程度较血红素更为严重,如缺乏维生素B_{12}或叶酸引起的营养不良性贫血及肝硬化性贫血等;三是在大出血时,血红素减少的程度基本上与红细胞减少相一致,如消化道、肺部大出血及其他原因引起的大出血,再生障碍性贫血、纯红细胞再生障碍性贫血。

D. MCV、MCH及MCHC检测的临床意义(表3-13)

表3-13　MCV、MCH、MCHC检测临床意义

形态学分类	参考值范围	病　因	诊断方法
正细胞 性贫血	MCV80～100 fl	再生障碍性贫血	RET计数,骨髓检查
	MCH27～34 pg	溶血性贫血	骨髓检查,RET计数,生化免疫检查
	MCHC320～360 g/L	急性失血 妊娠生理性贫血	病史及其他实验诊断
小细胞低 色素性贫血	MCV＜80 fl MCH＜27 pg	却铁性贫血 铁粒幼细胞性贫血	骨髓涂片、骨髓染色、血清铁素检查
	MCHC＜320 g/L	地中海贫血	血红素电泳
大细胞 性贫血	MCV＞100 fl	巨幼细胞性贫血	骨髓涂片检查
	MCH＞34 pg MCHC320～360 g/L	慢性再生障碍性贫血	骨髓涂片检查,RET计数
单纯小 细胞性贫血	MCV＜80 fl	慢性感染	病史及其他实验诊断
	MCH＜27 pg	慢性肾炎	
	MCHC320～360 g/L		

E. 红细胞体积分布宽度的临床意义

a. 鉴别诊断贫血：缺铁性贫血红细胞明显大小不均,RDW明显增高；轻型β地中海贫血红细胞大小较均匀,RDW不增高；

b. 缺铁性贫血的早期诊断：在缺铁性贫血临床症状出现前,RDW即明显增高。RDW只能作为IDA筛选指标,即RDW升高不应排除其他贫血的可能,但RDW正常者IDA的可能性不大(尤其是小细胞低色素性贫血)。

c. 贫血的形态学分类(表3-14)

表3-14　贫血的形态学分类

RDW	MCV减低	MCV正常	MCV增高
正常	小细胞均一性	正细胞均一性	大细胞均一性
增高	小细胞不均一性	正细胞不均一性	大细胞不均一性

(2)白细胞参数的临床意义

A. 中性粒细胞的变化

a. 中性粒细胞生理性增多：① 年龄：初生儿白细胞较高,一般在$15×10^9$/L左右,主

要为中性粒细胞，到6～9d足见下降至淋巴细胞大致相等。以后淋巴细胞逐渐增多，整个婴儿期淋巴细胞数均较高，比例可达70%。到2～3岁后，淋巴细胞逐渐下降，中性粒细胞逐渐上升，到4～5岁两者又基本相等，形成中性粒细胞和淋巴细胞变化曲线的两次交叉，至青春期时与承认基本相同。② 日间变化：在静息状态时白细胞数较低，活动和进食后较高；早晨较低，下午较高；一日之间最高值与最低值之间可相差一倍。剧烈运动、剧痛和激动可使白细胞数显著增多。如剧烈运动，可于短时间内使白细胞数高达35×10^9/L，以中性粒细胞为主。③ 妊娠与分娩：妊娠期白细胞常见增多，特别是最后一个月，常波动于（12～17）×10^9/L之间，分娩时可高达34×10^9/L。

b. 中性粒细胞病理性增多：① 急性感染：急性化脓性感染时，中性粒细胞增高程度取决于感染微生物的种类、感染灶的范围、感染的严重程度、患者的反应能力。如局部感染且很轻微，白细胞总数仍可正常，但分类检查时可见分叶核百分率有所增高；中度感染时，白细胞总数常增高大于10×10^9/L，并伴有轻度核象左移；严重感染时总数常明显增高，可达20×10^9/L以上，且伴有明显的核象左移。② 严重的组织损伤或大量学细胞破坏：在较大手术后12～36h，白细胞数常达20×10^9/L以上，以中性分叶核粒细胞为主；急性心肌梗死后1～2d内，常见白细胞数明显增高，而心绞痛则不增高；急性溶血反应时，也可见白细胞数增多。③ 急性大出血：在脾破裂或宫外孕输卵管破裂后，白细胞数迅速增高，常达（20～30）×10^9/L，主要是中性分叶核粒细胞。④ 急性中毒：化学药物如安眠药、敌敌畏等中毒时，常见白细胞数增多，均以中性分叶核粒细胞为主。⑤ 代谢性中毒如糖尿病酮症酸中毒及慢性肾炎尿毒症时，也常见白细胞数增多，均以中性分叶核粒细胞为主。⑥ 肿瘤性增多：白细胞长期持续增多，最常见于粒细胞性白血病，其次也可见于各种恶性肿瘤的晚期，此时不但总数常达（10～20）×10^9/L或更多，且可有较明显的核象左移现象，呈所谓类白血病反应。

c. 中性粒细胞减少：① 某些感染：某些革兰氏阴性杆菌如伤寒杆菌感染，一些病毒感染如流感，可使白细胞数均减少甚至可低到2×10^9/L以下。② 某些血液病：如典型的再生障碍性贫血时，呈全血细胞"三少"表现。此时白细胞数可少于1×10^9/L，分类时淋巴细胞比例增高，乃因中性粒细胞严重减少所致淋巴细胞相对增多。小部分急性白血病其白细胞总数不高反而减低，称非白血性白血病，白细胞数可<1×10^9/L，分类时也呈淋巴小相对增多，此时只有骨髓检查才能明确诊断。③ 慢性理化损伤：电离辐射（如X线等）、长期服用氯霉素后，可因抑制骨髓细胞的有丝分裂而致白细胞减少。④ 自身免疫性疾病：如系统性红斑狼疮等。⑤ 脾功能亢进：各种原因所致的脾肿大，如门脉肝硬化、班替综合征等。

d. 中性粒细胞形态变化：① 核象左移：指外周血中杆状核粒细胞增多（5%以上）或

出现晚幼粒、中幼粒、早幼粒,常伴有明显的中毒颗粒、空泡变性等。核左移常见于急性化脓性感染、急性中毒、急性溶血、白血病等。② 核象右移:指中性粒细胞分叶5叶以上超过3%,主要见于巨幼细胞性贫血、恶性贫血、抗代谢药物应用之后,或疾病恢复期的一过性出现。

B. 淋巴细胞的变化

a. 淋巴细胞增多:① 某些病毒或细菌感染所致的急性传染病,如风疹、流行性腮腺炎、传染性淋巴细胞增多症、传染性单核细胞增多症等。② 某些慢性感染,如结核病。③ 肾移植后的排斥反应。④ 血液系统疾病:淋巴细胞性白血病、淋巴瘤、再障、粒细胞缺乏症等。

b. 淋巴细胞减少:主要见于接触放射线及应用肾上腺皮质激素或促肾上腺皮质激素时。

c. 淋巴细胞的形态变化:① 异型淋巴细胞:分为Ⅰ型(空泡型)、Ⅱ型(不规则型)、Ⅲ型(幼稚型),主要见于传染性单核细胞增多症、病毒性肝炎、病毒性肺炎、过敏性疾病等。② 放射线损伤后淋巴细胞的形态学变化:核固缩、核碎裂、微核、双核淋巴细胞等。

C. 单核细胞数量变化

a. 单核细胞生理性增多:儿童外周血中单核细胞较成人稍多,平均9%。

b. 单核细胞病理性增多:① 某些感染,如亚急性心内膜炎、疟疾、黑热病、活动性肺结核、急性感染恢复期等。② 某些血液病,如粒细胞缺乏症恢复期、淋巴瘤、MDS等。

D. 嗜酸性粒细胞生理性变化

正常人嗜酸性粒细胞白天较低,晚上较高。在劳动、寒冷、饥饿、精神因素刺激下,可减少。

a. 嗜酸性粒细胞病理性增多:① 过敏性疾病,如支气管哮喘、血管性神经水肿、食物过敏、血清病、肠道寄生虫病(钩虫病患者,嗜酸性粒细胞可达90%以上)。② 某些传染病,如猩红热。③ 某些血液病,如嗜酸性粒细胞性白血病、慢性粒细胞性白血病、霍奇金病等。

b. 嗜酸性粒细胞减少:见于伤寒、副伤寒、手术后严重组织损伤以及应用肾上腺皮质激素或促肾上腺皮质激素后。

E. 嗜碱性粒细胞数量变化:增多见于慢粒白血病、真性红细胞增多症、黏液性水肿、溃疡性结肠炎、变态反应、甲状腺功能减退等。

(3)血小板参数的临床意义

A. 生理变化

a. 午后血小板高于晨间,冬季高于夏季,动脉血高于静脉血,静脉血高于末梢血。

b. 妇女月经期血小板降低,经期后升高。

c. 新生儿血小板较少,3个月后才达到承认水平。

B. 病理变化

a. 血小板减少：① 血小板生成障碍：如急性白血病、再生障碍性贫血、某些药物性损害等。② 血小板破坏过多：如脾功能亢进、药物中毒、特发性血小板减少性紫癜、免疫性血小板减少性紫癜、血栓性血小板减少性紫癜、X线照射等。③ 血小板消耗过多：如DIC、血栓性血小板减少性紫癜等。

b. 血小板增多：① 骨髓增生性疾病：慢粒、真红、原发性血小板增多症等。② 急性大出血、急性溶血、急性化脓性感染等。③ 脾切除术后。

c. 平均血小板体积（MPV）的临床意义

MPV是反应骨髓造血功能的一个良好指标，但须与血小板计数联合应用。

• PLT低、MPV增高：骨髓造血功能正常，外周血血小板破坏增多，MPV反应性增高。

• PLT高、MPV正常：骨髓增生性疾病。

• PLT、MPV均减低：艾滋病、骨髓纤维化、骨髓占位性病变、再障、骨髓瘤、白血病化疗后、败血症。

• PLT、MPV均增高：反应性血小板增多症。

• 提示骨髓功能恢复的预后价值。MPV增加是白血病化疗后骨髓恢复的第一征候。在感染患者，局部炎症MPV正常，败血症时有半数MPV减低。如果MPV随血小板数持续下降，则为骨髓衰竭的征兆。MPV越小，提示骨髓抑制越严重，MPV上升后，血小板数才逐步上升。

（4）网织红细胞参数的临床意义

A. 网织红细胞参数的意义：外周血粒细胞计数增高是移植后的早期监测依据，但是粒细胞的绝对值可能受同时发生的感染或移植排斥反应等影响，预防性输入血小板影响了对移植早期血小板制造能力的监测，因此两者均不理想。网织红细胞计数是一个独立检测骨髓造血恢复的参数。移植21天，RET# > 15×10^9/L，通常不与移植并发症相关。且感染和输血也不会影响网织红细胞计数的趋势；但若RET# < 15×10^9/L，并伴随中性粒细胞和血小板的部分上升，可能提示骨髓移植失败。IRF是骨髓移植和肾移植的早期监测指标，IRF在监测移植后比网织红细胞计数敏感，首先是IRF升高，其次是网织红细胞计数升高。而且IRF与和血浆红细胞生成素（EPO）含量联合起来可作为检测EPO-骨髓轴功能的早期指标。

（二）尿液常规检测

1. 生物参考区间

• pH：随机尿pH4.5 ～ 8.0，多数标本为5.5 ～ 6.5，平均为6.0。

- 比密：1.001 ～ 1.03。

- 蛋白质：0 ～ 0.25 g/L。

- 亚硝酸盐：阴性。

- 胆红素：0 ～ 17 μmol/L。

- 尿胆原：0 ～ 17 μmol/L。

- 酮体：0 ～ 0.5 mmol/L。

- 尿糖：0 ～ 3 mmol/L。

- 白细胞：0 ～ 25/ml。

- 红细胞：0 ～ 10/ml。

2. 临床意义

（1）尿干化学各项检测临床意义

A. pH：① 尿 pH 降低：酸中毒、慢性肾小球肾炎、痛风、糖尿病等排酸增加；呼吸性酸中毒，因 CO_2 潴留等，尿多呈酸性。② 尿 pH 升高：频繁呕吐丢失胃酸、服用重碳酸盐、尿路感染、换气过度及呼吸性碱中毒，尿呈碱性。

B. 尿比密：① 高比密尿：可见于高热、脱水、心功能不全、周围循环衰竭等尿少时；也可见于尿中含葡萄糖和碘造影剂时。② 低比密尿：经常排出比密接近于 1.010（与肾小球滤液比密接近）的尿称为等渗尿，主要见于慢性肾小球肾炎、肾盂肾炎等导致远端肾单位浓缩功能严重障碍的疾病。pH 有助于对糖尿病和尿崩症这两种多尿疾病的鉴别。尿崩症时，尿量极大，比密很低，几乎近于 1；而糖尿病时，尿中含有大量葡萄糖，比密增高。

C. 蛋白质

尿液蛋白质检查，除了主要应用于肾脏疾病的诊断、治疗观察、预后之外，还可以用于全身性疾病及其他疾病的过筛试验。病理性蛋白尿可分为：

a. 肾前性蛋白尿：① 浆细胞病：如多发性骨髓瘤、巨球蛋白血症、浆细胞白血病等。② 血管内溶血性疾病：如阵发性睡眠性血红素尿等。③ 大面积肌肉损伤：如挤压伤综合征、电灼伤、多发性肌炎、进行性肌肉萎缩等。④ 酶类增高：如急性单核细胞性白血病尿溶菌酶增高，胰腺炎严重时尿淀粉酶增高等。

b. 肾性蛋白尿

- 肾小球性蛋白尿：① 肾病综合征：蛋白尿以清蛋白为主，少量小相对分子质量蛋白，如 β_2-M。蛋白的含量较高，定性试验多数为"+++"～"++++"，定量试验常为 3.5 ～ 10 g/d，最多可达 20 g/d。② 原发性肾小球肾炎：如急性肾炎、慢性肾炎、膜性肾炎、膜增生性肾炎、肾功能衰竭等。③ 继发性肾小球疾病：糖尿病肾病：由于肾体积扩大，肾小球毛细血管扩张，基底膜增厚，随着清蛋白排泄率增高，早期尿中即出现微量清蛋白，临床肾病期尿蛋白常＞0.5 g/d。狼疮性肾炎：肾小球毛细血管丛有免疫复合物沉着和基底膜增厚，轻型损害时，尿蛋白多在"＋"～"＋＋"之间，定量为0.5～2 g/d。妊娠中毒症：正常妊娠时，肾小球滤过率增高及体位压迫（约占20%），尿蛋白可轻度增高；但妊娠中毒症者，尿蛋白多为"＋"～"＋＋"，严重时可达"＋＋＋"～"＋＋＋＋"，定量可＞5 g/d。

• 肾小管蛋白尿：① 肾小管间质病变：如间质性肾炎、肾盂肾炎、Fanconi综合征、肾小管酸中毒等。② 重金属中毒：如汞、镉、铋、砷、铀等，重金属类引起中毒性肾间质疾病。③ 药物中毒：某些抗生素如庆大霉素、卡那霉素、多粘菌素等；中草药类如马兜铃、木通等；有机溶剂如苯中毒等。④ 器官移植：如肾移植排斥反应等。

• 以上肾小球性和肾小管性蛋白尿，又称为肾性蛋白尿。

c. 肾后性蛋白尿：① 泌尿、生殖系炎症反应：如膀胱炎、尿道炎、前列腺炎、精囊炎等。② 泌尿系结石、结核、肿瘤等。③ 泌尿系邻近器官疾病：如急性阑尾炎、慢性盆腔炎、宫颈炎、盆腔肿瘤等，泌尿系邻近器官炎症或肿瘤刺激。④ 其他病理性蛋白尿。

D. 亚硝酸盐

阳性多见于由于大肠埃希菌引起的尿路感染。

E. 尿糖

尿糖检查，主要是作为糖尿病的筛检和病情判断的检测指标，但尿糖检查时，应同时检测血糖，以提高诊断准确性。

a. 血糖增高性糖尿

• 摄入性糖尿：摄入增多、输入性增多，摄入大量的糖类食品、饮料、糖液时、静脉输注高渗葡萄糖溶液后可引起血糖短暂性增高而导致糖尿。

• 应激性糖尿：由于情绪激动、脑血管意外、脑溢血、颅脑外伤等情况下，脑血糖中枢受刺激，导致肾上腺、胰高血糖素分泌增高，出现暂时性高血糖和一过性糖尿。

• 代谢性糖尿：由于内分泌激素分泌失常，糖代谢发生紊乱引起高血糖所致。典型的代谢性疾病是糖尿病。糖尿病：由于胰岛素分泌量相对不足或绝对不足，使体内各组织对葡萄糖的利用率减低，葡萄糖在血液内浓度过高，从尿中排出。糖尿病如并发肾小球动脉硬化症，则因肾血流量减低，肾小球滤过率减低，肾糖阈增高，此时尽管血糖已超过一般的肾糖阈，尿糖检查仍可呈阴性；轻型糖尿病患者，其空腹血糖含量可能正常或轻度增高，尿糖检查亦可呈阴性，但进餐后2 h，由于负载增高，可出现血糖增高，尿糖阳性，因此，疑糖尿病时，应该同时检查血糖、尿糖（定性和定量）、餐后2 h尿糖，还应该进一步作糖耐量试验，以明确糖尿病的诊断；但对胰岛素依赖的患者，尿糖检测结果与血糖的对应性较差,因而,宜用血糖监测患者的治疗。

• 内分泌性糖尿:内分泌激素中,除胰岛素使血糖浓度减低外,生长激素、甲状腺激素、肾上腺激素、糖皮质激素、胰高血糖素等都使血糖增高。① 甲亢患者食欲亢进、心率加快,从而促使胃肠的蠕动、血流加快,促进糖的吸收引起进餐0.5 ～ 1 h后,血糖过高,出现糖尿;但空腹血葡萄糖和餐后2 h血糖正常。② 垂体前叶功能亢进:如肢端肥大症,由于生长激素分泌过多,引起血糖增高出现糖尿。③ 嗜铬细胞瘤:由于肾上激素及去甲肾上腺素的大量分泌,致使磷酸化酶活性增高,促进肝糖原降解为葡萄糖,引起血糖增高而出现糖尿。④ Cushing(库欣)综合征:由于大量分泌糖皮质激素,使糖原异生作用旺盛,抑制糖磷酸激酶和对抗胰岛素作用,引起血糖增高,而出现糖尿。

b. 血糖正常性糖尿(normoglycemic glycosuria)又称肾性糖尿(renal glucosuria)。出现糖尿的原因是由于肾小管对滤过液中葡萄糖重吸收能力减低,肾糖阈减低所致的糖尿。① 家族性肾性糖尿:为先天性糖尿,如Fanconi综合征患者,空腹血糖、糖耐量试验均正常,但由于先天性近曲小管对糖的重吸收功能缺损,空腹尿糖则为阳性。② 新生儿糖尿:因肾小管对葡萄糖重吸收能力还不完善所致。③ 后天获得性肾性糖尿:可见于慢性肾炎、肾病综合征,伴有肾小管损伤者。④ 妊娠期或哺乳期妇女:因细胞外液容量增高,肾滤过率增高而近曲小管的重吸收能力受到抑制,使肾糖阈减低,出现糖尿;但如出现持久且强阳性尿糖时,应进一步检查原因。

c. 其他糖尿:血液中除了葡萄糖外,其他糖类有:乳糖(lactose)、半乳糖(palactose)、果糖(fructose)、戊糖(pentose)、蔗糖(sucrose)等;这些糖经肾滤过后,也是通过肾小管重吸收,在尿液中含量极微。如果进食过多或受遗传因素影响,体内糖代谢失调后,亦可使血液中浓度增高,易出现相应的糖尿:乳糖尿(lactosuria)、半乳糖尿(galactosuria)、果糖尿(fructosuria)。

F. 尿酮体

尿酮体检查主要用于糖代谢障碍和脂肪不完全氧化疾病或状态的诊断强阳性试验结果具有医学决定价值。

a. 糖尿病酮症酸中毒:① 早期诊断:糖尿病由于未控制或治疗不当,当酮体增高而引起酮症,尿酮体检查有助于糖尿病酮症酸中毒早期诊断(尿酮体阳性),并能与低血糖、心脑疾病乳酸中毒或高血糖高渗透性糖尿病昏迷相区别(尿酮体阴性)。但应注意,当患者肾功能严重损伤肾阈值增高时,尿酮体排出反而减低,甚至完全消失。② 治疗检测:糖尿病酮症酸中毒早期病例中,主要酮体成分是 β-羟丁酸(本试带法无法测定),而乙酰乙酸很少或缺乏,此时测得结果可导致对总酮体量估计不足。当糖尿病酮症酸中毒症状缓解之后, β-羟丁酸转变为乙酰乙酸含量比急性期早期增高,此时易造成对病情估计过重。因此,必须注意病程发展,并与临床医生共同分析测定结果。③ 新生儿:出现尿酮体强阳性,应怀疑为遗传性疾病。

b. 非糖尿病性酮症者:如应急状态、剧烈运动、饥饿、禁食(包括减肥者)过久、饮食缺乏糖类或为高脂肪饮食,感染性疾病如肺炎、伤寒、败血症、结核等发热期,严重腹泻、呕吐、包括妊娠反应性、全身麻醉后等均可出现酮尿。

c. 中毒:如氯仿、乙醚麻醉后、磷中毒等。服用双胍类降糖药物等,由于药物抑制细胞呼吸,可出现血糖减低而尿酮体阳性的现象。

G. 胆红素

阳性见于肝细胞性黄疸、阻塞性黄疸和急性血管内溶血。

H. 尿胆原

阴性见于阻塞性黄疸,阳性见于肝细胞性黄疸,强阳性见于溶血性黄疸。

I. 隐血　同UF-100红细胞检测临床意义。

J. 白细胞　同UF-100白细胞检测临床意义。

(2)UF-100各项检测临床意义

A. 红细胞

a. 生理性:青少年在剧烈运动、急行军、冷水浴,久站或重体力劳动后可出现暂时性镜下血尿。女性患者还应注意月经污染问题。

b. 病理性:尿内红细胞增加提示泌尿系统自身疾病,如泌尿系统各部位的炎症、肿瘤、结核、创伤等;全身其他系统的疾病,各种原因引起的出血性疾病,如特发性血小板减少性紫癜、血友病等;泌尿系统附近器官的疾病:如前列腺炎、精囊炎等。

B. 白细胞:尿内白细胞增加,表示泌尿系统有化脓性炎症,常见于肾小球肾炎、泌尿系结石、结核或恶性肿瘤;女性阴道炎、宫颈炎、附件炎;肾移植后发生排斥反应,可出现大量淋巴及单核细胞;肾盂肾炎活动期或慢性肾盂肾炎的急性发作期可见闪光细胞,膀胱炎、前列腺炎、阴道炎也偶尔见到。

C. 管型

a. 透明管型持续多量出现,同时可见红细胞时,表示肾小管上皮细胞有剥落现象,说明肾脏有严重的病变。

b. 细颗粒管型偶见于正常尿液中,常见于运动后、脱水及发热时,如大量出现,提示存在肾实质损伤的可能。

c. 粗颗粒管型多见于慢性肾小球肾炎或肾病综合征。若颗粒管型与透明管型同时存在,多见于急性和慢性肾小球肾炎、严重感染及肾动脉硬化等。

d. 上皮细胞管型,常出现于肾病、长期高热、子痫、重金属中毒及肾淀粉样变性等病人的尿液中。

e. 白细胞管型，常出现于急性肾小球肾炎、狼疮性肾炎、多发性肾炎、肾盂肾炎和细菌尿伴有尿路感染等病人的尿液中。

f. 红细胞管型常出现于急性肾小球肾炎、急性肾炎、慢性肾炎急性发作期及溶血性输血反应等病人的尿中。

g. 混合管型（含有红细胞、白细胞、肾上皮细胞及颗粒等多种成分）的出现表示肾小球肾炎反复发作、出血和血管坏死，常见于活动性肾炎、肾病综合征进行期、结节性动脉周围炎、狼疮性肾炎及恶性高血压等病人的尿液中。

h. 蜡样管型的出现表示肾小管有严重的变性坏死，常见于重症肾小球肾炎，尤其慢性肾小球肾炎后期及肾淀粉样变等病人的尿液中。

i. 脂肪管型见于类脂性肾病及肾小球肾炎等病人的尿液中。

j. 血红素管型常出现于急性出血性肾炎、血红素尿、骨折及溶血反应引起的肝胆系统疾患等病人的尿液中。

D. 上皮细胞

a. 正常人尿沉渣中可偶见肾小管上皮细胞。肾小管上皮细胞在急性肾小球肾炎时最为多见。成堆出现时，表示肾小管有坏死性病变。肾移植后一周内，尿内可发现较多的肾小管上皮细胞，随后可逐渐减少至恢复正常。当发生排斥反应时，尿中可再度出现成片的肾小管上皮细胞。

b. 移行上皮细胞在肾盂、输尿管、膀胱和尿道近膀胱段等部位发生炎症、肿瘤时，尿沉渣中较常见。

c. 鳞状上皮细胞在输尿管下部、膀胱、尿道和阴道的表层有炎性病变时，可大量出现。但也可见于女性白带污染的尿标本。

E. 结晶和盐类检查的临床意义

a. 酸性尿液中可见的结晶和盐类：尿酸结晶、非晶性尿酸盐、草酸钙结晶、硫酸钙结晶、马尿酸结晶，一般无临床意义，但在新鲜尿液中如大量出现且伴有红细胞，又有肾或膀胱刺激症状，多为肾、输尿管或膀胱结石的征兆。胱氨酸结晶、亮氨酸结晶和酪氨酸结晶，多见于急性肝萎缩、急性磷中毒、白血病等患者的尿液中。胆固醇结晶，正常尿液中少见，多出现于膀胱炎、肾盂肾炎或乳糜尿等尿液中。

b. 碱性尿液中可见的结晶和盐类：磷酸铵镁结晶、磷酸钙结晶、非结晶形磷酸盐、碳酸钙结晶、尿酸钙结晶，一般无临床意义，但在新鲜尿液中如大量出现且伴有红细胞，又有肾或膀胱刺激症状，可能为肾、输尿管或膀胱结石的征兆。尿酸铵结晶，一般无任何意义。小儿或婴幼儿尿液中多见，如在新鲜尿液中出现时，则表示膀胱已受细菌感染。

(三)粪便常规检测

1. 生物参考区间

(1)颜色 正常人的粪便为黄褐色,婴儿粪便呈黄绿或金黄色。

(2)性状 正常粪便为柱状软便。

(3)显微镜检查 正常人粪便无红、白细胞,无寄生虫卵。

2. 临床意义

(1)颜色 正常人的粪便为黄褐色(因粪胆素所致);婴儿粪便呈黄绿或金黄色,这是由于缺乏正常肠道菌群所致的胆红素性粪便(非粪胆素色);一些腹泻或由于使用肠道抗菌药物,也可引起相同的结果。

A. 灰白色:又称白陶土样便,由于胆汁减少或缺如,以致粪胆素相应减少及脂肪存在过多所致。主要见于各种原因引起的阻塞性黄疸。行钡餐造影术后,可因排出硫酸钡而使粪便呈灰白色。

B. 鲜红色:粪便带有鲜血,见于肠道下段出血的疾病,如结肠或直肠癌、痢疾、痔出血等。

C. 绿色:乳儿消化不良时,大便可为绿色稀便,是肠蠕动过快、胆绿素由便中排出之故。

D. 黑色:上消化道出血或食用猪牛等动物及服用铁剂、活性炭、中药等均可使粪便呈黑色。

(2)性状 正常粪便为柱状软便,由于一些病理因素,可致粪便的形状发生改变。

A. 稀便:因肠蠕动亢进或分泌增多所致,见于各种感染或非感染性腹泻,尤其是急性胃肠炎;伪膜性肠炎可导致大量黄绿色稀便,并含有膜状物。

B. 米泔样便:呈白色淘米样,内含黏液片块,量大:见于霍乱、副霍乱患者的标本。

C. 柏油样便:粪便呈暗褐色或黑色,质软,富有光泽宛如柏油。其黑色乃因上消化道出血,红细胞经胃酸消化破坏后所形成的硫化铁;其光泽乃因硫化铁刺激小肠分泌过多黏液所致。上消化道出血50 ~ 70 ml,粪便即可呈暗褐色甚至柏油样。隐血试验呈强阳性。服用活性炭、铁剂等之后,也可排黑便,但无光泽,且隐血试验阴性。

D. 黏液便:正常粪便中的少量黏液因与粪便充分混匀不易检出,一旦有肉眼可见的黏液说明其量增多。小肠炎症时,增多的黏液均匀地混于粪便中。来自大肠病变之黏液,多因粪便已逐渐成形而附着于粪便表面。单纯黏液便之黏液无色透明稍黏稠,而黏液脓性便则呈黄白色不透明。

E. 脓性及脓血便:出现于下段肠道有炎症时。常见于痢疾、溃疡性结肠炎、结肠或直肠癌等。脓或血的多少取决于炎症的类型及其程度。在阿米巴痢疾时,以血为主,呈暗红色稀果酱样；细菌性痢疾时则以黏液和脓为主，可混有新鲜血液。

（3）显微镜检查

A. 正常人粪便：无红、白细胞，无寄生虫卵。

B. 白细胞：小肠炎症时，白细胞数量 < 15 个 /HP，均匀混合于粪便中，且细胞已被部分消化难以辨认。结肠炎症如细菌性痢疾时，白细胞大量出现，可见白细胞呈灰白色，细胞质中充满细小颗粒，核不清楚，呈分叶状，细胞肿大，边缘已不完整或已破碎，出现成堆的脓细胞。若滴加并乙酸，细胞质和核清晰可见。过敏性肠炎、肠道寄生虫病（阿米巴痢疾或钩虫病）时还可见较多的嗜酸性粒细胞，同时常伴有夏科-雷登结晶。

C. 红细胞：上消化道出血时，红细胞多因胃液及肠液而破坏，可隐血试验予以证实。下消化道炎症（如细菌性痢疾、阿米巴痢疾、溃疡性结肠炎）、外伤、肿瘤及其他出血性疾病时，可见到多少不等的红细胞。在阿米巴痢疾的粪便中以红细胞为主，成堆存在，并有破碎现象。在细菌性痢疾时红细胞少于白细胞，常分散存在，形态多正常。

D. 巨噬细胞：细胞中较中性粒细胞大，核形态多不规则，细胞质常有伪足状突起，内常吞噬有颗粒或细胞碎屑等异物。粪便中出现提示为急性细菌性痢疾，也可见于急性出血性肠炎或偶见于溃疡性结肠炎。

E. 肠黏膜上皮细胞：整个小肠和大肠黏膜的上皮细胞菌为柱状上皮细胞。在生理情况下，少量脱落的上皮细胞大多被破坏，故正常粪便中不易发现。当肠道发生炎症，如霍乱、副霍乱、坏死性肠炎等时，上皮细胞增多。假膜性肠炎时，粪便的黏膜块中可见到数量较多的肠黏膜柱状上皮细胞，多与白细胞共同存在。

F. 肿瘤细胞：乙状结肠癌、直肠癌患者血性粪便涂片染色，可见到成堆的癌细胞，但形态多不典型，不足以为证。

G. 大量肌纤维、淀粉颗粒、脂肪球等：见于消化道不良或胰腺外分泌功能不全。

寄生虫卵：见于相应的寄生虫病。

（四）出凝血检测

1. 血浆凝血酶原时间（PT）

（1）生物参考区间　PT：11 ～ 14.3 s。PTR：1.0 ± 0.05。INR：1.0 ± 0.1。

（2）临床意义　PT 为外源性凝血途径检查的筛选试验，是综合反映凝血因子Ⅱ、Ⅴ、Ⅶ、Ⅹ等含量及其活性的指标，可作为口服香豆素类抗凝剂（如华法林等）治疗监测的敏感指标。

A. 延长：见于外源性凝血系统的因子Ⅱ、Ⅴ、Ⅶ、Ⅹ先天或获得性减少、缺乏，DIC 的低凝期及继发性纤溶亢进期，原发性纤溶症，维生素 K 缺乏症，肝脏疾病，循环血液中有

抗凝物质增加,纤维蛋白降解产物(FDP)增多和口服香豆素类药物等;

在服用华法林等抗凝药物后,患者PT延长,INR增大,INR过大有导致出血的危险。国际上规定使用华法林后INR允许范围。

- 手术前处理:非髋部手术1.5～2.5;髋部手术2.0～3.0。
- 预防静脉血栓:2.0～3.0。
- 活动性或反复发生的静脉血栓、肺栓塞及其预防:2.0～4.0。
- 预防动脉血栓和栓塞,包括换心脏瓣膜(机械瓣):2.0～4.0。

B.缩短:主要见于凝血亢进,如先天性V因子增多症、口服避孕药、血栓性疾病等。

2.血浆部分凝血活酶时间(APTT)

(1)生物参考区间 APTT:31.5～43.5 s。

(2)临床意义

A.延长:若超过正常对照10 s以上即为延长。主要见于内源性凝血途径各因子的先天或获得性减少、缺发、纤溶增强、血浆抗凝物质的存在。

B.缩短:主要见于血栓性疾病和血浆处于高凝状态。

监测肝素抗凝治疗,是检测普通肝素的首选指标,使用中,大剂量的肝素时必须作监测,以APTTR为1.5～2.5为佳。

(五)肝功能检测

1.总胆红素(TBIL)检测

(1)生物参考区间 血清或血浆:2.0～18 mmol/L。

(2)临床意义 胆红素测定数据用于诊断和治疗肝脏疾病、溶血性疾病、血液和代谢疾病,包括肝炎和胆囊阻塞。

A.血清总胆红素增高

a.病毒性肝炎、中毒性肝炎或肝癌、肝内或肝外胆道阻塞、溶血性疾病、新生儿生理性黄疸、Crigler-Najjar综合征、Gilbert病和Dubin-johnson综合征等。

b.各种黄疸患者,血清胆红素总量均增高,溶血性黄疸时,间接胆红素增加,直接胆红素轻微增加;肝细胞黄疸时,间接胆红素与直接胆红素都增加;阻塞性黄疸时,直接胆红素大量增加。

B.血清总胆红素降低:无临床意义

2.总蛋白(TP)检测

(1)生物参考区间 血清或血浆:61～83 g/L。

(2)临床意义 总蛋白测定数据用于诊断和治疗与肝脏、肾脏或骨髓有关的疾病及其他代谢或营养疾病。

A. 血清总蛋白浓度增高

a. 血清中水分减少,而使总蛋白浓度相对增高。凡体内水分的排出大于水分的摄入时,均可引起血浆浓缩,尤其是急性失水时(如呕吐、腹泻、高热等)变化更为显著,血清总蛋白浓度有时可达100～150 g/L。又如休克时,由于毛细血管通透性的变化,血浆也可以发生浓缩。慢性肾上腺皮质机能减退患者,由于钠的丢失而致继发性水分丢失,血浆也可出现浓缩现象。

b. 蛋白质合成增加。大多发生在多发性骨髓瘤患者,此时主要是球蛋白的增加量可超过52 g/L,总蛋白则可超过100 g/L。以及巨球蛋白血症、多发性硬化病和某些慢性感染造成球蛋白(多克隆)升高的一些慢性病。

B. 血清总蛋白浓度减低

a. 血浆中水分增加,血浆被稀释。如静脉注射过多低渗性溶液或因各种原因引起的水钠潴留。

b. 吸收不良和消耗增加:长期食物中的蛋白质含量不足或慢性肠道疾病所引起的吸收不良,使体内缺乏合成蛋白质的原料,或因长期患消耗性疾病,如严重结核病,甲状腺功能亢进和恶性肿瘤等,均可能造成血清总蛋白浓度降低。

c. 合成障碍,主要是肝功能障碍。肝脏是合成蛋白质的唯一场所,肝脏功能严重损害时,蛋白质的合成减少,以白蛋白的下降最为显著。

d. 蛋白质丢失:严重烫伤时,大量血浆渗出,或大出血时,大量血液的丢失;肾病综合征时,尿液中长期丢失蛋白质,溃疡性结肠炎可从粪便中长期丢失一定量的蛋白质,这些均可以使血清总蛋白浓度降低。

3. 白蛋白(ALB)检测

(1)生物参考区间　血清或血浆:35～50 g/L。

(2)临床意义　血清白蛋白在肝脏合成,白蛋白测定数据用于诊断和治疗主要与肝和(或)肾有关的多种疾病。

A. 血清白蛋白浓度增高:血清白蛋白浓度增高常由于严重失水、血浆浓缩所致,而并非白蛋白绝对量的增加,如严重腹泻、呕吐造成的脱水等。临床上尚未发现单纯白蛋白浓度增高的疾病,而以白蛋白浓度降低为多见。

B. 血清白蛋白浓度降低

a. 白蛋白浓度降低的原因与总蛋白浓度降低的原因相同。但有时总蛋白的浓度接近正常,而白蛋白的浓度降低,同时伴有球蛋白浓度的增高。急性白蛋白浓度降低主要由于急性大量出血或严重烫伤时血浆大量丢失。慢性白蛋白浓度降低主要由于肝脏合成白蛋白功能障碍,腹水形成时白蛋白的丢失和肾病时尿液中的丢失。营养不良和消耗增加的疾病,也会导致白蛋白降低。

b. 妊娠,尤其是妊娠晚期,由于体内对蛋白质的需要量增加,同时又伴有血浆容量增高,血清白蛋白可明显下降,但分娩后可迅速恢复正常。

c. 文献报道,还有极少数先天性白蛋白缺乏症病例,由于白蛋白合成障碍,血清中几乎没有白蛋白,但患者不出现水肿。

4. 丙氨酸氨基转移酶（ALT）检测

（1）生物参考区间　血清或血浆:0 ～ 64 U/L。

（2）临床意义　人体许多脏器都含有ALT,其分布大致为肝 > 肾 > 心 > 肌肉。

A. 增高:见于病毒性肝炎、药物中毒性肝炎、肝癌肝硬化、慢性肝炎、阻塞性黄疸、胆管炎等。

B. 降低:临床意义不大。

5. 天门冬氨酸氨基转移酶（AST）检测

（1）生物参考区间　血清或血浆:0 ～ 64 U/L。

（2）临床意义　AST在身体中分布广泛,而以心脏和肝脏含量为多。

A. 增高:在心肌梗死急性发作时显著增高,心肌炎、肝炎、肝癌等依据损伤程度不同,有不同幅度的升高。

B. 降低:临床意义不大。

6. 碱性磷酸酶（ALP）检测

（1）生物参考区间　血清或血浆:1 ～ 12岁 < 500; 13 ～ 17岁 < 750; 18岁以上40 ～ 150 U/L。

（2）临床意义　ALP几乎存在于机体各个组织,但以骨骼与牙齿、肾脏和肝脏中含量较多,儿童时期含量尤多。ALP主要由成骨细胞产生,如骨骼疾病,特别有新骨质生成时,血液内ALP活力增高。

A. 增高:常见于变型性骨变、成骨不全症、骨质软化症、骨质性肉瘤、阻塞性黄疸、急性和慢性黄疸性肝炎、肝癌。其他如甲状腺机能亢进、佝偻病等阻碍ALP由胆汁排出,血液内ALP活力增高。

B. 降低:见于重症、慢性肾炎、甲状腺机能不全、贫血等。

7. g-谷氨酰转移酶（GGT）检测

（1）生物参考区间　血清或血浆:0 ～ 47 U/L

（2）临床意义　γ-谷氨酰转移酶测定数据用于诊断和治疗酒精肝硬化及第一期和第二期肝肿瘤等肝脏疾病。

A. GGT主要用于诊断肝胆疾病。原发性肝癌、胰腺癌和乏特壶腹癌时,血清GGT活力显著升高。

B. 嗜酒或长期接受某些药物如苯巴比妥、苯妥英钠、安替比林等患者，血清GGT活性常常升高。

C. 但是，GGT作为肝癌标志物的特异性欠佳，急性肝炎、慢性肝炎、慢性肝炎活动期、阻塞性黄疸、胆道感染、胆石症、急性胰腺炎时都可以升高。

（六）肾功能检测

1. 尿素（Urea）检测

（1）生物参考区间　血清或血浆：2.5 ～ 6.5 mmol/L。

（2）临床意义　尿素测定数据用于诊断和治疗某些肾脏和代谢疾病。

A. 血尿素增高

a. 肾前性如：上消化道出血、严重感染和饮食中蛋白过多等。

b. 肾性如：急性肾小球肾炎，肾病晚期，肾功衰，慢性肾盂肾炎，中毒性肾炎等。

c. 肾后性：尿路结石，尿道狭窄，前列腺肥大，膀胱肿瘤等尿路阻断性疾病。

B. 血尿素降低：肝脏疾病、妊娠女性、贫血、烧伤患者、蛋白质摄入不足等患者。

2. 肌酐（Crea）检测

（1）生物参考区间　血清或血浆：50 ～ 110 mmol/L。

（2）临床意义　肌酐测定数据用于诊断和治疗肾脏疾病、监控肾透析，以及作为其他尿分析物测定的数据计算基础。肌酐为肌肉磷酸肌酸的能量代谢产物，于肾脏清除，肾小管几乎不吸收。用于肾功能评价较BUN敏感，使临床反应肾小球滤过率的较好指标。肌酐产量与肌肉量平行，故也可作为肌肉量的评价指标。

A. 血肌酐增高

a. 肾小球滤过率降低或肾血流量减少，如急性肾小球肾炎肾病晚期、肾功衰、慢性肾盂肾炎、充血性心力衰竭（CHF）、休克、各种原因的失水。

b. 肌肉量增大：如肢端肥大症、巨人症、健美运动员、同化激素治疗等。

B. 血肌酐降低

a. 清除增多：如尿崩症、妊娠等。

b. 产生减少：如肌肉萎缩、肌营养不良、蛋白质热营养不良、恶病质、多肌炎和皮肌炎、甲亢、老年人、活动减少和肝功能障碍等。

3. 尿酸（UA）检测

（1）生物参考区间　血清或血浆：0.15 ～ 0.42 mmol/L。

（2）临床意义　尿酸测定数据用于诊断和治疗多种肾脏和代谢疾病，包括肾衰竭、痛风、白血病、银屑病、饥饿或其他消耗性病状，以及使用细胞毒素药物的患者。

A. 血清尿酸测定对痛风诊断最有帮助，痛风患者血清中尿酸增高，但有时亦会出现正常尿酸值。

B. 在核酸代谢增加时，如白血病、多发性骨髓瘤、真性红细胞增多症等血清尿酸值亦常见增高。

C. 在肾功能减退时，常伴有血清尿酸增高。

D. 在氯仿中毒、四氯化碳中毒、子痫、妊娠反应及食用富含核酸的食物等，均可引起血中尿酸浓度含量增高。

4. 胱抑素 C（CysC）检测

（1）生物参考区间　血清或血浆：$0.54 \sim 1.2$ mg/L。

（2）临床意义　评价肾小球滤过率方面具有重要意义，优于血清肌酐、尿素及肌酐清除率。

（七）血脂检测

1. 总胆固醇（TC）检测

（1）生物参考区间　血清或血浆：$2.8 \sim 5.80$ mmol/L。

（2）临床意义　血清胆固醇水平受年龄、家庭、性别、遗传、饮食、精神等多种因素影响，且男性高于女性，体力劳动者低于脑力劳动者。作为诊断指标，胆固醇不够特异，也不够灵敏，只能作为某些疾病，特别是动脉粥样硬化的一种危险因素。因此，测定胆固醇常作为动脉粥样硬化的预防、发病估计、疗效观察的参考指标。

A. 胆固醇增高

a. 原发性高脂蛋白血症：脉粥样硬化所致的心、脑血管疾病。

b. 继发性高脂蛋白血症：阻塞性黄疸、甲状腺功能减退症、类脂性肾病、肾病综合征、糖尿病等。

c. 长期吸烟、饮酒、精神紧张和血液浓缩等。

d. 应用某些药物，如环孢素、糖皮质激素、阿司匹林、口服避孕药、β-肾上腺素能阻滞剂等。

B. 胆固醇减低

a. 甲状腺功能亢进症，严重的肝脏疾病、如肝硬化和急性重型肝炎，贫血、营养不良和恶性肿瘤。

b. 应用某些药物，如雌激素、甲状腺激素、钙拮抗剂等。

2. 甘油三酯（TG）检测

（1）生物参考区间　血清或血浆：< 1.8 mmol/L。

（2）临床意义　甘油三酯测定数据用于诊断和治疗糖尿病、肾变病、肝阻塞和其他与脂肪代谢相关的疾病，以及多种内分泌疾病。

A. 甘油三酯增高

a. 食物中摄取脂肪过多。

b. 肝脏从糖和游离脂肪酸中产生甘油三酯过多。在正常情况下，肝脏以合成卵磷脂为主，当肝功能障碍或缺乏合成卵磷脂的必要条件时，则合成甘油三酯能力大为增强。

c. 体力活动减少时，甘油三酯分解也少，血中甘油三酯增多。

d. 原发性高脂血症，由于脂蛋白酶缺乏或减少。

e. 肥胖症、动脉硬化、阻塞性黄疸、糖尿病、肾病综合征、胰腺炎、甲状腺机能减退、长期饥饿和高脂饮食后均可使血中甘油三酯增高。饮酒以后可使甘油三酯假性增高。

f. 甘油三酯与血栓形成也有密切关系，甘油三酯升高与冠心病的发生、脑血管栓塞性疾病的发生有一定影响。

B. 甘油三酯减低

a. 低 β-脂蛋白血症和无低 β-脂蛋白血症。

b. 严重的肝脏疾病、脂消化吸收障碍、吸收不良、甲状腺功能亢进、肾上腺皮质功能减退症等。

3. 高密度脂蛋白胆固醇（HDL-C）检测

（1）生物参考区间　血清或血浆：0.8～1.55 mmol/L。

（2）临床意义　高密度脂蛋白胆固醇水平与患冠状动脉疾病的风险负相关。

4. 低密度脂蛋白胆固醇（LDL-C）检测

（1）生物参考区间　血清或血浆：1.3～3.6 mmol/L。

（2）临床意义　低密度脂蛋白胆固醇与冠心病风险直接相关。过低的高密度与低密度脂蛋白胆固醇的比率与冠状动脉疾病风险直接相关。升高的低密度脂蛋白胆固醇是胆固醇降低疗法的主要靶标。

A. 增高：多见于遗传性高脂蛋白血症，甲状腺功能低下，肾病综合征，梗阻性黄疸，慢性肾功能衰竭，Cushing综合征等。

B. 降低：多见于无 β-脂蛋白血症，甲状腺功能亢进，消化吸收不良，肝硬化，恶性肿瘤等。

（八）心肌酶谱检测

1. 乳酸脱氢酶（LDH）检测

（1）生物参考区间　血清或血浆：100～310 U/L。

（2）临床意义　乳酸脱氢酶广泛存在于人体各组织中，各器官和组织病变都可释放

LDH至血清中,使其活性增高,故特异性不强。其测定数据主要用于诊断和治疗急性病毒性肝炎、肝硬化、转移性肝癌等肝病,心肌梗死等心脏病,肺梗死、某些恶性肿瘤、骨骼肌病、恶性贫血等疾病。

A. 血乳酸脱氢酶增高

a. AMI:AMI发病后12~24 h开始升高,48~72 h达高峰,升高可达10天,LD1/LD2 > 1.0。当AMI患者LD1/LD2增高,且伴有LD5增高,其预后较仅有LD1/LD2增高者为差,且LD5增高提示心力衰竭伴有肝脏瘀血或肝功能衰竭。

b. 肝脏疾病:肝脏实质性损伤,如病毒性肝炎、肝硬化、原发性肝癌时,LD5升高,且LD5 > LD4,而胆管梗阻单位累及肝细胞时,LD4 > LD5。而当肿瘤肝转移时LD4、LD5均增高。

c. 肿瘤:由于恶性肿瘤细胞破坏引起LD增高,且肿瘤生长速度与LD增高程度有一定关系。大多数恶性肿瘤患者以LD5、LD4、LD3增高为主,且其阳性率LD5 > LD4 > LD3。生殖细胞恶性肿瘤和肾脏肿瘤则以LD1、LD2增高为主。白血病患者以LD3、LD4增高为主。但恶性肿瘤在发展到相当阶段时才升高,故对肿瘤早期诊断意义不大。某些肿瘤所致的胸腹水中,LDH活力往往升高。

d. 其他骨骼肌疾病血清LD5 > LD4;肌萎缩早期LD5升高,晚期LD1、LD2也可增高;肺部疾病LD3可增高;恶性贫血LD极度增高,且LD1 > LD2。

B. 血乳酸脱氢酶降低:无临床意义

2. 肌酸激酶(CK)检测

(1)生物参考区间　血清或血浆:25~200 U/L。

(2)临床意义　CK主要存在于骨骼肌和心肌,其次为胎盘、脑等。血清中CK水平对估价心肌梗死、肌肉营养不良、心肌损伤和骨骼肌疾患有特殊价值,同时测CK和LDH同工酶对急性心肌梗死提供明确的诊断。

A. 肌酸激酶增高

a. 在心肌梗死时CK活力升高出现较早,梗死后2~4 h就开始升高。其对心肌梗死的诊断特异性高于AST和LDH。但此酶升高持续时间短,2~4 d就恢复正常。如再次升高,往往说明再次梗死。

b. 病毒性心肌炎时也明显增高,对诊断和预后有参考价值。

B. 肌酸激酶降低:无临床意义。

3. 肌酸激酶同工酶测定(CK-Mb)检测

(1)生物参考区间　血清或血浆:0~25 U/L。

(2)临床意义　正常血清中绝大部分为CK-MM的活力;含有少量的CK-MB,不超过总活力的5%。CK-BB含量极微，用一般方法测不出。有报告恶性高热患者血清CK-MB及CK-BB增高。肌营养不良中半数患者可检出CK-MB。CK-MB定量增加主要见于急性心肌梗死（AMI）：在胸痛发作后，血清CK-MB上升先于总活力升高，24 h达峰值，36 h内其波动与总活力相平行，至48 h消失。8 ～ 12 h达峰值。当血清CK-MB活力大于CK总活力的3%时为阳性，最高值达12% ～ 38%。若下降后的CK-MB再度上升，提示有心肌梗死复发。当CK-MB≥总CK活力的30%时，甚至≥总CK时，因考虑有巨CK存在，并加以区别。

（九）心肌梗死及心力衰竭检测

1. 同型半胱氨酸（Hcy）检测

（1）生物参考区间　血清或血浆：≤ 15 mmol/L。

（2）临床意义　主要作为心血管疾病，尤其是冠状动脉粥样硬化和心肌梗死的危险指标，它的浓度升高程度与疾病的危险性成正比，是诱发心血管疾病的一个独立危险因素。

2. 肌红蛋白检测

（1）生物参考区间　标准范围：10 ～ 46 ug/L。

（2）临床意义

A. 肌红蛋白是一种血红素蛋白，能够结合和分离氧气分子，因此，有助于分子在肌肉细胞中的分布。其分子量（17 800道尔顿）和储存地点（细胞质），是其从损伤肌细胞中快速释放的原因。

B. 当AMI患者发作后细胞质中Mb释放入血，2 h即升高。6 ～ 9 h达高峰，24 ～ 36 h恢复至正常水平。Mb的阴性预测价值为100%，在胸痛发作2 ～ 12 h内，如Mb阴性可排除急性心肌梗死。溶栓成功者，Mb ＜ 正常的4.6倍，并在溶栓后2 h明显下降。临床上除急性心肌梗死以外，开胸手术、过度体育锻炼、骨骼肌创伤、进行性肌萎缩、休克、严重肾功能衰竭、肌肉注射时血清Mb都会升高。由于Mb清除很快，因而是判断再梗死的良好指标。

3. 肌钙蛋白I（cTNI）检测

（1）生物参考区间　标准范围：cTnI ＜ 0.1 ng/ml。

（2）临床意义

A. 肌钙蛋白I是一种存在于肌肉组织中的，与肌钙蛋白I和肌钙蛋白C相关联的蛋白质，它主要调节与钙离子相关的肌动蛋白与肌球蛋白分子之间的相互作用。TnI有三种同型物分子：一种参与组成快收缩骨骼肌，一种参与组成慢收缩骨骼肌，还有一种参与组成心肌。其中心肌型的TnI在N末端有特殊的31个氨基酸残基。

B. 心脏cTnI在急性心肌梗死后4～6h即可在外周血中检查出，并可持续升高几天，而且，cTnI的升高覆盖了肌酸激酶-MB（CK-MB）和乳酸脱氢酶的诊断窗口期。对于心肌损伤，cTnI比CK-MB具有更高的临床特异性。

C. cTnI是诊断急性心肌梗死（AMI）的高灵敏性、高特异性的指标。cTnI水平与心肌梗死的部位、面积等有关，亦可以用于评估患者病情、指导治疗、判断预后。研究表明，不稳定性心绞痛时，TnI即使有轻微升高，也预示发生心血管事件的高危性。其他原因引起的心脏、心肌损伤均可见有不同程度的cTnI升高。

D. 心肌损伤：cTnI 0.06～0.5 ng/mL；AMI临界值：cTnI > 0.5 ng/ml。

4. B型尿钠肽（BNP）检测

（1）生物参考区间　< 80 pg/ml。

（2）临床意义　BNP结果少于或等于100 pg/ml是无CHF患者的代表性正常值。> 100 pg/ml的BNP结果被视为异常值，提示患者可能患有CHF。> 5 000 pg/ml的BNP结果被视为超高值，超出BNP测试上限。急性冠状动脉综合征后头72 h中测得的BNP浓度较高，表明死亡、心肌梗死和CHF的风险增加。从入院到出院BNP浓度较高或BNP未下降，表明心衰患者住院或死亡的风险增加。

（十）糖尿病检测

1. 葡萄糖（Glu）检测

（1）生物参考区间　血清或血浆：3.6～6.1 mmol/L。

（2）临床意义

A. 增高：糖尿病、甲状腺功能亢进、肾上腺皮质功能亢进。

B. 降低：胰岛素增加症、过量的胰岛素治疗、慢性腹泻、胰腺癌。

2. 糖化血红素

（1）生物参考区间　参考值HbA1c < 6.0%。

（2）临床意义　糖尿病的特征是高血糖，是因为机体不能充分将葡萄糖作为能源加以利用。糖尿病的治疗需要血糖长时间地尽可能维持正常水平，以减少患血管并发症的风险。单次空腹血糖测定能反映患者近期（数小时内）的血糖水平，但并不能全面反映血糖调控的真实情况。因此可以通过每2～3个月测定糖化血红素（HbA1c）来精确反映这一时间内的平均血糖浓度。HbA1c是血红素由非酶化糖化反映形成的。

3. 糖化血清蛋白检测（GSP）

（1）生物参考区间　122～236 μmol/L。

（2）临床意义　糖化血清蛋白是由蛋白与还原糖之间的慢速、非酶促的化学反应形成的。当氨基酸与葡萄糖结合时形成不稳定的希夫氏碱，而后转化为稳定的酮化氨基酸。在血糖不正常升高的情况下，比如在糖尿病中，糖化血清蛋白的浓度也随之升高。一天中血糖的变化很大，因此，血糖检测不能用于表现一段时间内血糖控制的程度。蛋白的糖化程度与血清中糖浓度及糖化蛋白的半衰期有关。糖化血红素（HbA1或HbA1c）可提供6～8周的葡萄糖的水平。而糖化血清蛋白表明2～3周前的平均血糖水平。糖化血清蛋白稍短的半衰期表明安在葡萄糖控制中衰变早于HbA1C。糖化血清蛋白测定弥补了目前FBS，OGTT，HbA1C的不足，对DM的诊断，鉴别诊断，疗效监测及其并发症防治提供了可靠便利的指标。也适用于高危人群的筛选，这在糖尿病发病率日渐增多的今日更具有重要意义。GSP，HbA1C，FBS反映DM不同时间内的血糖水平，故同时测定，更有利于治疗及病情观察。测定糖化血红素和糖化血清蛋白被认为长期监测糖尿病最有用的方法。

（十一）自身免疫检测项目

1. 抗环瓜氨酸肽（CCP）抗体检测

（1）生物参考区间　< 25 RU/ml。

（2）临床意义　用于类风湿关节炎（RA）患者的诊断和鉴别诊断。最近研究表明，针对靶抗原环瓜氨酸肽的抗环瓜氨酸肽抗体（CCP），在RA的诊断中具有较高的敏感性和高特异性等优点，成为RA诊断一个新的标记物。

2. 类风湿因子定量检测

（1）生物参考区间　根据试剂说明书，本项目在1：6倍初始稀释度下检测分析物的浓度，本项目的参考范围：

	样本类型	参考值范围
Beckman Coulter	血　清	< 20 IU/ml

（2）临床意义　类风湿因子可在大多数类风湿关节炎患者血清中检测到，对类风湿因子高浓度患者是重要的诊断和预后指标。这些患者较容易患更严重的疾病及关节炎并发症。类风湿因子无病种特异性，可以低频率发生于其他几种自体免疫性疾病和慢性炎症患者以及正常人。

3. 抗心磷脂抗体IgA/G/M检测

（1）生物参考区间　< 12 RU/ml。

(2)临床意义 与抗心磷脂抗体相关的临床并发症统称为抗磷脂综合征：静脉和动脉血栓形成、血小板减少症、自发性流产、死胎和早产、中枢神经系统症状(包括头痛到大脑血栓形成等各种症状)、骨坏死的早期体征、肺高压。

抗心磷脂抗体见于50%的系统性红斑狼疮患者和约5%～40%的其他系统性自身免疫异常患者(类风湿性关节炎、硬皮病、干燥综合征、夏普综合征等)。抗心磷脂抗体阳性的患者有发展为静脉和动脉血栓的危险(高浓度抗心磷脂抗体的患者发病风险约为80%)。

自发性流产、死胎和早产患者经常可检出抗心磷脂抗体，与是否存在自身免疫性疾病的症状无关。但系统性红斑狼疮患者更易出现孕期并发症(达77%)，可能的原因包括静脉血栓形成所致的子宫内梗死。

心肌或大脑梗死后检出高浓度的抗心磷脂抗体预示出现其他血管并发症的危险率增高，也是梗死后病情和预后检测的指标。

抗心磷脂抗体可有IgA、IgG或IgM亚型，诊断价值最高的是高浓度的IgG抗体，但很多患者血清中可检出IgA和IgM型抗心磷脂抗体。此外，有证据表明高浓度的抗心磷脂IgG型抗体与血小板减少症高度相关，而高浓度的抗心磷脂IgM型抗体和溶血性贫血高度相关。

4. 抗核抗体IgG(间接免疫荧光法)检测

(1)生物参考区间 通过检测健康献血员血清中抗核抗体滴度确定参考范围为：抗体滴度1：< 100。

(2)临床意义 已证实抗核抗体(ANA)对很多自身免疫性疾病具有诊断价值。ANA的靶抗原为细胞核内的不同生化成分，包括核酸、细胞核蛋白和核糖体蛋白。在不同疾病中，特别是风湿性疾病，其抗体谱有一定的特异性。在炎症性风湿病中ANA阳性率在20%和100%之间，其中类风湿性关节炎中ANA阳性率最低，为20%～40%。因而，检测ANA对于不同类型风湿病意义重大。列举几种与ANA密切相关的疾病(表3-15)。

表3-15 与ANA相关疾病

自身免疫性疾病	抗核抗体的阳性率
系统性红斑狼疮(SLE)：活动性 非活动性	95%～100% 80%～100%
药物诱导的红斑狼疮	100%
混合性结缔组织病(MCTD,夏普综合征) 类风湿性关节炎 其他风湿性疾病	100% 20%～40% 20%～50%

（续表）

自身免疫性疾病	抗核抗体的阳性率
进行性系统硬化症 多肌炎和皮肌炎 干燥综合征	85 ～ 95% 30 ～ 50% 70 ～ 80%
慢性活动性肝炎 溃疡性结肠炎	30 ～ 40% 26%

在其他很多疾病中可检出抗核抗体（表3-16），如原发性胆汁性肝硬化（"核点型"SS-A）和慢性活动性自身免疫性肝炎（SS-A，板层素）。有时，在健康人中也可检出抗核抗体（各种免疫球蛋白类型，主要为IgM），但多为低滴度。

表3-16　抗核抗体及其重要的相关疾病

抗　　原	疾　　病	阳　性　率
双链DNA	系统性红斑狼疮	60% ～ 90%
单练DNA	系统性红斑狼疮 药物诱导的红斑狼疮 混合性结缔组织病（MCTD）或夏普综合征 多肌炎/皮肌炎 硬皮病、干燥综合征、类风湿关节炎	70% ～ 95% 60% 20% ～ 50% 40% ～ 50% 8% ～ 14%
RNA	系统性红斑狼疮 硬皮病、干燥综合征	50% 65%
组蛋白	药物诱导性红斑狼疮 系统性红斑狼疮 类风湿关节炎	95% 30% ～ 70% 15% ～ 50%
U1-nRNP	混合结缔组织病（MCTD,夏普综合征） 系统性红斑狼疮 类风湿关节炎	95% ～ 100% 30% ～ 70% 3%
Sm	系统性红斑狼疮	20% ～ 40%
SS-A（Ro）	干燥综合征 系统性红斑狼疮 新生儿狼疮综合征	40% ～ 95% 20% ～ 60% 100%
SS-B（La）	干燥综合征 系统性红斑狼疮	40% ～ 95% 10% ～ 20%
原纤维蛋白	进行性系统性硬化症,弥漫型	5% ～ 10%
RNA聚合酶I	进行性系统性硬化症,弥漫型	4%

抗　　原	疾　　病	阳　性　率
PM-Scl(PM-1)	多肌炎/皮肌炎/重叠综合征 进行性系统性硬化症,弥漫型	50%～70% 5%～10%
着丝点	进行性系统性硬化症,局限型	80%～95%
Scl-70	进行性系统性硬化症,弥漫型	25%～75%
细胞周期蛋白(PCNA)	系统性红斑狼疮	3%
Ku	系统性红斑狼疮 多肌炎/皮肌炎,进行性系统性硬化症	10% 30%～55%
Mi-1,Mi-2	皮肌炎	5%～10%

并不总能对抗HEp-2细胞浆抗体进行分型。只有部分抗细胞浆抗体与疾病相关,如与原发性胆汁性肝硬化相关的抗线粒体抗体,与多肌炎和皮肌炎相关的抗Jo-1、蛋白PL-7和PL-12抗体。此外,在多肌炎和皮肌炎中可偶见抗OJ、EJ和信号识别体(SRP)抗体。其他抗细胞浆抗体有抗核糖体、高尔基体、溶酶体和细胞骨架成分(如肌动蛋白、波形蛋白和细胞角蛋白)的临床意义不大。抗有丝分裂相关抗原抗体的诊断价值还有待进一步研究。

5. 抗线粒体抗体IgAGM检测(表3—17)

(1)生物参考区间　通过检测健康献血员血清中的相应抗体滴度确定参考范围为:抗体滴度1:<100。

(2)临床意义　抗线粒体抗体(AMA):在很多疾病中可检出抗线粒体抗体(AMA),通常AMA和其他一些自身抗体一起出现(如核点)。检测AMA对原发性胆汁性肝硬化(PBC)具有特别的诊断意义,到目前为止,在PBC患者中检出了4中不同类型的AMA:抗M2、M4、M8和M9抗体。抗M2抗体是原发性胆汁性肝硬化敏感而特异的诊断标志,阳性率高达96%。抗M4、M8和M9抗体在PBC中的阳性率相对低很多,抗M4和M8抗体总与抗M2抗体一起出现,抗M4和M9抗体的诊断价值还有待进行评价,目前所获得的数据表明抗M4抗体为病情进展不好的指标,抗M9抗体主要出现在疾病的早期阶段(82%),这时还未产生抗M2抗体并且抗M9抗体主要为IgM型(90%)。如果抗M2抗体一旦变为阳性,抗M9抗体的阳性率下降为37%,并且其中50%为IgM型,抗M9抗体阳性可能提示并且预后良好。

高低度的抗M2抗体为PBC的标志,丙酮酸脱氢酶复合物的酶E2和蛋白X为主要的靶抗原,另外,在其他慢性肝脏疾病(30%)和进行性系统性硬化症(7%～25%)中也可检出抗M2抗体,但以低滴度为主。对于抗M2抗体阳性的进行性系统性硬化症患者有可能临床上重叠有原发性胆汁性肝硬化。

原发性胆汁性肝硬化是一种不明原因的慢性炎症性肝脏疾病,被认为是一种自身免疫性疾病。PBC的特征为肝内胆小管周围有淋巴细胞浸润以及高特异和高阳性率的抗线粒体抗体。该病常以一些非特异的、多变的常见症状开始发病,如搔痒(小丘疹)、疲劳和右上腹疼痛,在经过一段时间可发展成梗阻性黄疸,其特定的标志为血清脂质升高。

组织学上,肝脏的变化与一种慢性、非化脓性、破坏性胆管炎的胆管炎一致,并伴有颗粒样的胆管周围炎,可缓慢的发展成小和中等胆管的破坏,随后纤维化,最后完全硬化。除了肝脏外,其他具有外分泌功能的器官也可受累,如泪腺、腮腺、胰腺,甲状腺也经常受累。

原发性胆汁性肝硬化在讲英语国家人群中的发病率为140/1 000 000,在欧洲,原发性胆汁性肝硬化为肝移植最常见的指征,发病年龄见于20～70岁,女性发病为男性发病的6～10倍,目前为止,未见儿童发病。

表3-17　靶抗原的阳性率与相关疾病

靶抗原	相　关　疾　病	阳性率
M1	系统性红斑狼疮	50%
	进行性系统性硬化症、干燥综合征、混合性结缔组织病、类风湿性关节炎	5%～15%
M2	原发性胆汁性肝硬化(高滴度)	可达96%
	其他慢性肝病	30%
	进行性系统性硬化症	7%～25%
M3	假狼疮综合征	100%
M4	原发性胆汁性肝硬化	可达55%
M5	非特异性胶原病	少见
M6	肝炎(异丙肼诱导)	100%
M7	急性心肌炎	60%
	心肌病	30%
M8	原发性胆汁性肝硬化	可达55%
M9	原发性胆汁性肝硬化	37%～82%
	其他类型肝炎	3%～10%

注意:如果疑似PBC患者AMA阴性,则建议检查抗SP100抗体(核点型)。抗SP100抗体被认为参与病理过程。间接免疫荧光法检测这些抗体最可靠的基质是HEp-2细胞和灵长类肝组织切片组合。

6.抗中性粒细胞胞浆抗体IgG检测

(1)生物参考区间　通过检测健康献血者血清中抗中性粒细胞胞浆抗体的滴度确定参考范围为抗体滴度1∶<10。

(2)临床意义　抗中性粒细胞和单核细胞胞浆抗体(ANCA)的靶抗原包括髓过氧化物酶(MPO)、蛋白酶3(PR3)等。Ⅳ型胶原是肾小球基底膜(GBM)细胞外基质蛋白。结合临床症状和上述抗体的血清学检测结果是临床诊断相关疾病的基本方法,尤其是对于各种形式的小血管炎,如韦格纳氏肉芽肿(WG)、显微镜下多血管炎(MPA)、肾局限性血管炎、Churg-Strauss综合征(CSS)。根据血管炎的教会山会议(Chapel Hill Consensus Conference)提出的分类标准,WG、MPA和CSS属于ANCA相关性血管炎(AAV)。由抗血管基底膜抗体导致的其他疾病还有抗基底膜肾小球肾炎和肾肺综合征(肺出血伴严重进展性发展的肾小球肾炎)。

可根据抗体的荧光模式(IFT)和其靶抗原对ANCA进行分类。有多种检测ANCA的方法,以乙醇固定中性粒细胞为检测基质的间接免疫荧光法(IIF)被认为是检测ANCA的标准方法。通过IIF至少可以区分出ANCA的两种荧光模型:粒细胞胞浆颗粒型荧光(cANCA:胞浆型)和围绕核周平滑或细颗粒型荧光(pANCA:核周型)。

通常多数WG患者cANCA阳性。并发肾小球肾炎的全身型WG患者cANCA的阳性率超过90%,而在未累及肾小球的局限型WG患者中cANCA的阳性率为70%,而在MPA患者中cANCA阳性率约为30%。cANCA的靶抗原主要是PR3,罕见抗MPO抗体或者同时抗MPO和PR3抗体表现为cANCA模式。抗细菌杀菌性/通透性增加蛋白(BPI)抗体通常产生非典型性ANCA的荧光模式(光滑均匀的胞浆荧光)。

在MPA和CSS患者中出现的pANCA的靶抗原主要为MPO。在其他非血管炎疾病:如炎症性肠炎、原发性硬化性胆管炎、自身免疫性肝病、胶原病、类风湿性关节炎等患者中也可出现pANCA,目前已知的靶抗原有乳铁蛋白、弹性蛋白酶、BPI、组织蛋白酶G、溶菌酶、β-葡萄糖醛酸酶。有时,也会出现不和上述靶抗原反应的pANCA,显而易见,还存在其他未知的靶抗原。

ANCA相关性血管炎最主要的临床症状是由器官供血不足、血管瘤、血管损伤而造成的出血而导致的。WG是以坏死性血管炎和肉芽肿性炎症为主要病理的疾病,主要累及鼻咽部、肺和肾。自临床采用检测cANCA以来,诊断为WG的患者增加了3倍。由于cANCA的高度特异性,使得早期诊断WG的可能性越来越高。

肾肺综合征是累及肺部的肾小球肾炎,其特点是出现可导致铁沉着肺病。抗GBM抗体阳性是包括肾肺综合征在内的所有抗GBM肾小球肾炎标志。在所有肾小球肾炎病例中,有0.2%～2%是抗GBM肾小球肾炎,其中,有60%未累及肺部的抗GBM肾小球肾炎患者出现抗GBM抗体，有90%的累及肺部的患者出现抗GBM抗体。建议对所有出现肾功能衰退的患者进行抗GBM抗体的检测。不经治疗，WG的预后很差，而且疾病进展很快，因而，早期诊断就显得尤为重要。

目前诊断WG、MPA、CSS和肾肺综合征的标准依赖于组织学检查，而未组织学检查，而未将ANCA或者抗体特异性考虑在内。但是，有时单纯的组织学检查结果不能确诊，因而，临床医生通常采用检测ANCA以协助确诊或者排除小血管炎，并用于监控疾病的炎症情况。此外，检测ANCA有助于其他疾病的鉴别诊断（如炎症性肠病、原发性硬化性胆管炎、自身免疫性肝炎、费尔蒂综合征、硬皮病和SLE）。

用间接免疫荧光法可检测到所有抗中性粒细胞胞浆抗体。国际指南（International Consensus Statement）建议用IIF筛查ANCA，用抗PR3抗体和抗MPO抗体酶联免疫法检测试剂盒（ELISA）确认IIF检测结果阳性的血清。单独使用IIF或者ELISA会降低诊断特异性，而联合使用IIF、抗PR3或MPO-ELISA、抗GBM免疫印迹法（Euroline）可将疾病特异性提高到99%，对于新确诊WG和MPA的诊断灵敏度分别为73%和67%。

检测ANCA十分有助于WG和MPA的诊断和管理。通常，在疾病初期出现高水平的ANCA，经治疗后抗体水平下降，但是，复发前抗体水平又会上升。多项研究证实ANCA滴度和疾病活动密切相关。但是，ANCA滴度的升高不一定会出现复发。到目前为止，还没有阐明ANCA在对血管炎患者监控中的作用，以及在治疗过程中ANCA滴度变化的意义。

在检测抗MPO、PR3和GBM（Euroline）抗体的同时，应同时采用IIF检测ANCA和抗GBM抗体，以确保检测结果的合理（例如排除假阳性和假阴性结果）。此外，IIF可检测到更广的ANCA谱。

联合检测pANCA、抗胰腺外分泌腺细胞抗体、小肠杯状细胞抗体对于慢性炎症性肠炎（溃疡性结肠炎和克罗恩氏病）的血清学诊断意义重大。

第四章

物 理 治 疗

手外伤是常见病、多发病，在日常工作生活中，特别在工地、车祸，常常发生手的压伤、擦伤、切割伤，以及在工厂操作、施工不当，被利器所损伤，致上肢（手）占大部分。我们知道，上肢（手）部的结构最为精细和功能多样，以及组织结构解剖较为复杂，上肢（手）组织如损坏严重或处理不当，都会留下不同程度的功能障碍。

上肢（手）在人类生活、工作中极为重要，因此上肢（手）外伤的功能康复显得非常重要，上肢（手）外伤后的功能障碍主要是肌肉萎缩、关节僵硬、肌腱粘连、瘢痕挛缩、也有一部分神经损伤造成手功能运动和感觉障碍，特别是臂丛神经损伤可以造成上肢全部瘫痪。早期的急诊处理显得非常重要，手功能康复就是帮助手外科术前、术后进行手功能康复治疗。目前，手功能康复医学已进入了门急诊和ICU医疗中。

手功能康复医学是从康复领域中特别分化出来的一支康复新型队伍，与其他科不同，由于上肢（手）受伤后，经常会遇到多次手术，在此期间，常常需要手功能康复进行术前、术后的恢复功能治疗。手的每个动作，均有多块肌肉协同作用来完成，手部的神经有丰富的神经纤维和感受器，手的触觉、压觉、温度觉、两点分辨觉都很敏感，支配手部的肌肉和皮肤主要由正中神经、尺神经、桡神经，上肢方面主要由肌皮神经和腋神经。上肢（手）部受损后，我们对患手要有一个全面的大概了解，手的骨关节中、肩关节、腕关节、第一腕掌关节及掌指关节，以上以腕关节、第一腕掌关节、掌指关节最为重要。因为直接影响到手的功能。手有无畸形、肌萎缩、瘫痪，包括肌力、关节活动度、感觉的全面了解和检测。对肌腱的损伤，我们也要做全面的了解，屈曲的程度，自然伸展，以及伸腕伸指。对于上肢（手）外伤所致损伤的神经，手术修补后，并不能完全恢复原有状况，特别是臂丛神经损伤，要多次手术，目前能做到肩外展、屈肘、伸腕、拇对指，但是对抓握还有很多困难，还没有完全攻破。因为我们知道，手内部肌有19块肌肉，它往往需要脑对周围神经的协同，目前，对手内在肌的恢复比较棘手。都在寻找好的治疗方法。对手的感觉恢复也同样重要，痛、温、压觉的训练，定位觉的训练，辨别觉的训练，脱敏的方法实验，尤其眼对患肢的直觉训练。

手功能康复医学近几十年来已经成为一个专科医学，康复技术逐渐全面展开，在手外科领域中，主要原因是由于患者的迫切需要，随着社会经济发展和医学的进步，伤残疾病相对突出，工业交通的发达，工伤交通事故，运动创伤增多，伤残人数上升，人们对健康和医学模式的新认识，随着改革开放，人们的经济条件明显好转，特别对生活质量的要求不断提高，对手功能康复医学需求很大。手功能医学的兴起，是显微手外科发展到一个较高层次的标志。目前，许多医疗机构对伤残所造成的功能障碍已经引起了重视，也逐步开展了相应康复工作。当然，开展手功能康复医学需要有一定的物质条件，我们要克服观念上的障碍，树立新的康复模式，充分利用现有的医学资源，积极配合手外科医生开展好术前术后的手功能康复医学。

一、物理治疗康复法

物理疗法，亦称理疗，采用自然界和人工的各种物理因子作用于人体，达到防治疾病的方法，在康复医学中是必不可少的组成部分。

传统医学在康复医学中发挥了极大的作用，如中药、针灸、推拿、火罐、药熨、体疗、水疗等。

在现代医学中，理疗从17世纪开始随着科学技术发展曾先后应用静电、直流电、感应电、红外线、紫外线、超短波电、超声波、激光等用于医学治疗。特别在康复医学领域中，专门运用物理治疗方法，已经作为主要治疗疾病的重要康复手段，一般内容包括：自然和人工的物理因子（如电、光、磁、冷、热、机械、蒸汽、蜡疗、水疗、针灸、推拿等），治疗疾病的方法称为物理疗法。

应用电能作用于人体，以防治疾病的方法称为电疗法（electrotherapy）。在电生理学和临床医学的基础上，常用的电能有直流电、交流电和静电三类，医用电疗方法甚多，有直流电疗法、低频脉冲电疗法、中频电疗法、高频电疗法、静电疗法等。人体内除有60%的大量水分，还有很多能导电的电解质和非导电的物质，因此，人的机体实际上是一个既有电阻又有电容性质的复杂导体，这是电疗的物质基础。电能作用于人体引起体内的理化反应，并通过神经—体液作用影响组织和器官的功能，达到消除病因、调节功能、提高代谢、增强免疫、促进病损组织的修复和再生的目的。

传统物理康复法一般包括水、磁、气、蒸汽、冷、热（火）等物理因素，以促进人体疾病和身心康复的一种方法。我国自古代就重视物理康复：针灸、推拿、按摩、拔罐、刮痧、气功、华佗的"五禽戏"、导引等，就是一种康复措施，除此以外还包括中药外敷、蒸熨、贴、熏、洗、擦等，作为治疗疾病的重要手段。中医传统理疗方法历史悠久，在中医康复理论的指导下，利用现代科学方法和手段，经验丰富，对人体无伤害，有影响全身的，也有影响局部性的；有的作用缓和，有的作用强，起效快，所以传统物理疗法常常结合现代电疗法，增加了疗效。我们在治疗疾病中要继承和发扬祖国传统医学，使它成为现代康复医学中传统物理治疗的一个重要组成部分。

物理康复治疗的主要作用：

- 抗感染、用以治疗各种急慢性炎症。
- 镇痛、解痉作用、关节疼痛及内脏痉挛性疼痛。
- 镇静、助眠作用。
- 兴奋作用，用以治疗神经麻木、感觉障碍、神经肌肉麻痹等症。
- 用以治疗，对神经细胞有兴奋、传导、再生修复等作用。
- 可以防止肌肉萎缩和增强肌力。
- 松解粘连和软化瘢痕组织。
- 脱敏，用于治疗一些过敏性疾病。
- 康复，用于伤残和病残的恢复和功能重建帮助等作用。

1. 低频脉冲电疗法

应用频率1 000 Hz以下的脉冲电流治疗疾病的方法称为低频脉冲电疗法，如神经肌肉损伤电刺激仪等。

脉冲电流由于电压或电流呈短促的变化，使机体内离子和带电胶粒呈冲击式移动，从而引起离子浓度的急剧改变，故而对运动神经，感觉神经均有强烈的刺激作用。单向脉冲电流时间短暂，但电流的方向不变，故具有电解作用。常用的低频电流波形有三角波、方波、梯形波、正弦波、双向脉冲波及阶梯波等。

【作用机制】

（1）兴奋神经肌肉组织 低频电流引起组织兴奋反应的原理是细胞膜受刺激后产生离子通透性的改变，使膜内外极性改变，由极化变成除极化，形成动作电位产生兴奋，引起肌肉收缩反应，从而延缓病肌萎缩。失神经支配后的第一个月，肌萎缩最快，故确诊后应尽早开始治疗，防止肌肉大量失水和发生电解质、酶系统等代谢紊乱，抑制肌肉纤维化，防止其硬化和挛缩，所以失神经后数月仍应坚持治疗，促进神经再生和细胞传导功能恢复。

（2）镇痛作用　通过轴突反射兴奋扩张血管神经，肌肉活动的代谢产物引起局部血液循环的加强所产生的各种效应，如：① 改善缺血；② 减轻酸中毒；③ 加强致痛介质和有害病理代谢产物的排出；④ 减轻组织间、神经纤维间的水肿和张力；⑤ 营养代谢和免疫功能的改善等。

（3）促进血液循环和消肿　低频电流对血管舒缩神经的刺激作用，可引起局部血管扩张，因而使治疗部位皮肤充血。电流对运动神经的刺激作用可引起肌肉收缩，肌肉节律性地收缩和舒张形成"泵"的作用，促进血液和淋巴液的回流，减轻了组织间的水肿，因而对一些特异性炎症具有消肿作用。

【适应证】皮肤知觉障碍、各种周围性神经损伤、肢体麻木、下运动神经元部分损害后的弛缓性麻痹、废用性肌萎缩、关节挛缩、水肿、炎症、肢体疼痛等。

【禁忌证】湿疹、妊娠、严重心功能衰竭、心脏安放起搏器、多发性硬化进展期、有出血倾向的患者。

2. 中频电疗法

应用频率为 1 ～ 100 kHz 的电流治疗疾病的方法称中频电疗法。常见的有电脑中频电疗仪、立体动态干扰电疗仪、动态干扰电疗仪等。

【作用机制】

（1）无电解作用　因为中频电流是一种正负交替变化的电流，所以不像直流电那样在电极下发生酸碱反应，避免了对皮肤的化学刺激，操作较简便安全。

（2）组织电阻明显下降，作用较深　低频电流的组织电阻是较高的，随着电流频率的上升，组织的阻抗逐渐下降。而且，中频交流电还可以通过组织电容的通路，使组织总电阻明显下降。应用中频电疗时，由于皮肤电阻明显降低，因而可以应用较大的电流强度和使电流到达人体较深层的组织。

（3）对局部血液循环的作用　各种中频电流作用后 10 ～ 15 min，局部开放的毛细血管数增多，血流速度及血流量均有增加，局部血液循环改善。

（4）消炎作用　中频电疗对一些慢性非特异性炎症有较好的治疗作用，主要由于中频电流作用后，局部组织的血液循环改善，组织水肿减轻，炎症产物的吸收加速，局部组织的营养和代谢加速，免疫防御功能提高。

（5）软化瘢痕、松解粘连　中频电流有较好的软化瘢痕、松解粘连的作用，可能由于中频电刺激能扩大细胞与组织的间隙，使粘连着的结缔组织纤维、肌纤维、神经纤维等活动后而分离。

（6）防止肌肉萎缩　中频电（干扰电）还有刺激运动神经和肌肉引起正常骨骼肌和失神经肌肉收缩、肌肉组织营养改善、锻炼肌肉、防止肌肉萎缩的作用，并有提高平滑肌张力,引起平滑肌收缩的作用和调节自主神经功能的作用。

【适应证】术后组织粘连、瘢痕挛缩、炎症、肢体肌肉疼痛、水肿、关节和软组织损伤、周围神经麻痹、肌肉萎缩等。

【禁忌证】湿疹、妊娠、严重心功能衰竭、心脏安放起搏器、多发性硬化进展期、有出血倾向的患者。

3.神经肌电促通法

国内医院康复部大多采用的是日本制造的神经肌电促通仪,以脊髓通电方式,通过特定调制低频电流,可对麻痹肌进行促通式收缩训练。它与传统的神经刺激疗法的区别在于,传统的电刺激主要是刺激运动纤维,而神经肌电促通仪主要是刺激感觉纤维。

神经肌电促通仪经过日本东京慈惠大学在大白鼠脊髓通电后发现大白鼠脑内乙酰胆碱含量增加,多巴胺受体亢进,从而激活中枢神经系统,改善智能。日本冈山大学在临床脊髓通电研究中提出神经肌肉记忆恢复学说,神经麻痹就是运动中枢神经无法发出冲动,或即使能发出冲动通过传递途径到达神经末梢,也因为兴奋过低无法引起肌肉收缩。而低频电流发生器能向脊髓不断发生冲动,从而对运动中枢神经与麻痹肌起到促通作用。

各种外伤引起周围神经损伤、周围神经卡压综合征是手外科、骨科和神经科常见病多发病。上肢周围神经卡压(entrapment)其主要临床表现是手部麻痛,上肢无力逐渐出现肌肉萎缩。

【作用机制】

(1)脊髓通电对神经、肌肉的影响　神经肌电促通仪使原来兴奋性降低而不能进行兴奋活动神经肌纤维变为可进行兴奋活动。其加速神经再生,改善神经功能,减轻肌肉萎缩,临床研究表明对周围神经损伤、周围神经卡压综合征等治疗效果良好。特别对早期神经干压迫进行神经肌电促通仪治疗能获得良好治疗效果。

(2)镇痛作用　神经肌电促通仪通过低频电流对局部肌肉、神经、血管的刺激,可达到促进血液循环,活跃新陈代谢的作用;刺激运动神经,使肌肉发生收缩,改善麻痹的作用;低频电流刺激特定部位或穴位及痛点时,可使肌肉产生颤动样收缩,引起粗纤维神经兴奋,从而关闭闸门而起到止痛作用。

【适应证】

周围神经损伤:胸廓出口综合征、腕管综合征(正中神经卡压)、上臂桡神经卡压(桡神经损伤)、肘部尺神经卡压(尺神经损伤)、腕部尺神经卡压、腓总神经卡压(腓总神经损伤)、颈椎病(神经根型、脊髓型)等。

疼痛疾患:神经源性疼痛、末梢神经麻痹、类风湿关节炎、脊髓损伤性慢性疼痛。对切断性神经痛、幻肢痛、心理性疼痛、中枢性神经疼痛等也有不同程度的效果。

【禁忌证】装有心脏起搏器者，妊娠，颈动脉窦部位禁用。

4. 超声波疗法

利用超声波治病的方法为超声波疗法。超声波在人体相同的组织内呈直线传播，遇界面时则发生反射或折射。在传播过程中对组织产生机械作用和热作用，在体内引起一系列理化变化，故能改善人体功能，消除病理过程，促进病损组织恢复。

医疗应用的超声频率为 $800 \sim 1\,000$ kHz，声强多在 3 W/cm^2 以下，一般对组织不产生损害。

【作用机制】

（1）机械作用　机械的振动作用，产生对细胞结构和细胞内物质的"微细按摩"作用，引起细胞质运动，原浆颗粒旋转、质点颤动和摩擦等，这些变化可影响细胞内部结构和功能，刺激半透膜弥散过程，使结缔组织延长、变软，刺激组织细胞功能、松解组织粘连、软化瘢痕。

（2）热作用　超声能在体内可转换为热能，影响这种能量转换大小的因素有超声强度、作用于人体的方式、组织的密度和黏稠度、组织声阻差的大小，以及局部循环状况等。

实验证明超声波作用下神经组织最易生热，脂肪最少。骨与其周围组织声阻差较大，故生热较多。

（3）其他作用　超声波还可以使体内的凝胶转化为液胶状态，改善组织脱水，增加其弹性，对肌肉、肌腱和韧带的退行性变化或粘连有治疗作用。超声波还可使组织液 pH 升高，有利于炎症的恢复。另外，超声波可加速局部血液循环，增加膜的通透性，改善局部营养，促进渗出吸收，故能促进再生，消除炎症，减轻或消除水肿和血肿。超声波还可促进骨痂生长，加速骨折修复过程。

【操作方法】

接触法：治疗部位涂耦合剂（石蜡、凡士林或特制混合剂），以使声头与皮肤紧密接触，防止因接触不良产生的空气间隙使超声波反射。接触固定法是将声头固定在治疗部位，剂量 $0.1 \sim 0.8$ W/cm^2，时间 $3 \sim 5$ min。接触移动法是由术者将声头在治疗部位缓缓作环形移动，剂量 $0.6 \sim 2.0$ W/cm^2，时间 $8 \sim 15$ min 或更长，一般每日 1 次，$10 \sim 15$ 次为一疗程。

注：在治疗疾病时，剂量由小到大；治疗过程中，以病变部位无刺激感、无疼痛感为宜。

【适应证】软组织损伤、血肿、腱鞘炎、关节挛缩、滑囊炎、肱骨外上髁炎、瘢痕及粘连、神经炎、神经痛、注射后硬结等症。

【禁忌证】恶性肿瘤、出血倾向、孕妇下腹部等。头、眼、睾丸等处慎用。

5. 红外线疗法

应用红外线治疗疾病的方法,称为红外线疗法。其波长为760 nm ～ 15 μm,根据其生物学作用又将红外线分为短波红外线(波长为760 nm ～ 1.5 μm)、长波红外线(波长1.5 μm以上)。红外线量子能较小,被组织吸收后一般不产生电子激发过程,因此不引起光化学效应和光电效应,红外线辐射主要引起分子转动能级的跃进、产生热效应致使组织温度升高。因人体热辐射在远红外范围,波长为9 ～ 12 μm,人体对远红外线的吸收比近红外线为好;远红外线的生理和治疗作用比近红外线强。

【作用机制】

红外线主要生物学作用是热作用,不同组织吸收红外线的能力不同,其产生的热效应也不同;红外线穿透组织的能力因其波长不同、组织结构不同而穿透能力亦不同。长波红外线穿透能力小,约为5 mm,大部分被表皮吸收,短波红外线穿透能力比较深,可穿透50 ～ 80 mm。一般来讲,红外线波长愈短,对组织穿透能力愈强。

(1)热可以加速化学反应 使血管扩张,血流加速,有明显改善局部血液循环的作用。

(2)热可以加快代谢产物和病理产物的消除 促进局部渗出物的吸收,有消肿、使炎症消退作用。

(3)红外线热作用能改善免疫功能 增强吞噬细胞功能和血管壁的通透性,使细胞活动旺盛,代谢加强,细胞的再生和修复过程加快。

(4)热可降低感觉神经的兴奋性 肌张力下降,肌肉松弛,故有镇痛作用;热可使内脏平滑肌松弛、胃肠蠕动减弱。

红外线照射时灯与所照距离保持30 ～ 50 cm,治疗时间20 ～ 40 min,以照射部位有舒适的温热感为宜,每日1 ～ 2次,照射10 ～ 20次为一疗程。红外线照射后在10 min左右出现不均匀红斑,1 ～ 2 h后可自行消退,反复多次照射后局部可出现网状色素沉着。

【注意事项】

(1)红外线可引起眼部的损害 如畏光、视力模糊,严重时可致白内障和眼底烧伤之危险,因此必须注意保护患者眼睛,避免对眼睛直接照射。在对颜面部和眼周围做治疗时,可用浸湿的纱布遮盖眼睛或患者戴绿色防护眼镜。

(2)急性创伤 需待24 ～ 48 h局部渗出和出血停止后方可做小剂量红外线照射。

(3)避免烫伤 对肢体有循环障碍和陈旧性瘢痕植皮术后,用红外线照射时应注意患处有无循环不良,照射过量时可出现水疱,感觉障碍区照射时剂量应特别注意,以免发生烫伤。

（4）避免促进增殖　对急性瘢痕如果毛细血管明显扩张、水肿和增殖突出,有奇痒刺痛时,不宜选用红外线,以免促进增殖。

【适应证】红外线临床应用很广,主要用于镇痛消炎、促进吸收、缓解肌肉痉挛、促进组织再生等。适应证有急性和慢性损伤,如肌肉劳损、挫伤、各种类型关节炎和关节病、神经炎、神经痛、肌纤维组织炎、慢性延迟愈合之伤口,冻疮、压疮（褥疮）、皮肤溃疡、注射后硬结、术后粘连、瘢痕挛缩,带状疱疹及其后遗症神经痛等。

【禁忌证】有出血倾向,高热患者、活动性肺结核、严重动脉硬化、代偿功能不全的心脏病患者等。

6. 激光疗法

应用受激辐射发出的光,作用于人体进行治疗的方法,称为激光疗法。

目前在康复医学常采用的是低能量氦氖激光治疗仪,该仪器利用输出波长为632.8 nm的连续红色激光,激光输出功率可达到40 mW,能量密度根据光斑大小,原光束照射可调节范围为距离镜头1.5 m,自动定时99 min内可任意调节,利用氦氖激光原光束或聚焦、散焦进行局部或穴位照射,常规治疗为20 min,工作电源：交流220 V ± 22 V；50 Hz ± 1 Hz。

【作用机制】

（1）激光进入机体后　被组织吸收产生热效应,使组织温度升高、蛋白质变性、凝固、炭化、气化等理化作用。

（2）改善血液循环　影响细胞膜的通透性,减少炎性渗出,提高免疫功能而有消炎作用。改善血液循环,还可降低末梢神经兴奋性,提高痛阈。由于血液循环改善,致痛物质的排出加快,抑制致痛物质的合成,而有镇痛作用。

（3）增强酶的活性　提高代谢,刺激蛋白质合成和胶原纤维、成纤维细胞的形成,加速线粒体合成ATP,因而有加速伤口、溃疡的修复、愈合、使骨痂生长迅速而促进骨折愈合,并促进断离神经再生和调节神经功能的作用,刺激神经反射区的神经末梢,反射作用于相应节段和全身,有调节神经功能和免疫功能的作用。

【适应证】低能量氦氖激光治疗仪常用于消炎止痛,促进断离神经再生和调节神经功能,治疗慢性皮肤黏膜溃疡、周围神经炎、促进伤口愈合、面肌痉挛、提高移植皮肤皮瓣成活率、局部消肿、关节僵硬、瘢痕挛缩等。

【禁忌证】有出血倾向,高热患者、活动性肺结核。

7. 超短波疗法

频率为30 ~ 300 MHz、波长为10 ~ 1 m的电流为超短波电流。应用超短波电流治疗疾病的方法称为超短波疗法。

超短波疗法主要以电容场法进行治疗,治疗时人体作为介质置于两个电容电极之间的电容场中,人体内电解质的无极分子被极化成偶极子,偶极子随着电磁波振荡发生高速旋转,产生位移电流,偶极子之间以及与周围媒介间的摩擦引起能量损耗,是为介质损耗,能量转换为热能。电解质在电容场中电离为离子,产生传导电流、欧姆损耗。这两种效应均有,但以位移电流、介质损耗为主。电容场法在导电率低、电介常数低的组织中产热多,故脂肪层产热多于肌肉层,容易出现脂肪过热。

【作用机制】

超短波疗法具有高频电疗法共有的生物学效应和治疗作用。超短波疗法除了具有温热效应外,还有较明显的非热效应,如提高免疫力、消散炎症、镇痛、促进组织修复尤以对结缔组织增生的作用比较突出。

【操作技术与方法】

超短波治疗机有50 W、200 ～ 300 W、1 ～ 2 kW(治癌用)三类。电极为圆形(橡皮板式)。

治疗选用的电极面积需稍大于病灶部位,电极与皮肤平行,并保持一定间隙。电极间隙小时作用表浅,间隙大时作用较深。若病灶表浅则用小功率治疗机,间隙为0.5 ～ 1 cm。病灶部位深则用大功率治疗机,间隙为3 ～ 5 cm。但随着间隙的增大,失去的电磁波也多,故在增大间隙的同时,应相应地增大输出功率。

电极放置的方法主要有:

(1)对置法　两个电极相对放置于治疗部位两侧,电力线集中于两极之间,贯穿治疗部位,作用较深。

(2)并置法　两个电极并列放置于治疗部位表面,电力线较分散,只通过表浅组织,作用较浅。

(3)单极法　只使用一个电极,作用只限于电极下中央部位的表浅组织,可用于小而表浅的病变。

超短波疗法的治疗剂量分级与调节方法分为:

• Ⅰ级剂量:为无热量,在温热感觉阈下,无温热感,适用于急性疾病。

• Ⅱ级剂量:为微热量,有刚能感觉的温热感,适用于亚急性、慢性疾病。

• Ⅲ级剂量:为温热量,有明显而舒适的温热感,适用于慢性疾病。

• Ⅳ级剂量:为热量,有刚能耐受的明显而舒适的温热感,适用于肿瘤治疗。

超短波疗法一般每次治疗20 ～ 30 min,急性炎症10 ～ 15 min,急性肾衰竭30 ～ 60 min,每日1次,10 ～ 15次为一疗程。

【适应证】软组织、骨关节等急慢性炎症超短波为首选的物理治疗方法之一。网球肘、腱鞘炎、肌筋膜炎、关节炎、颈椎病、肩周炎、坐骨神经痛、软组织扭挫伤、神经炎、神经痛等也有良好疗效。还可用于急性肾衰竭、肿瘤的治疗。

【禁忌证】恶性肿瘤、妊娠、出血倾向、心肺功能衰竭、带有心脏起搏器、金属异物者。

8. 音频电疗法

应用数千赫兹正弦电流治疗疾病，由于频率在声波范围内，称为音频电流疗法。又因系等幅正弦波电流，又称等幅正弦中频电疗法。等幅正弦波电流频率 1 000 ～ 5 000 Hz，目前国内医院大多采用的音频电疗机多用 2 000 Hz。

【作用机制】

（1）镇痛作用　音频电疗治疗神经痛、带状疱疹及扭挫伤等痛症，具有良好的镇痛效果。音频电流较长能产生镇痛作用，改善局部血液循环，特别是对肌肉痉挛产生缓解止痛作用。

（2）促进局部血液循环　消炎、消肿作用音频电疗有显著的消炎、消肿作用，这与促进血液循环有关。扭挫伤所致的肿胀和其他疾病引起的水肿、机化产生的硬结均有促进吸收、消散、软化的作用。

（3）软化瘢痕和松解粘连的作用　音频电疗可使组织瘢痕颜色变淡、质地变软、缩小与相对平整，并使组织粘连松动解离，对组织粘连有良好的松解作用。

（4）调节血管功能　本疗法对急性皮炎、瘢痕组织的异常扩张血管能够较快地促进其收缩，音频电疗可改善局部和全身的微循环。

另外，音频电疗有促进周围神经和中枢神经功能恢复的作用，对周围神经损伤、神经炎、偏瘫等有一定的修复作用。还可作用于神经节段或反射区调节作用。

操作技术和方法：所用的导线、电极板及衬垫等与直流电疗相似，衬垫不必很厚，用一层绒布即可。电极的放置分并置与对置法。若病灶表浅，可采用并置法；若病灶较深时可采用对置法。一般每次治疗 20 ～ 30 min，每日 1 次。治疗时应注意电极不能在心前区对置或并置，孕妇忌将电极置于腹部和腰骶部。

【适应证】术后组织粘连、瘢痕、瘢痕性挛缩、肩周炎、软组织急慢性炎症等。

【禁忌证】湿疹、妊娠、严重心功能衰竭、心脏安放起搏器、多发性硬化进展期、有出血倾向的患者。

9. 水疗法

利用水的温度、静压、浮力和所含成分，以不同方式利用于人体以治疗疾病的方法称为水疗法。水具有较大的热容量，且导热性高，比热大，易于散失和吸收热量，对机体可有温热和寒冷刺激。水具有静压力和浮力，并可通过人工加压的方式使其产生冲击力，有较好的机械作用。水还可以溶解多种物质，发挥其化学作用，如进行各种人工矿泉水、汽水、药水浴等。水广泛存在于自然界，取用方便，尤其浸浴对全身性疾病治疗更为重要。目前用于上肢(手)的疾病多采用电脑"热疗水浴机"加中药浴。

【作用机制】

(1)清洁作用　清洁全身皮肤后感染的机会大为减少,并可增强外用药物及紫外线照射的治疗作用。

(2)温热作用　温水浴或热水浴能使皮肤充血,促进血液循环使血管扩张,降低肌肉韧带的紧张度,缓解痉挛,减轻疼痛,有利于肢体进行活动,改善功能。

(3)浮力作用　全身或局部浸入水中时将减轻重量,在大气中运动困难的肢体在水中借助水的浮力作用可以容易地活动,又因水有阻力,在水中只能做缓慢的活动,对功能障碍的肢体进行运动训练。

(4)促进新陈代谢　有利于代谢产物排出体外。

(5)药物作用　水流中加入适量药物,除温热作用外,还有药物的作用,具有物理和药物的化学双重作用。

【常用几种水疗法】

(1)药物浴　在浴水中溶解无机盐类、芳香药类、有刺激性的药物、中草药再进行水浴,可替代天然矿泉水浴,亦可根据需要调节水中成分。

(2)中药浴　根据中医辨证论治的方剂制成煎剂,加入浴水中而成。

(3)水中运动　在水中进行各种体育锻炼的治疗方法。有水疗和医疗体育的双重治疗作用。根据阿基米德原理,身体沉水中的部分,即减轻重量,借助于水的浮力,在水中可以徐缓地活动。适用于肢体运动功能障碍、关节挛缩、肌张力增高的患者,患者在水中可以进行主动运动,如手功能操练等活动形式,也可以在医务人员的指导和帮助下进行肢体和关节被动运动的功能锻炼和水中按摩等。

【注意事项及不良反应】

• 皮肤科疾病采用水疗时一般不使用肥皂。

• 各种药物浴治疗后不宜再用清水冲洗,以使药物作用时间延长。

【适应证】热水浴适应证比较广泛,如大面积瘢痕挛缩、关节强直、手外伤后功能障碍、血管神经症、风湿和类风湿关节炎、神经痛、神经炎等;冷水浴适用于肌肉扭伤、血肿或急性炎症;冷热交替浴适用于多汗症和血管神经疾患。

【禁忌证】心肾功能代偿不全、活动性肺结核、恶性肿瘤和恶病质、身体极度衰弱和各种出血倾向者。

【常见的熏蒸水浴洗方】(上海市伤骨科研究所李国衡等制方)

(1)活血化瘀方　当归、羌活、独活、银花藤、红花、桂枝、透骨草、扦扦活、伸筋草、老紫草、海桐皮、络石藤、川牛膝。上药桂枝20 g,红花10 g,其余药各30～60 g。

（2）化坚汤　《山东中医杂志》3：171，1982经验方。

威灵仙45 g，乌梅30 g，姜黄15 g，刘寄奴30 g，苏木30 g，皂角刺20 g，三棱20 g，透骨草15 g，伸筋草15 g，食醋500 g，煎水。主治：陈伤或劳损，病程日久，气血凝滞，引起局部软组织粘连，筋膜增厚，或软组织钙化，或骨质增生，而致筋膜板硬，拘急不舒，关节僵硬，运动不灵，摩擦弹响，活动障碍疼痛等证。按：治外伤日久，引起气滞血瘀诸证，烫浴患部。

10. 石蜡疗法

石蜡是高分子碳氢化合物，不溶于水，微溶于酒精，易溶于汽油、乙醚、氯仿及其一些易发挥性油类。医用石蜡为白色半透明无水的固体，无臭、无味，呈中性反应，比重0.9，熔点50～60℃，沸点110～120℃，热容量大，导热系数小，故应用60～70℃的石蜡也不致烫伤皮肤。加热的石蜡冷却放出大量的热能。石蜡热容量大，导热差，又因石蜡冷却后体积可缩小10%～20%，紧贴于皮肤，产生机械压迫作用，使皮肤表面毛细血管轻度受压，促使温热作用达到深层组织，加深温热反应，使皮肤保持柔软和弹性，提高皮肤的紧张度，减轻因瘢痕挛缩而引起的疼痛。

【刷蜡法】将溶解的石蜡液（约60℃），用排笔涂刷在病变部位，使蜡液在皮肤表面冷却成一层薄蜡膜，再反复涂刷，直到蜡膜增厚至2～3 cm时，再置一只塑料袋包在蜡膜外面再用专制棉套包在外面，即行保温治疗，大约10 min，反复3次。此法适用于上肢。20～30次为一疗程。

【适应证】石蜡疗法尤适用于肌肉、肌腱、韧带扭伤和挫伤，瘢痕形成，手术后粘连，冻伤、烧伤、神经炎等。

【禁忌证】局部化脓性炎症、出血倾向、高热、皮肤湿疹等。

11. 冰敷疗法

有些患者手术后肢体肿胀很厉害，或许外伤后伴有明显肿胀，妨碍手术，主要针对没有创面和伤口的肢体肿胀，采用新型的冰敷疗法，如美国的AIRCAST冰敷加压治疗仪。冰敷疗法主要针对肢体肿胀的患者，通过冰敷和加压促进血管收缩和静脉淋巴液的回流加强，帮助吸收组织间的水肿。

12. 体外冲击波疗法

什么是冲击波？当环境中发生爆炸时会出现冲击波，例如雷击或飞机突破声障等。冲击波的特点是与环境压力相比之下的正高压振幅和急剧上升的压力。它的能量能从波源传至很远的地方，并能导致例如窗玻璃等的物质毁坏。冲击波区别超声波的一大特点是冲击波的压力振幅很大。必须考虑其在传播介质（水、人体组织）中非线性传播的陡峭化特性。

冲击波是单一的正压脉冲。这种脉冲的频率范围为几千赫兹到10兆赫兹。冲击波治疗后，通常可观察到患者的血液循环加快、新陈代谢增强，这些均会促进机体的愈合过程。冲击波在声界面的直接效应以外，具有很高的能量和穿透力。

冲击波的生物效应：

- 增强细胞通透性
- 活化微循环（血液、淋巴）
- 释放P物质
- 减少无髓鞘神经纤维
- 释放一氧化氮，从而引起血管舒张、代谢增强、血管生成，并有抗炎作用
- 抗菌
- 释放（血管、上皮细胞、骨、胶原蛋白等）生长激素
- 活化干细胞

【作用机制】平面式和发散式冲击波可产生压力、张力、应力等可引起组织内生物反应的机械刺激。根据ESWT治疗中的临床进程监控，得出结论，适当的冲击波能流密度（ED）是细胞更新和再生中最有效的治疗参数之一。冲击波治疗可以避免手术，即使在那些通常认为只有手术可以解决疼痛及运动障碍的病例中也如此。不需要X线检查及长期服药。避免出现手术相关的焦虑症。超过80%的治疗医生认为冲击波的疗效良好或者疗效优。

【适应证】腱性末端疾病、足底筋膜炎、内侧/外侧肱骨外上髁炎、腱性疾病、髌腱炎、跟腱炎、肩关节钙化性肌腱炎、肩峰下滑囊炎、肱二头肌长头肌腱炎、骨折不愈合/延迟愈合、股骨头缺血性坏死、伤口护理（皮肤表面溃疡、糖尿病足）。

【禁忌证】整体因素、严重心脏病，心律失常、全身情况差，重要脏器功能障碍、出凝血功能障碍者、肿瘤患者、血栓形成患者、服用免疫抑制剂患者、孕妇。

【局部因素】局部感染及皮肤破溃、肌腱及筋膜急性损伤、SW焦点位于脑，脊髓，肺组织，大血管及神经干走行者、萎缩及感染性骨不连。

13. 持续被动运动仪（CPM）

CPM是Continuous Passive Motion的英文缩写，中文名称为持续被动运动仪。在很多骨科和手外科疾病过程中，很多病患需要关节活动度逐渐增大，往往采取的是被动手法和自己使用训练的方法增加关节活动度。CPM的诞生不需要患者使用相关的部位的肌肉用力，但可以使运动的关节反复得到锻炼。CPM是一种生物力学概念，就是在连续被动活动，采用机械的原理，逐渐加速关节软骨和周围韧带肌腱的愈合和修复再生，使患者的关节在不知不觉的过程中逐渐增大关节活动度。

【特性】任何关节运动器的运动轨迹都应该符合人体运动生理活动的生理曲线,通过模拟人体自然运动和科学的机械原理,以及激发人体的自然原动力,发挥人体组织的代偿作用,最终使恢复后的关节活动自如。目前世界上对CPM已经进行了完全的认证,在使用过程中完全能够符合人体生理曲线,同时也采用了三维动作分析系统进行试验验证,得到了肯定答复。

【作用和效果】

• CPM可促进手术后的部位和关节血液加速循环,有利于关节内血肿和水肿的消退,促使伤口早期愈合。

• 反复使用CPM可以消除关节粘连和持续地牵伸关节周围组织,能够防止纤维挛缩和松解组织粘连,从而保持关节在一定活动范围。

• CPM可以逐渐消除关节粘连和软骨的退行性改变,改善关节活动度,促进关节软骨损伤的自身修复。

• CPM对由于瘢痕增生以及制动后的瘢痕、肌腱、肌肉等软组织挛缩、僵硬,造成的关节活动下降。

• CPM对废用性肌肉萎缩和肌力下降,可以缓解肌肉萎缩和增强肌力。

• CPM还可以减轻术后疼痛,主要是对关节本体感受器不断发动向心冲动,根据闸门学说,可以阻断疼痛信号的传递从而减轻疼痛。

• CPM治疗可以持续牵引痉挛的肌肉,通过一定的时间持续范围的运动,对抗肌肉短缩与减少肌梭敏感性,减少牵张反射,改善痉挛。

• CPM可以减少术后并发症的发生。

【特点】

(1)作用时间长、运动缓慢、稳定、可控制、安全、舒适、受到患者的欢迎。

(2)CPM与主动运动相比,CPM不引起肌肉的疲劳感,长时间持续进行,关节受力较小,如关节损伤或炎症早期也可以运用。而且不引起损害(各国专家一致认为,CPM的早期介入康复,往往可以达到事半功倍的效果)。

CPM上肢(手)主要分为:

(1)肩关节锻炼运动器

技术参数:

• 伸展/屈曲:$20° \sim 180°$

• 内收/外展:$20° \sim 160°$

• 内旋/外旋:$-60° \sim 90°$

• 内收/外展与内旋/外旋同步:$20° \sim 160°/-30° \sim 90°$

- 运动速度：40°/min ～ 120°/min

（2）肘关节锻炼运动器

技术参数：

- 伸展/屈曲：0°～135°

- 伸展/屈曲与前臂旋转同步：−90°～90°

- 运动速度：0°/min～135°/min

（3）手指（腕）关节锻炼运动器

技术参数：

- 拇指对掌：0°～180°

- 尺骨背离：−30°～60°

- 旋前旋后：−90°～90°

- 单个远端指关节：0°～70°

- 复合握拳：−30°～225°

- 掌屈背伸：−50°～90°

- 掌指关节：0°～90°

- 近远端复合运动：0°～180°

- 手腕掌指复合运动：−50°～140°

- 运动速度：150°/min～440°/min

CPM的技术服务，所有操作人员必须取得专业培训和对机器的性能熟悉，正确了解适应证和禁忌证。

14. 感觉功能疗法

上肢（手）有丰富的神经纤维和感受器，手的触觉、压觉、温度觉、两点辨别觉等都很敏感。手部的感觉包括浅感觉（痛觉、温度觉、触觉）、深感觉（运动觉、振动觉和位置觉）和复合感觉（两点辨别觉、形状觉等）。

支配上肢（手）部的运动和感觉的神经主要是臂丛神经以及其分支腋神经、肌皮神经、尺神经、正中神经、桡神经。

上肢（手）周围神经损伤后，经修补后并不能完全恢复原来的感觉状，由于髓鞘的不成熟、感觉传导减慢或由于神经轴索再生长不全或错误连接以及神经末梢排列错误，阻碍了许多新生的轴突芽长入原来的髓鞘内。因而出现了非正常感觉和某些部位的感觉缺如，也可能是由于大脑皮质未能正确识别已改变的由再生轴索或感觉终端器传来的输入信息。这就需要大脑的重新认识和辨别，对新的刺激模式做出相应反应。由于在修补远端的少数小神经纤维和感受器的功能异常，可出现感觉定位和定性的改变。进行感觉训练的目的是使患者功能性的感觉、触觉水平尽可能达到最高程度的恢复。感觉训练常常需要视觉的帮助，运用各种方法，对感受器重复地进行刺激，使患者大脑建立新的信息接收及处理。具体过程是通过视觉或记忆刺激的感受，注意体会刺激的性质和程度，以及不同刺激的不同感受，经过闭眼—睁眼—闭眼的训练顺序，为患者提供感觉信息，从而进行大脑高级皮质中枢重新整合的作用。

手的感觉恢复顺序是痛觉、温觉、33 Hz振动觉、移动性触觉、恒定性触觉、256 Hz振动觉、辨别觉。神经损伤后早期可进行痛、温等保护觉及振动觉训练，后期可进行移动性及恒定性触觉、形状觉、辨别觉训练，另外还应进行刺激定位觉训练。现将训练方法简单介绍如下。

（1）痛、温、压觉训练　是一种保护觉的训练，可使用针刺、冷热、深压。让患者去体会每一种感觉的特点，进而分别各种感觉刺激，按闭眼—睁眼—闭眼的程序反复强化练习。通过训练要使患者重新建立感觉信息处理系统。

（2）早期刺激辨别觉及定位觉的训练　康复治疗师及训练者（家属）用手指指端掌面（指尖部位）敲打患者手掌面，或用铅笔头、筷子头部（削尖打磨处理）压于手掌上来回移动，患者必须注视压点，用视觉来协助判断点的位置，然后让患者闭眼，健手指示敲击部位，然后睁眼确认，再闭眼练习，这样反复学习，直至患者能够较准确地判断刺激部位。

（3）辨别觉的训练　让患者辨别粗细不同的表面，进行记忆，开始应从不同素质的物料至幼滑粗细差别较大小表面开始练习，反复摩擦皮肤来增加分辨能力，逐渐过渡到分辨粗细差别较小的表面，仍可按闭眼—睁眼—闭眼的顺序进行。感觉再训练的后阶段：可以从形状辨别、循序渐进地训练患者分辨不同大小和形状的物品—由大至小、由厚至薄、由粗糙到软滑。还可以选用日常生活用具如纽扣、钱币、钥匙和锁、插销、水龙头、大小碗筷，以及手功能灵活性训练等。

（4）脱敏康复法　皮肤感觉过敏是神经再生的常见现象。它可能是由于不成熟的神经末梢的敏感度增加，以及感觉器容易受刺激。患者常为皮肤敏感而感到困惑，不愿活动，很难接受克服神经敏感的治疗。事实证明，反复刺激这个敏感区可以制服敏感现象。若这种现象不克服，很难进一步作以下的治疗，如感觉再教育、肌力的加强、手功能灵活性活动等。

脱敏包括两个教育措施：一是教育患者使用敏感区。如果不使用这一敏感区，其他功能锻炼则无法进行。这种敏感是神经再生过程的必然现象和过程。待神经端修复后，敏感区会自然减轻，减少患者的恐惧心理。二是在敏感区逐渐增加刺激。可先用无刺激的物质，如某些植物（黄豆、芝麻、蚕豆、赤豆）待脱敏后，可用不同的接触措施来刺激。

神经损伤后常出现感觉过敏，可用脱敏疗法。将患手置于细纱粒中，反复抽出、插入，进行摩擦，至皮肤麻木无感觉。适应了上述刺激后，增加刺激的强度，例如将手放入粗一些的沙粒中摩擦，进而放入芝麻大米—绿（赤）豆—黄豆—花生米（蚕豆）小弱至大强的顺序，进行脱敏治疗，可以取得比较好的疗效。

二、物理治疗的禁忌证与注意事项

- 有心脏起搏器或其他体内有医疗装置器的患者禁忌。
- 不可把电极应用在颈动脉凹处。
- 不可应用于孕妇。
- 高血压患者禁用。
- 长时间使用电疗会引起皮肤过敏。
- 不能应用于出血的部位。
- 不能应用于患有恶性肿瘤的患者。
- 不能应用于有心脏问题的患者。
- 不能应用于患有肺结核和血友病的患者。
- 不能应用于发热的患者。
- 不能应用于治疗过程中反常的患者。
- 不能应用于不能控制情绪或沟通的患者。
- 不要给患者过量治疗。
- 医疗仪器使用过程中，应在医务人员的持续监控下。
- 不能应用于带有电子装置的患者（如助听器）。
- 使用前检查仪器的正常运作，正确安全地连接电线。
- 治疗前患者应以放松舒适的姿势进行。
- 操作前医务人员都进行过医疗仪器的专门培训。
- 对患者的诊断和处方都完全了解，选择相关医疗仪器。
- 向患者解释，在"治疗过程"中如果患者感到不适、任何疼痛或出现其他状况时，应及时通知医务人员，应及时做出更正或停止治疗。
- 在使用医疗仪器时，将输出调整到一个适应的强度，让患者能较舒服地治疗。
- 患者在第一次治疗后，应询问患者的感觉如何。
- 如果有出现异常，立即关闭仪器，检查患者状况，采取必要的保护措施。
- 不要用湿的手去操作仪器，以免触电。
- 使用仪器后将操作开关和刻度数调整到最初位置（还原）按规定重新设置。

- 保护医疗仪器和附件的整洁和干净,定期更换。
- 仪器使用中,发现患者的操作部位皮肤破裂或灼伤,立即停止使用电极。

三、上肢(手)神经肌肉损伤电刺激疗法部位选择

臂丛神经损伤电疗部位选择
- 锁骨窝中点(锁骨正中上)——臂丛1(由C5~C8神经前支和T1神经前支组成)
- 腋后上二寸(桡神经)
- 三角肌止点(腋神经)
- 肱二头肌上臂中1/2肌肉运动点(肌皮神经)
- 上臂中1/2处外侧(肌皮神经)
- 前臂肱桡肌运动点(桡神经)——肱骨外上髁前下方约2寸
- 肱骨外上髁点(伸肌群)
- 肱骨内上髁点 { 屈肌群 / 旋前 }
- 虎口处(桡神经)
- 腕横纹掌侧中(正中神经)
- 旋前方肌 { 尺骨远侧端掌面 / 桡骨远侧端掌面 }(正中神经)
- 肱骨内上髁尺神经沟处 / 前臂豌豆骨 }尺神经

腋神经损伤电疗部位选择
- 三角肌止点
- 肱二头肌运动点

肌皮神经损伤电疗部位选择
- 上臂中1/2处外侧
- 肱二头肌上臂中1/2肌肉运动点
- 肱骨中部前内面(喙肱肌运动点)

桡神经损伤电疗部位选择
- 腋后上二寸(桡神经)
- 肱骨外上髁前方(桡神经深、浅二支)
- 前臂下1/3背侧(桡神经深支)
- 虎口(桡神经浅支) 手背的桡侧3/4和拇指背侧
- 桡骨茎突处

正中神经损伤电疗部位选择
- 肘部掌侧中点
- 肱骨内上髁(旋前圆肌)
- 腕掌侧(掌长肌与桡侧腕屈肌之间)
- 大鱼际肌运动点
- 手掌面中(桡侧部分掌面)

尺神经损伤电疗部位选择
- 肱骨内上髁尺神经沟处
- 腕尺侧豌豆骨处(尺神经体表投影处)
- 大小鱼际肌运动点

四、上肢（手）神经、肌肉、肌腱物理治疗部位选择

（一）臂丛1

名称：臂丛1（图4-1）。

定位：位于肩部内侧，锁骨上缘中点处。

神经：由C5～C8神经前支和T1神经前支组成。

支配部位：整个上肢运动和感觉。

主治：臂丛神经损伤、上肢瘫痪。

对应配区：肩三角肌运动中点（腋神经）肱二头肌运动点（肌皮神经）腕横纹掌侧中（正中神经）肱骨内上髁（尺神经处）前臂肱桡肌运动点（桡神经）。

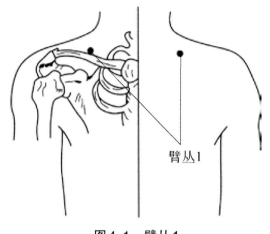

图4-1 臂丛1

（二）臂丛2

名称：臂丛2（图4-2）。

定位：腋窝前皱襞下约一横指处。

神经：由臂丛内侧束，外侧束和后束组成。

支配部位：整个上肢运动和感觉。

主治：臂丛神经损伤，上肢瘫痪，肢体感觉异常，肘臂挛缩。

对应配区：肩三角肌运动中点（腋神经）肱二头肌运动点（肌皮神经）腕横纹掌侧中（正中神经）肱骨内上髁（尺神经处）前臂肱桡肌运动点（桡神经）。

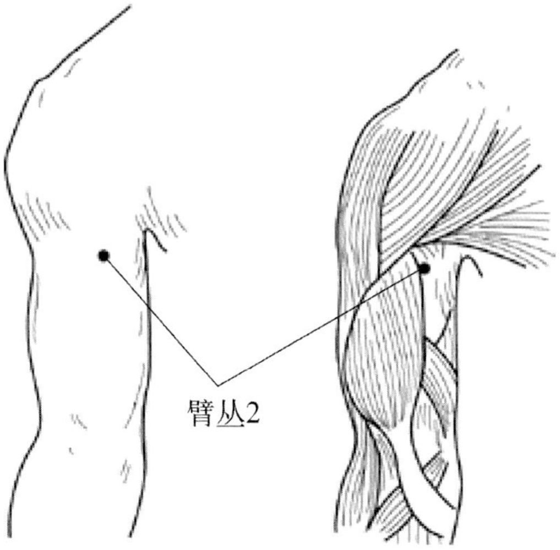

图4-2 臂丛2

（三）肩三角肌运动中点

名称：肩三角肌运动中点（图4-3）。

定位：位于肩外侧，上臂外侧中线上，肩峰下方约五横指宽处。

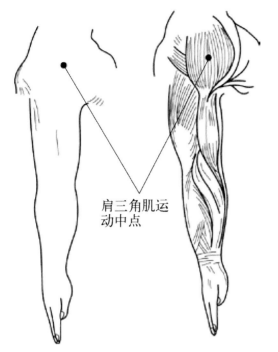

图4-3　肩三角肌运动中点

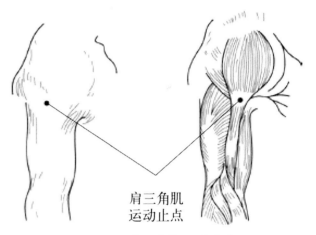

图4-4　肩三角肌运动止点

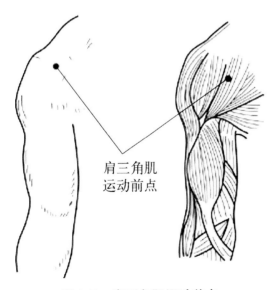

图4-5　肩三角肌运动前点

神经：由C5～C6神经（腋神经）。

支配部位：肩三角肌。

主治：肩三角肌瘫痪、肌肉萎缩、上肢不能外展。

对应配区：臂丛1，臂丛2。

（四）肩三角肌运动止点

名称：肩三角肌运动止点（图4-4）。

定位：位于肩部三角肌止点上缘处。

神经：由C5～C6神经（腋神经）。

支配部位：肩三角肌。

主治：肩三角肌瘫痪，上肢不能外展。

对应配区：臂丛1，臂丛2。

（五）肩三角肌运动前点

名称：肩三角肌运动前点（图4-5）。

定位：位于肩前部，肩锁关节下约三

横指宽处。

神经：由C5～C6神经（腋神经）。

支配部位：肩三角肌。

主治：肩三角肌瘫痪，肩不能外展及内旋。

对应配区：臂丛1，臂丛2。

（六）三角肌运动后点

名称：肩三角肌运动后点（图4-6）。

定位：位于肩后部，鹰嘴和肱骨外上髁连线中点与肩峰的连线上1/8处。

神经：由C5～C6神经（腋神经）。

支配部位：肩三角肌。

主治：肩三角肌瘫痪，肩不能外展，上臂肌麻痹。

对应配区：臂丛1，臂丛2。

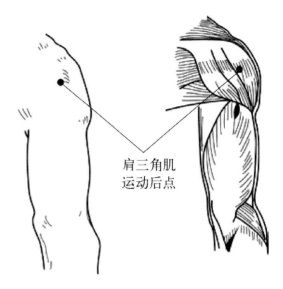

图4-6 肩三肌运动后点

（七）肩展臂点

名称：肩展臂点（图4-7）。

定位：腋后皱襞直上约三横指。

神经：腋神经。

支配部位：肩三角肌。

主治：抬肩功能障碍，举止不利及肩关节周围炎。

对应配区：臂丛1，臂丛2。

（八）喙肱肌运动点

名称：喙肱肌运动点（图4-8）。

定位：位于上臂近端尺侧，附于肱二头肌短头内侧。

神经：由C5～C6神经（肌皮神经）。

支配部位：肩喙肱肌。

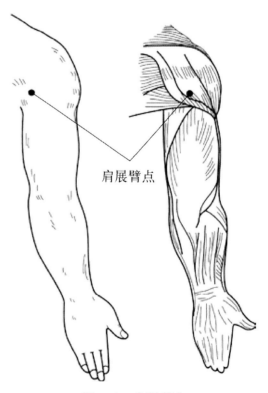

图4-7 肩展臂点

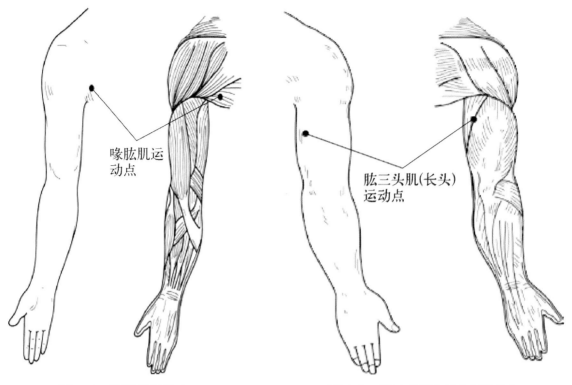

图 4-8　喙肱肌运动点　　　　　图 4-9　肱三头肌（长头）运动点

主治：上臂前屈及内收障碍。

对应配区：肱二头肌运动点,臂丛1,臂丛2。

(九) 肱三头肌 (长头) 运动点

名称：肱三头肌（长头）运动点（图 4-9）。

定位：位于上臂伸侧尺侧线,腋后皱襞下四横指。

神经：桡神经。

支配部位：肱三头肌。

主治：桡神经损伤,上臂伸肌萎缩及伸前臂功能障碍。

对应配区：臂丛1,肱桡肌运动点。

(十) 伸肘点

名称：伸肘点（图 4-10）。

定位：位于上臂伸侧桡侧线,腋后皱襞平线下八横指处。

神经：由 C5 ～ C8 神经和 T1 神经（桡神经）。

支配部位：肱三头肌。

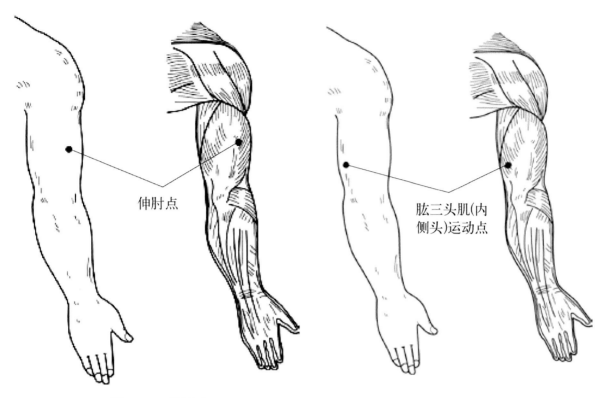

图 4-10　伸肘点　　　　　　　　图 4-11　肱三头肌（内侧头）运动点

主治：桡神经损伤，伸前臂功能障碍。

对应配区：肱桡肌运动点，臂丛1，臂丛2。

（十一）肱三头肌（内侧头）运动点

名称：肱三头肌（内侧头）运动点（图4-11）。

定位：位于上臂伸侧尺侧线，肘横纹平线上约四横指处。

支配部位：肱三头肌。

主治：桡神经损伤，上臂伸肌萎缩及伸肘功能障碍。

对应配区：臂丛1，臂丛2，肱桡肌运动点。

（十二）肱二头肌运动点

名称：肱二头肌运动点（图4-12）。

定位：位于上臂前面，从肱二头肌肌腹隆起内缘之中点斜向外下方取三点，每点间隔一寸许。

神经：由C5～C6神经（肌皮神经）。

支配部位：肱二头肌。

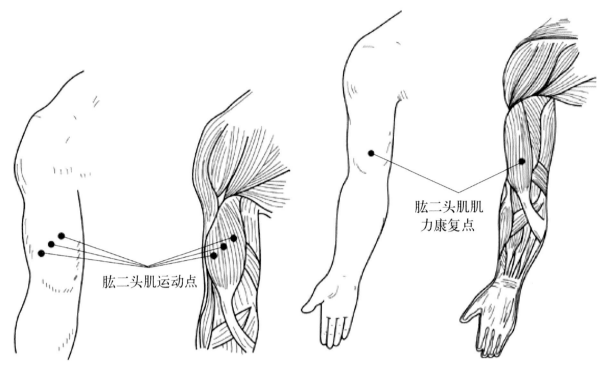

图4-12　肱二头肌运动点　　　　　图4-13　肱二头肌肌力康复点

主治：屈肘和前臂旋后功能障碍,肱二头肌萎缩,肘臂麻木。

对应配区：臂丛1,臂丛2,喙肱肌运动点。

（十三）肱二头肌肌力康复点

名称：肱二头肌肌力康复点（图4-13）。

定位：位于上臂前面正中线,肘横纹上约三横指处。

神经：由C5～C6神经（肌皮神经）。

支配部位：肱二头肌。

主治：肘关节不能屈曲,前臂不能旋后及肘臂疼痛麻木。

对应配区：臂丛1,臂丛2,喙肱肌运动点。

（十四）肱肌运动点

名称：肱肌运动点（图4-14）。

定位：位于上臂远端前面桡侧线,肘横纹上约二横指处。

神经：由C5～C6神经（肌皮神经）。

支配部位：肱肌。

主治：屈肘功能障碍。

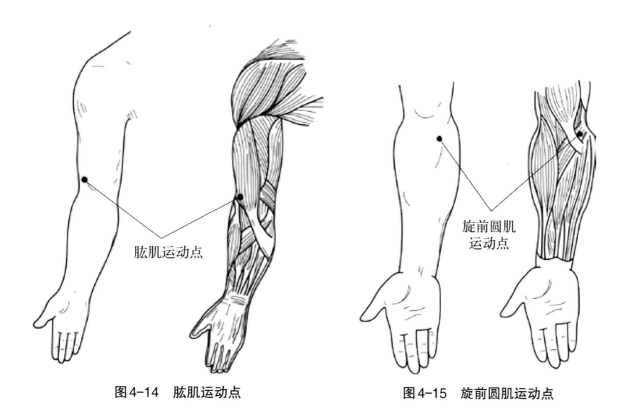

图4-14 肱肌运动点　　　　　　　　图4-15 旋前圆肌运动点

对应配区：肱二头肌运动点，喙肱肌运动点，臂<u>丛</u>1，臂<u>丛</u>2。

（十五）旋前圆肌运动点

名称：旋前圆肌运动点（图4-15）。

定位：位于前臂近端前面尺侧线，肘横纹下约二横指处。

神经：由C5～C8神经和T1神经组成（正中神经）。

支配部位：旋前圆肌。

主治：前臂旋前功能障碍，前臂屈肌群肌萎缩。

对应配区：臂<u>丛</u>1，臂<u>丛</u>2，腕横纹掌侧中（正中神经）。

（十六）尺侧屈腕运动点

名称：尺侧屈腕运动点（图4-16）。

定位：位于前臂前面尺侧线，肘横纹下约三横指。

神经：由C8神经和T1神经（尺神经）。

支配部位：尺侧屈腕肌。

主治：腕关节屈曲功能障碍及屈腕萎缩。

对应配区：臂<u>丛</u>1，臂<u>丛</u>2，前臂豌豆骨（尺神经），小鱼际肌运动点。

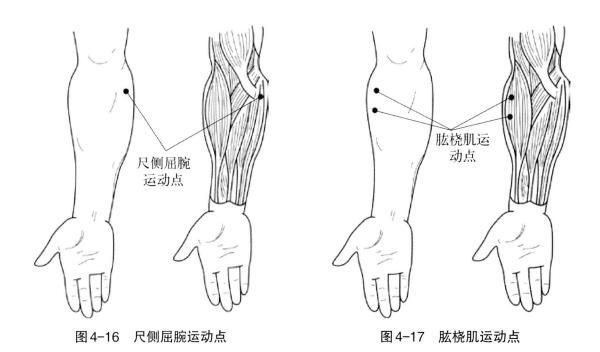

图4-16　尺侧屈腕运动点　　　　　图4-17　肱桡肌运动点

（十七）肱桡肌运动点

名称：肱桡肌运动点（图4-17）。

定位：位于前臂前面桡侧线，肘横纹下三横指及肘横纹下五横指。

神经：桡神经。

支配部位：肱桡肌。

主治：屈前臂功能障碍，肱桡肌萎缩，肘臂麻木疼痛。

对应配区：臂丛1，臂丛2，虎口处（桡神经）。

（十八）指深屈肌运动点

名称：指深屈肌运动点（图4-18）。

定位：位于前臂前面正中线之尺侧，肘横纹下约八横指处。

神经：正中神经，尺神经。

支配部位：指深屈肌。

主治：屈腕屈指（第2～5指）功能障碍。

对应配区：腕横纹掌侧中（正中神经），臂丛1。

（十九）指浅屈肌运动点

名称：指浅屈肌运动点（图4-19）。

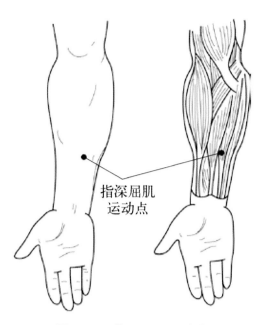

图4-18 指深屈肌运动点

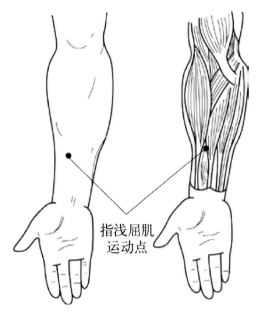

图4-19 指浅屈肌运动点

定位:位于前臂前面近桡侧线,腕横纹上五横指。

神经:正中神经。

支配部位:指浅屈肌。

主治:屈腕、屈第2~第5掌指关节和近侧指关节功能障碍。

对应配区:腕横纹掌侧中(正中神经),臂丛1,臂丛2。

(二十)桡侧腕长伸肌运动点

名称:桡侧腕长伸肌运动点(图4-20)。

定位:位于前臂伸侧桡侧线,肱骨外上髁下约二横指处。

神经:桡神经。

支配部位:桡侧腕长伸肌。

主治:伸腕及手外展功能障碍。

对应配区:肱桡肌运动点,臂丛1。

(二十一)尺侧腕伸肌运动点

名称:尺侧腕伸肌运动点(图4-21)。

定位:位于前臂伸侧正中线尺侧缘,鹰嘴突下约五横指处。

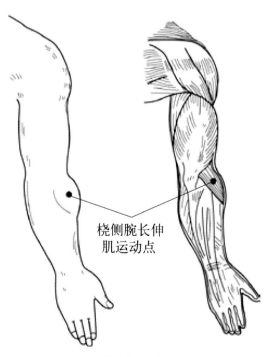

图4-20 桡侧腕长伸肌运动点

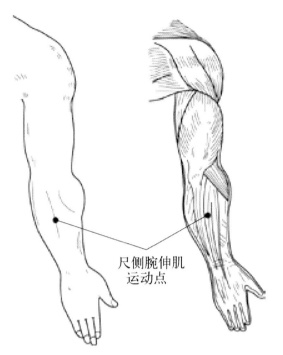

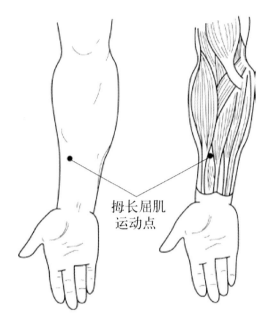

图4-21　尺侧腕伸肌运动点　　　　　　　图4-22　拇长屈肌运动点

神经：桡神经。

支配部位：尺侧腕伸肌。

主治：伸腕及手内收功能障碍。

对应配区：臂丛1,虎口处(桡神经)。

(二十二)拇长屈肌运动点

名称：拇长屈肌运动点(图4-22)。

定位：位于前臂前面近桡侧线,腕横纹上约四横指处。

神经：正中神经。

支配部位：拇长屈肌。

主治：屈拇功能障碍。

对应配区：大鱼际肌运动点,肘部掌侧中点,臂丛1。

(二十三)屈腕肌肌力康复点

名称：屈腕肌肌力康复点(图4-23)。

定位：位于腕横纹中央,掌长肌腱与桡侧腕屈肌腱之间。

神经：正中神经。

支配部位：屈腕肌。

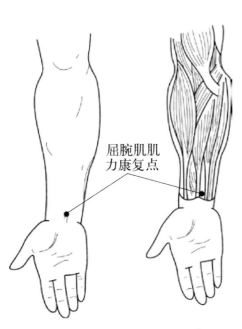
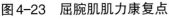

图4-23　屈腕肌肌力康复点

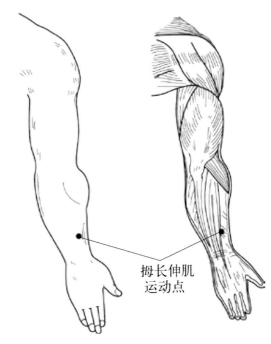

图4-24　拇长伸肌运动点

主治：屈腕功能障碍，手内收肌萎缩，手麻木（腕管综合征）。

对应配区：臂丛1，臂丛2，肘部掌侧中点。

（二十四）拇长伸肌运动点

名称：拇长伸肌运动点（图4-24）。

定位：位于前臂伸侧正中线的桡侧，腕横纹上约二横指。

神经：桡神经。

支配部位：拇长伸肌。

主治：伸拇功能障碍，腕部腱鞘。

对应配区：臂丛1，肱桡肌运动点。

（二十五）拇指对掌肌运动点

名称：拇指对掌肌运动点（图4-25）。

定位：位于手掌部，大鱼际肌近腕关节处。

神经：正中神经。

支配部位：拇指对掌肌。

主治：拇指对掌功能障碍，大鱼际肌萎缩。

对应配区：臂丛1，臂丛2，肘部掌侧中点。

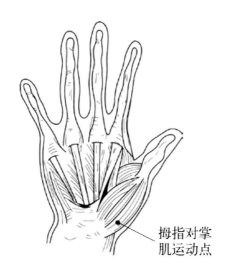

拇指对掌
肌运动点

图4-25　拇指对掌肌运动点

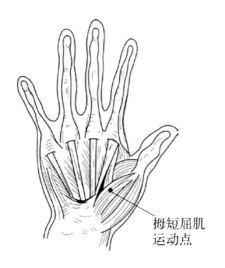

拇短屈肌
运动点

图4-26　拇短屈肌运动点

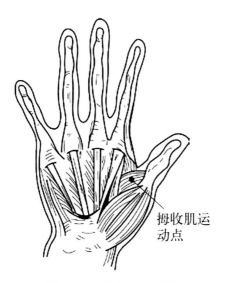

拇收肌运
动点

图4-27　拇收肌运动点

(二十六)拇短屈肌运动点

名称：拇短屈肌运动点(图4-26)。

定位：位于手掌部,大鱼际肌中上缘。

神经：正中神经。

支配部位：拇短屈肌。

主治：屈拇功能障碍,大鱼际肌麻痹。

对应配区：臂丛1,臂丛2,肘部掌侧中点。

(二十七)拇收肌运动点

名称：拇收肌运动点(图4-27)。

定位：位于手掌部,大鱼际肌中点。

神经：尺神经。

支配部位：拇收肌。

主治：拇指内收功能障碍,大鱼际肌肌萎缩。

对应配区：肱骨内上髁(尺神经处),臂丛1,臂丛2。

五、上肢(手)功能康复体疗

上肢(手)功能康复体疗是应用专门编制的上肢(手)的康复运动功能操,用运动功能操来防止伤病与促进上肢(手)功能康复的一种方法,根据病程和神经肌肉瘫痪程度编排训练计划。

运动量可以从被动运动→主动运动→抗阻力运动,循序渐进,使肌肉在略高于现有能力下训练,使肌肉增大、肌力增强,从而达到肌力康复。

针对病残肢体,功能障碍的部位和性

质,选择适当的体疗项目,从练习几节到十几节,每节重复10～20次或更多为一组。

练习一般由患者主动进行,也可由有关人员帮助做被动运动,训练器械:棍棒、沙袋、绳子、滑轮、木哑铃等其他上肢专门训练器械。

在康复人员指导下,由患者自行锻炼。一般每日2～6次,每次20 min起,要求坚持天天练习。往往要练数月或更长时间,注意循序渐进,防止操练过度。如有局部肿痛加重,肌力减退等不良反应,注意观察或停止训练。如有发热、急性感染等疾病的急性期,运动引起的剧烈疼痛或有出血等其他损伤的时候,一般禁忌体疗,对损伤性骨关节炎、骨化性肌炎治疗期,应禁忌局部活动。

特别注意上肢(手)损伤时,对患肢未被固定的关节的运动,如肩关节要充分地上举、外展、内收、外旋等,掌指关节屈曲运动等防止其他关节粘连。

对拆除石膏或其他外固定时已有肢体功能障碍发生的,应及时进行积极的操练,争取较快的功能恢复。

上肢(手)功能康复体疗,是以恢复肢体关节活动度和肌力的练习为主。

- 受损关节的主动运动幅度逐步加大。
- 受损关节的主动运动由健肢给予助力。
- 由有关人员给予助力或进行被动运动。
- 要每日进行多次训练。
- 用适当的重量作一定时间的关节牵引(10～20 min)。力度牵引量以可忍受为度,避免使用暴力,在早期患者尤须注意。
- 活动某一关节时要适当固定邻近关节,防止其他关节代替活动。

恢复肌力的练习

原则上是进行克服阻力的运动。并通过逐步增加阻力来促进肌力的增强。例:增强某一块肌肉和某一组肌群,选择运动器具,设一个运动计划,如有5组练习物,每一组练习10～20次后休息1～2 min,轮流转,并注意调节,以后逐渐增加到一定数量,练习肌肉有疲劳感为度。

六、上肢(手)神经、肌腱等损伤后功能训练及康复护理

康复医学是多元化的,参与各个医疗专业,它的涉及面很广,而且每一个专业都有明确的职责和分工,对患者的病情发展对清楚,他们的技能和水平以及对患者重视和关心,

取得患者的信任，在上肢和手的康复中，他们能提供患者的最新动态和意见，各级医生和治疗师只有在持续的护理监护下可以发挥更好的作用，当康复护士投入到康复工作中去，指导患者在病情发展中认识应用最好的康复护理方法，如水肿即采取抬高肢体、悬吊上肢等措施，帮助淋巴静脉回流，在康复过程中，要求护理人员要有爱心，努力做好患者康复治疗，因此，对康复护理的要求也比较高，除了对急性期所需的康复治疗外，还有关心如何妥善安排好患者，指导全方位的运动，减少并发症。

手外科康复发展是康复医学中一门新兴学科，是与时俱进的，手功能康复的目的是增加关节功能，改善活动和减轻疼痛，如肌腱松解术或肌腱移位术，提供新的机能来源，改善由粘连而造成的关节障碍，并能够早期活动，为功能障碍而铺平道路。

康复护士和其他人员在一开始就应该注意集中思想，尤其是患者的上肢（手）功能，防止功能的紊乱，还要注意到患者的心理反应，往往可以提高治疗疗效。所以早期的治疗和康复治疗结合起来就能缩短患者的疗程，从现代医学上来说，康复已经进入到门急诊和ICU，这是最高的治疗范畴，如地震后很多患者都是从急诊开始治疗和介入护理康复的。为了全面贯彻康复治疗的效果，要做好规划的工作，需要有个高质量的护理工作，有了康复护士不能在医疗哪个专业都占有重要地位。

康复护理的总体目标是病残者获得最大的功能恢复，在精神上、社会活动中与经济效益和工作技能，康复是竭力协助患者发挥潜在的力量，获得自发的推动力。当然，也需要作出评价，让患者了解能做什么，与社会如何交往。为了使患者获得最佳的功能和获得最新的生活，也可能面临着新的职业，康复护理能起到桥梁的作用。

康复护士是促使患者保证自己的应用能力，防止病残和并发症，在恢复身体肢体功能方面，常常使用活动和实践，在维持生活健康方面都要有一个良好感觉。康复护士的作用是协助患者能自己照顾好自己，代偿缺欠，自我调整适应，使患者有个良好感觉，协调身体肢体之间的关系，调节自己的思想，适应体位的环境，从而进入社会环境。

对待手外科伤残病患，要有耐心和同情心，出于仁慈，体贴关心，最重点要的是要有责任感，最终目标是患者能够早日恢复功能。

因此，手功能康复护理是康复集中的一组重要力量，在保护和恢复患者的肢体（手）的活动，防止进一步病残和发展并发症起着重要作用，手功能康复的是给患者建立信心，并与患者之间建立相互联系的重要关系。

（一）臂丛神经损伤

臂丛神经损伤后，尤其是根性的臂丛神经损伤，治疗的主要方法是通过神经移位手术。所谓神经移位，即是将没受伤的、相对来讲功能不重要的神经转移过来，作为动力源,接到受伤的神经上去,恢复受伤神经的功能。目前,主要有5种神经移位方法。除了神经手术后,均要遵守的事项,如固定6周,禁止吸烟,按医嘱正确服用神经营养药物及电刺激治疗外,臂丛神经移位后还必须进行特殊的功能训练。

1. 膈神经移位术

功能训练方法:膈神经是主管呼吸的神经,将膈神经主要移位到主管屈肘功能的神经上去。所以,功能训练的动作主要是每日进行深呼吸运动(图4-28)。

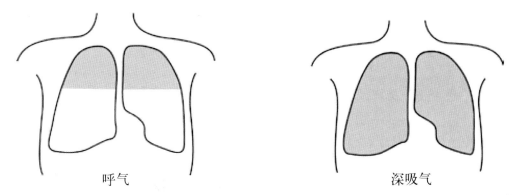

呼气　　　　　　　　深吸气

图4-28　功能训练方法

练深呼吸时,需要注意,每次呼吸都要做到尽自己最大力气,然后,在最大吸气状态保持一会儿,再呼气,另外重要的是,每当吸气过程时,脑子里尽量想象自己的胳膊屈起来,并且可同时在健手的帮助下屈肘。虽然做完神经手术后,不可能马上会有动作恢复,但这样做能明显加速神经再生的速度,防止肘关节的僵直。每次深呼吸之间可稍间隔一会儿,以防通气过度,造成头晕。以上这些动作每日至少练习500组,可分数次完成。

2. 肋间神经移位术

同膈神经一样,肋间神经也主管呼吸。一般可移位于肌皮神经及胸背神经。如果移位于肌皮神经即主管屈肘的神经,锻炼方法同膈神经移位完全一致,如果移位于胸背神经,则在深吸气的同时,意念中要不断想着肩内收即夹胳膊。有时也可移位至桡神经,意念中则要想着伸胳膊、伸手腕等(图4-29)。

3. 副神经移位术

副神经是主管耸肩动作的神经,一般移位后去修复肩外展的动作,所以副神经移位后功能训练的重点在于耸肩。具体锻炼时,可双肩同时上耸,尽

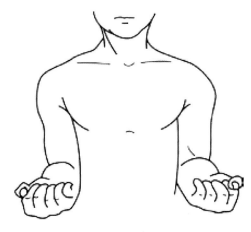

图4-29　吸气同时夹胳膊

量用最大的力量,在此同时,意念中想着肩外展。也是每日至少练习500组,可分数次完成(图4-30、图4-31)。

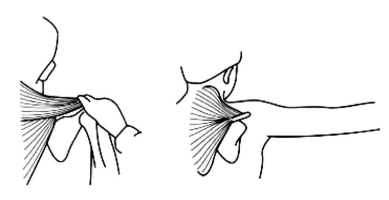

图4-30　耸肩(双侧同时)　　　　图4-31　同时肩外展

4. 颈丛运动支移位术

目前,颈丛运动支移位术应用较少,主要是因为同其他的动力神经相比,它的动力较小。术后锻炼方法基本同副神经移位相似。

5. 健侧C7神经根移位术

这是顾玉东教授首创的神经移位方式,由于这种方式神经生长快,动力强大,已在世界上被广泛采用。所谓健侧C7神经,是指好手中主要主管夹胳膊、伸肘伸腕指动作的一条神经,移位后,对好手几乎没有影响。一般在术后1～2周内会出现拇指、示指、中指的感觉麻木,不必惊慌,一般2周以后会完全消失。由于它主管的是好手的动作,所以锻炼时,以锻炼好手为主。具体锻炼方法为:① 推墙训练:人离开墙大约1 m以健手做推墙动作,可根据个人具体情况,通过增加或减少与墙之间的距离,来调整运动的强度;② 肩内收:即好手夹胳膊。做这个动作时,要注意用正确的方法,有些患者锻炼时,好手快速肩内收,而不用什么力气,这是不对的。正确的方法应该是伸直肘关节,同时伸腕伸指,然后慢慢用最大力气夹紧肩关节。上述动作也是每日练习500组,可分数次完成。

另外,臂丛损伤后,除上述针对各种神经移位后的特殊锻炼方法外,患者还必须每日进行关节活动训练,除了刚刚手术后处于固定期的关节外,所有关节必须进行被动活动训练,以防关节发生挛缩。那时即使神经功能恢复,肌力恢复,而上肢却由于关节的僵硬而功能恢复不良,不得不进行手术松解,并且效果并不一定良好。

(二)产瘫

1. 护理康复

术后石膏托制动肘关节于90°屈曲位,阔绷带维持肩内收位。屈肘贴胸位,置毛巾

（代替胸带）予内侧,腋部放置纱布,从而防止出汗引起皮肤浸渍。由于幼儿皮肤稚嫩,所以需用柔软的棉布或围巾自做三角巾,石膏松紧以一指为宜。

2. 功能锻炼

术后6周拆石膏,上肢在颈部吊带保护下进行主动活动,肘关节伸直不超过90°,9周后才能做无限制的肘关节功能锻炼(与患儿家属一起制定适宜的锻炼和康复计划)。

3. 物理治疗

（1）电刺激 术后3周起,选用低频类治疗仪,每日2次,每次20 min。刺激强度应根据患者具体情况而定。有神经再生电位出现时,刺激强度可逐渐减少。其主要作用是延缓神经变性和肌肉萎缩,增加局部血液循环,促进神经再生。此外,还可采用激光、中频、推拿等结合治疗。

（2）营养神经药物 维生素 B_1、维生素 B_6、地巴唑等。

（三）上肢其他主要神经

1. 保守治疗

神经废用症和神经轴索断裂者,先行保守治疗3个月,即应用神经营养药物(维生素 B_1、维生素 B_6、维生素 B_{12}、复合维生素 B、地巴唑、神经节苷)。损伤部位进行理疗,如低中频治疗法、神经治疗仪、激光等,患肢进行功能锻炼,防止关节囊挛缩,并可配合针灸、推拿,有利于神经震荡的消除、神经粘连的松解及关节松弛。

2. 患肢体位与外固定的护理

妥善固定患肢,立位时患肢于胸前悬吊,防止下垂影响手指末端血液循环;卧位时垫高患肢,一般抬高20°～30°,以促进血液循环,减轻肿胀。勿患侧卧位以免影响血液循环。外固定者保持外固定的有效并注意外固定包扎松紧适宜。

3. 康复训练指导与护理

对患肢进行推拿手法操作,被动和主动运动训练、肌力训练、感觉训练、作业训练等一系列康复护理,是加速、提高和最大限度恢复患肢功能的有效方法。

（1）为了防止术后神经再生时期内肌肉萎缩及关节囊挛缩,从术后开始帮助患者进行肌肉和关节的被动活动和关节支架的应用。

（2）理疗 配合电刺激仪、按摩、氦氖激光照射、超声波等治疗,促进患肢功能恢复。

（3）积极进行感觉功能训练及职业训练。

（四）上肢神经卡压

1. 腕管综合征

功能锻炼:康复锻炼是促进肢体功能恢复的重要措施。

（1）告知患者神经卡压后引起的肌肉萎缩、肌力减退需要较长时间才能恢复，使患者树立长期锻炼的信心。

（2）根据正中神经卡压后引起拇指及大鱼际肌无力的特点，制定训练方案，重点训练拇指屈、内收及对指、对掌等手部的精细动作。

方法：术后48 h后可行手指活动，3 d后指导患者进行肩肘活动，1周后鼓励手部正常活动，2周后伤口拆线后指导患者用力握拳、伸指、用力抓握橡皮球、揉转健身球等；训练拇指与其余四指指腹相对，捏拿各种物品，每日3次，每次15 ～ 30 min，每分钟频率35 ～ 50次，频率太快手部抓握力量不够，不能达到锻炼效果。2 ～ 3周后进行拇指抗阻力运动训练，促使鱼际肌体积增大，肌力增强，恢复手部的协调动作。运动强度由小到大，次数由少到多，每次锻炼以患肢承受能力为度，循序渐进。

2. 肘管综合征

（1）康复护理　指导患者48 h内尽量不进行活动，以免增加伤口渗血以及导致尺神经滑脱而影响手术疗效。48 h后要尽早开始活动，固定在石膏内的肢体可进行肌肉的收缩活动，石膏外的手指可进行屈伸活动，但是幅度不能太大，要逐渐增加，拆除石膏后可恢复正常生活和工作。

（2）门诊随访及注意事项　定期门诊（一般3个月随访1次），同时要在术后4 ～ 6周尽量避免做屈肘动作，尤其是要注意睡觉的姿势，不要压迫患肢。

（3）注意要点　由于神经功能恢复缓慢，其中运动功能比感觉功能恢复更漫长，要鼓励患者坚持不懈地进行腕关节、手指关节的功能锻炼直至完全康复。

3. 胸廓出口综合征

康复护理：神经卡压后会不同程度地引起所支配肌肉的萎缩，使肌力减退，严重时引起肌肉纤维化而失去收缩功能，抗阻力运动训练是使肌肉体积增大、肌力增强的有效方法。根据不同类型的TOS所累及的不同神经，运用不同的运动训练方案，指导患者进行肢体功能锻炼。

（1）训练方案

A. 上干卡压型：主要累及腋神经和肌皮神经，患肢三角肌及肱二头肌萎缩无力。因此以训练肩外展上举和肘屈曲功能为主。

B. 下干卡压型：主要累及正中神经与尺神经，患肢屈腕肌、屈指肌、屈拇肌及手的内在肌萎缩无力，因此以训练手指及拇指的屈、抓、捏、内收、外展以及对指、对掌等手部的精细动作为主。方法为指导患者用力握拳、伸指，用力抓握与揉转各种形状的物体，如小皮球、健身球、健身圈等。同时训练拇指与其余四指指腹相对，捏拿各种物品，以达到增强肌力、恢复手部协调动作的目的。

C. 全臂丛卡压型：除累及上述神经外，还会累及桡神经。故需加强伸、屈腕训练，方法为指导患者手持哑铃做腕的背伸与掌屈活动。

（2）训练进度　训练从术后第2天开始。肌力1～2级时，在主动收缩肌肉的基础上，医护人员或健肢给予帮助；肌力3级时，可完全主动运动；肌力4级时，则进行抗阻力运动训练。

（3）训练程度　训练强度与次数不可操之过急，每天训练的次数由少到多，强度由小到大。每次训练应以患肢承受能力为度，以患者感到轻度疲劳为宜。如此循序渐进，坚持不懈，直至功能完全恢复。

（五）截肢后肢体残端的功能锻炼

康复护理：① 截肢后肢体残端的功能锻炼一般在术后2周，即拆线后、伤口完全愈合后开始，过早会引起疼痛；② 锻炼的目的是使残端能负重，关节屈伸灵活。可对残端进行按摩拍打，用残端蹬踩，先蹬踩在柔软物品上，逐渐由软到硬，不可过急。截肢后应鼓励患者早日坐起或离床，上肢术后1～2 d可离床，下肢术后2～3 d练习坐起，如全身情况好，术后5～6 d开始扶拐离床活动，初次下床时要防止因不习惯而失去重心跌倒，所以下地时护理人员必须在床旁扶助；③ 患者因初次下床不习惯而情绪低落，必须及时给予鼓励和帮助，同时指导患者正确用拐，以防意外跌倒。用拐的正确方法是行走时先将两拐同时拄放在身体前方，然后提起健肢移到两拐的前方，再将两拐同时移到健肢的前方，如此反复，始终保持两拐与健肢形成一个等边三角形。当患者移步向前时，是依靠两臂力量支持全身重量，初次下地时间不可过长，以后可逐渐延长下地时间。

（六）先天性上肢畸形的诊治与护理

目前先天性肢体畸形的分类，是美国手外科协会和国际手外科联合会依据解剖和胚胎而修订的，并且获得广泛的承认。Swanson（1983）对于这种分类有较详细的论述。现将分类论述如下。

- 肢体形成障碍　先天性肢体缺陷、分裂手、海豹手。
- 肢体分化障碍　先天性多关节挛缩症、关节融合、肌腱滑脱。
- 重复畸形　多指畸形、孪生手。
- 生长过度（巨大畸形）　巨指症。
- 生长不足（发育不全）　短指畸形、拇指发育不全。
- 先天性绞窄束带综合征　肢端并指畸形。
- 全身性骨骼异常　全身性骨病。

康复护理：

（1）患儿的指导　针对儿童反复活动后易疲劳、注意力很快降低的特点，采取活泼有趣的活动形式，鼓励其用患手做一些力所能及的活动，如抓、握、捏、拍等游戏和表演练习。

（2）亲属的指导　有意识地让患儿参加一些群体活动，使其克服自卑心理，找到自信心，不需掩饰畸形部位，并对其进步给予鼓励和表扬。

（3）周围人群的指导　教育患儿周围的人群不要以同情或歧视的眼光看待患儿，应以赞赏的态度来支持和鼓励他们，并积极参与他们的活动，使其树立积极向上的生活观念，提高生活能力和生活质量。

出院指导：

- 定期门诊复查。
- 有吻合血管的术后患者，强调寒冷季节注意保暖，远离吸烟人群。
- 神经移植或感觉障碍的患者，防止烫伤或意外伤。
- 肌腱移植或转位者每2周复查功能锻炼情况并做功能评定。

（七）手部肌腱损伤

1. 肌腱修复

（1）治疗原则　手部屈肌腱的修复，通常根据不同的手术部位，采用与其解剖结构和营养特点相适应的修复方法和术后活动方法。

A. 早期修复：早期肌腱修复是指在受伤后6～12 h，也有人认为在24 h内所做的修复。做早期修复的病例应该是污染较轻的新鲜外伤病例，创面清洁整齐，经清创后能一期缝合。

B. 延迟早期修复：是指受伤后24 h至3周之间的肌腱修复。延迟肌腱早期修复适用于由于计划原因不能早期修复；也适用于因创面有污染，虽清创后已在早期缝合创口，在创伤炎症消退后做延迟早期修复。

C. 晚期修复：是指伤后3周以后，根据条件选择适当的时期进行肌腱断裂修复。主要是由于早期创面污染严重或创面缺损较大，不能直接缝合，需经皮瓣移植修复者；也可因全身情况不佳等其他原因，丧失一期或延期肌腱修复的时机都应采取二期手术。在手指腱鞘区，伤后1～2个月一般不应做特殊手术修复，晚期修复主要指伤后3个月后的二期肌腱移植和假体肌腱植入术。

（2）患肢体位与外固定的护理　立位时患肢于胸前悬吊，防止下垂影响手指末端血液循环；卧位时垫高患肢，一般抬高20°～30°，以促进血液循环，减轻肿胀。勿患侧卧位以免影响血液循环。外固定者保持外固定的有效并注意外固定包扎松紧适宜。

（3）疼痛护理 由于手部神经支配丰富，肌腱手术后患者常感到伤口有不同程度的疼痛。为患者创造舒适的利于休息的环境，正确有效的评估患者的疼痛程度并给予积极有效的止痛措施，减轻患者的疼痛，促进患者的舒适度并能进行有效的功能锻炼。

（4）康复护理 康复治疗包括手功能康复体疗、作业疗法、支具疗法、物理疗法等。向患者宣传康复治疗的重要性，了解康复锻炼的有关知识和方法。并根据患者受伤的程度制定不同的锻炼方法和时间，指导并督促患者进行积极有效的康复训练。

功能锻炼的时间和方法：

A. 早期无抗阻的功能锻炼。最早第2天就可以开始行限制被动功能锻炼。术后1～3周限制性被动活动，以减少粘连，促进愈合。此期在医务人员的严格指导下行患肢（指）被动屈曲、伸直活动，方法同上。

B. 中期无抗阻的功能锻炼。术后4～5周，指导患者轻度主动活动患肢（指），练习时动作缓和，用力适当，每日10次，每次5 min，以引起轻度酸胀为宜，避免暴力性动作。对肌肉和关节进行按摩，配合采用局部理疗如超短波、频谱等疗法。

C. 后期逐渐增加阻抗的功能锻炼。4～8周后完全去除石膏保护负重锻炼，渐进加大阻抗活动；术后6～10周变被动活动为主动活动患肢（指）20次，每1～2 h重复1次，练习时掌握动作要领，功能活动由简到繁，循序渐进。鼓励患者做日常生活动作。

D. 10周后根据患者的工作性质或意愿进行各种不同的作业训练，为回归社会、恢复工作做好准备。

（5）水肿的预防与护理

A. 预防：水肿一般出现在术后48 h内，是手外伤术后常见及相对较轻的并发症。

手术后，置患者舒适卧位，用枕头或支架抬高患指连同该侧手臂，略高于心脏水平，促进静脉血和淋巴液的回流，以减轻肢体水肿及疼痛，避免指（肢）体因长时间受压而加重肿胀。

患者坐位或立位时将患肢悬吊于胸前，不能下垂或随步行而活动。密切观察手指末梢循环，防止因敷料包扎过紧或石膏固定不佳而造成静脉回流不畅。

B. 处理：注意抬高患肢体位，敷料包扎松紧外，术后24 h后就可以轻轻按摩患指腹，术后1 d后可进行红外线理疗，每日2次，每次20 min，促进末梢血液循环，减轻肿胀。

2. 肌腱粘连

肌腱修复术后，很难避免与周围组织发生粘连。一旦发生粘连，轻则影响肌腱的活动，重则使肌腱修复手术失败。肌腱粘连是导致手术失败的最主要的原因。

（1）肌腱断裂的预防与护理　原因：① 功能锻炼不当；② 早期主动活动：术后早期主动活动是导致肌腱断裂的重要原因，由于术后早期肌腱尚未愈合，此时主动活动易导致肌腱吻合口因张力过高而导致肌腱断裂；③ 术后过早负重：术后 4 ～ 5 周是轻度主动活动期，个别患者对功能锻炼过于急躁，盲目加大活动度可造成肌腱再断裂；④ 其他因素：与受伤的部位、程度及手术方法有关。预防：正确指导术后功能锻炼的方法，详见上述。

（2）关节僵硬的预防与护理　原因：患者因为过度焦虑，担心疼痛又惧怕肌腱断裂而不敢活动，结果导致正常关节肌肉的酸胀、疼痛，以至于关节僵硬。

预防：预防关节废用性挛缩的最好方法是尽量缩小固定范围，并尽量缩短固定时间，同时指导患者练习固定范围以外肢体近端和远端各关节的大幅度活动，要使患者清楚地认识到，未被固定的关节，不但可以运动，而且必须运动。这需要护理人员给予耐心的解释，使患者清楚，出现关节僵硬后给生活带来的诸多影响，根据患者的不同情况及时予以相应的功能锻炼与理疗等，防止关节僵硬的发生。

（3）其他并发症　肌腱修复术后除了以上几种并发症外，还可以出现瘢痕挛缩、肌肉萎缩等并发症，主要与不及时的功能锻炼有关，也与患者的个体差异有关。治疗与护理上要注意为患者补充营养，增强患者的免疫力，及时给予热疗、蜡疗等物理治疗。

（4）健康教育

A. 遵医嘱定时服药。

B. 保护患肢，保持伤口的清洁干燥，抬高患肢。戴石膏固定出院者，应定期来院拆除石膏。

C. 补充营养，避免刺激性食物。

D. 继续加强康复训练，并逐渐加大运动幅度和量，直至手的功能恢复为止（肌腱粘连松解手术后，以主动锻炼为主）。

E. 定期的门诊随访。

（5）康复指导

A. 抬高患肢，促进血液回流，减少肿胀。

B. 功能锻炼：肌腱粘连松解术后，早期功能锻炼是预防再粘连的主要措施。术后 24 ～ 48 h 即可去除敷料，练习有关关节的主动屈伸功能。一般术后 2 d，每日锻炼 1 ～ 2 次，每次充分屈伸手指 2 ～ 3 次。术后 3 ～ 4 d，每日锻炼 3 ～ 4 次。以后逐渐增加练习次数和强度，最大限度地减少伤口内的出血和肿胀，并且抑制肌腱的再粘连。术后 2 ～ 3 d 还可进行理疗，采用蜡疗、超短波及体疗等手段，可起到消肿、软化瘢痕、促进局部血液循环进而提高疗效的作用。

七、增加上肢(手)关节活动度和肌力的练习

见表4-1。

表4-1 活动度和肌力的练习

关节	活动度练习	肌力练习
肩关节	1.健肢带动患者作上举、后伸、外展、内收、内旋、外旋、肩部旋转等动作。 2.用滑车或绳子帮助患肩向前、向后外侧举起,渐进性向上。 3.身体半弯腰,健肢带动患肢作肩关节旋转动作。 4.摸同侧耳朵、枕部、对侧耳朵来练习肩外展外旋。 5.摸衣袋、腰皮带、摸背部来练习肩关节内旋。 6.用适量重物牵引肩关节外旋。	1.向前、后、外侧提起哑铃、沙袋等适量重物。 2.直接或间接通过滑车举起重物作动力性或静力性抗阻练习,时间10~15 min/组,2~6组/日。
肘关节	1.双手握棍(或健肢带动患肢)作肘屈、伸运动。 2.用适量重物牵伸肘关节。	通过滑车屈伸适量重物作动力性或静力性抗阻练习。
前臂部	1.进行屈肘扇子势动作,逐步扩大旋转幅度。 2.用健手握住腕部帮助患臂旋转,作旋前、旋后动作。	拧毛巾或拧螺丝等练习。
腕关节	1.交叉双手,用健手帮助患腕屈伸。 2.双手握棍作屈伸运动。 3.以手背、手心置桌上按压,帮助腕屈伸。	腕部负重作屈伸练习。
手部	1.主动或被动作手指屈伸、拇指开合和对掌对指练习。 2.用适量重物牵伸挛缩关节,或用沙袋压手指关节并屈伸关节。	1.捏握力器或小皮球练习。 2.借助各种手功能器械作精细动作练习。

八、上肢(手)功能重建康复体疗示意图

(一)患肢康复体疗示意图

见图4-32～图4-58。

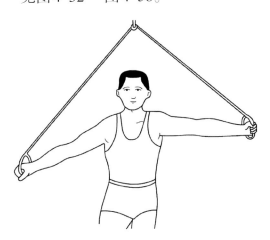

图4-32 双手握吊环器作外展牵拉
作用:训练三角肌肌力,增加外展活动度
(也可作单手负重牵拉)

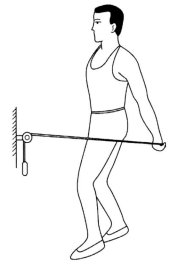

图4-33 手握负重牵引器作肩关节的
前后牵拉(正向)
作用:训练上臂伸展,增加肩胛带肌等关节活动度
(可逐渐增加负重量)

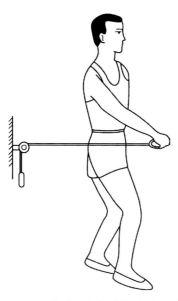

图4-34 手握负重牵引器作肩关节的
前后牵拉(背向)

作用:增加上肢前屈后伸活动(可逐渐增加负重量)

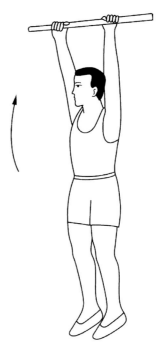

图4-35 双手握体操棒做上下活动

作用:增加上肢、肩关节上举活动度

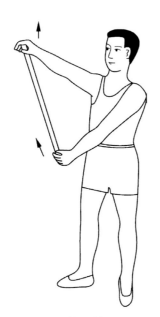

图4-36 双手握住体操棒作外展,内收动作

作用:增加肩部活动度

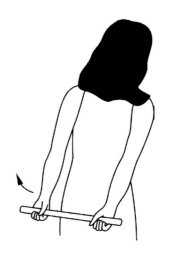

图4-37 双手握体操棒做后伸运动

作用:增加肩部后伸力量

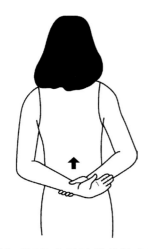

图4-38 健手握住患肢腕关节做肩部后伸内旋
　　　　动作
　　　　作用：帮助瘫痪上肢增加活动度

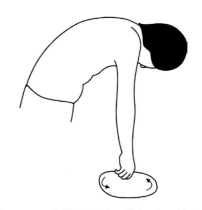

图4-39 背腰部屈曲，做上肢环转活动
　　　　作用：增加肩关节活动度

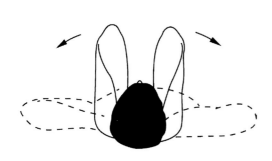

图4-40 仰卧位，双手托枕头部做肩部内旋、外
　　　　旋活动
　　　　作用：增加肩关节的活动度

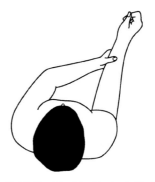

图4-41 仰卧位，健手握住患肢前臂做内旋、
　　　　外旋活动
　　　　作用：增加患肢活动度

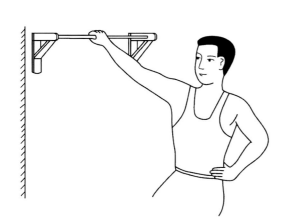

图4-42 手握肋木，做肩部上、下活动
　　　　作用：增加肩部外展活动

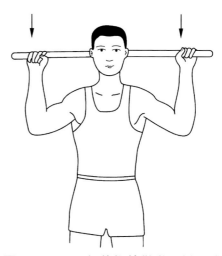

图4-43 双手握体操棒做举重样运动
　　　　作用：增加肩、肘关节活动度

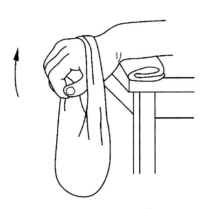

图4-44　沙袋放于手掌背部，
做腕关节背伸活动
作用：增加腕关节活动度及前臂伸肌群肌力

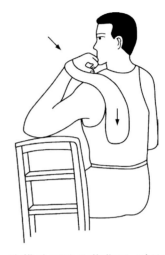

图4-45　沙袋放于腕关节背侧，肘关节屈曲位，
作负重牵引
作用：增加肘关节屈曲活动度

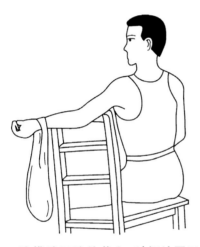

图4-46　沙袋放于腕关节上，肘部放置于操作台
上，做上下活动
作用：增加肘关节活动度

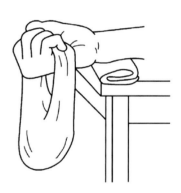

图4-47　沙袋放手掌掌心部，做腕关节屈曲活动
作用：增加腕关节活动度及前臂屈肌群肌力

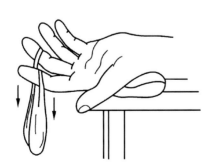

图4-48　沙袋放于手指远端作负重牵引
作用：增加指间关节活动度（用于指间关节屈曲挛缩）

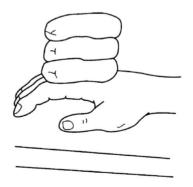

图4-49　患手旋前位平放于操作台，屈曲挛缩处
按放沙袋（也可用健手放在沙袋上作上下挤压）
作用：逐渐拉开挛缩肢体

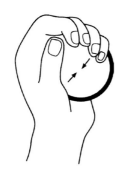

图 4-50 手握握力器做挤压活动

作用: 增加手内在肌肌力及前臂肌力

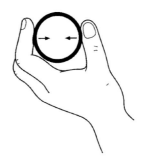

图 4-51 拇指、示指握住握力器做挤压活动

作用: 增加大鱼际肌及拇指、示指肌力

（二）健肢辅助训练法示意图

对于防止上肢（手）关节僵硬及肌肉萎缩的辅助训练贵在坚持，每日至少500次以上，可一次完成，亦可多次完成。每一次的活动必需到位方有效果。

1. 第一组健肢辅助训练法

屈肘，肩上举、后伸的辅助训练法（图4-52）。

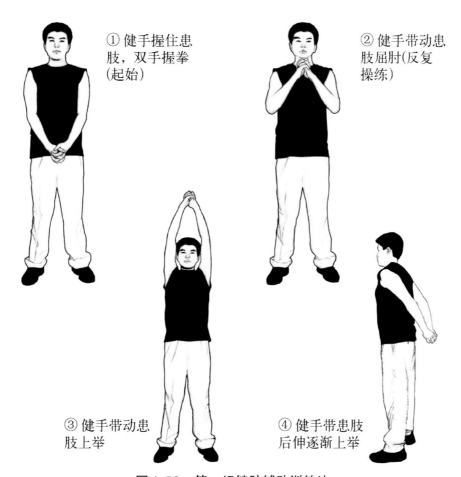

① 健手握住患肢，双手握拳（起始）

② 健手带动患肢屈肘（反复操练）

③ 健手带动患肢上举

④ 健手带患肢后伸逐渐上举

图 4-52 第一组健肢辅助训练法

2. 第二组健肢辅助训练法

肩前屈、上举、外展、旋转的辅助训练法（图4-53）。

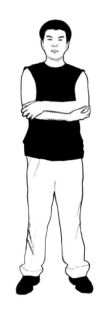
① 健手托患肢肘
关节(起始)

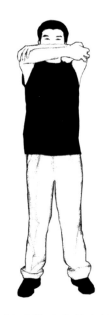
② 健手带动患肢上提

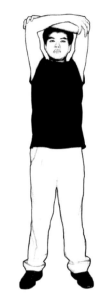
③ 健手带动患肢逐渐
上提并超过头部

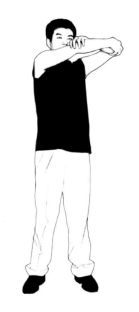
④ 健手带动患肢抬举
一定程度，向左旋转

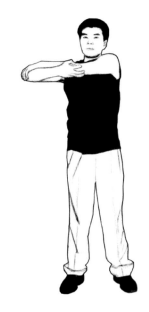
⑤ 健手带动患肢抬举
一定程度，向右旋转

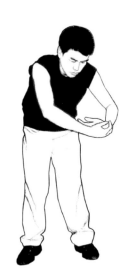
⑥ 略弯腰背，肘关节半
屈曲，健手托住患肢腕
部左右旋转(肩部运动)

图4-53　第二组健肢辅助训练法

3. 第三组健肢辅助训练法

屈肘,肩前屈、上举的辅助训练法(图4-54)。

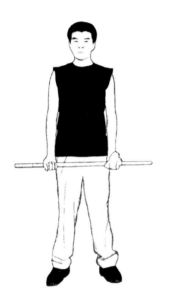 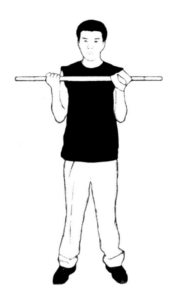 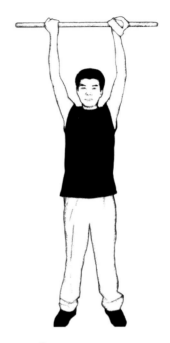

① 在双手下垂握棍两端(掌心向外)患肢同样用宽带固定

② 健肢带患肢上下使肘关节屈伸运动

③ 双手握棍高举过头

图4-54 第三组健肢辅助训练法

4. 第四组健肢辅助训练法

肩后伸的辅助训练法(棍棒操)(图4-55)。

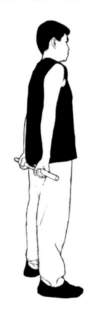 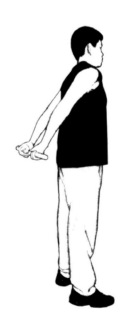

① 双手握棍于背后(患肢用弹性宽带固定)

② 掌心向外用力然后逐渐上举

图4-55 第四组健肢辅助训练法

5. 第五组健肢辅助训练法

伸腕、伸指的辅助训练法（图4-56）。

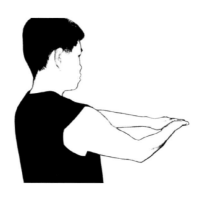
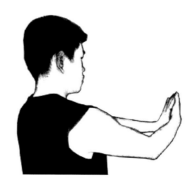

① 健手握住患手掌心部　　　② 用力向上伸腕、掌指及指间关节

图4-56　第五组健肢辅助训练法

6. 第六组健肢辅助训练法

屈腕、屈指的辅助训练法（图4-57）。

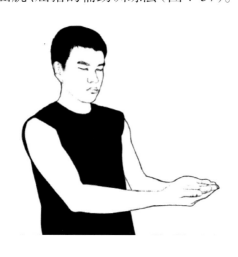
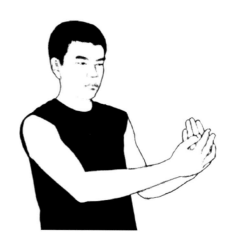

① 健手握住患手掌心部　　　② 用力向上屈腕、掌指及指间关节

图4-57　第六组健肢辅助训练法

九、牵引治疗

牵引治疗是通过牵引器械包括电动牵引装置，使关节和软组织得到牵伸而达到治疗目的。牵引常配合按摩、医疗体操、热疗同时进行。常用的有颈椎牵引、腰椎牵引及四肢关节功能牵引。颈椎牵引主要用于治疗颈椎病，腰椎牵引主要用于治疗腰椎间盘突出症；其作用是使紧张的和痉挛的肌肉放松，分开相邻椎体，使相应的椎间隙和椎间孔增

大,从而减轻神经根受压或促使椎间盘突出物还纳或移动,使疼痛缓解。四肢关节功能牵引是对被牵引关节的近端肢体适当固定,在远端肢体沿需要的方向直接或通过滑轮悬挂重量作牵引。牵引中肌肉逐步松弛,使牵引力能集中作用于粘连和挛缩组织,可以较好地克服纤维组织内部黏滞阻力,而起到牵伸作用。牵引重量不宜过大,以患者能耐受为宜。

十、上肢(手)功能重建训练部分康复器材

上肢(手)功能重建训练部分康复器材见图4-58～图4-74。

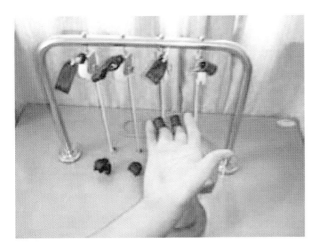

图4-58　手指关节挛缩负重牵引

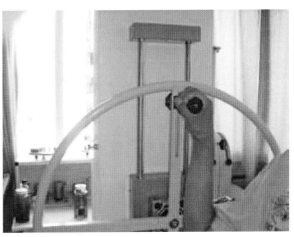

图4-59　锻炼肩肘关节环旋运动

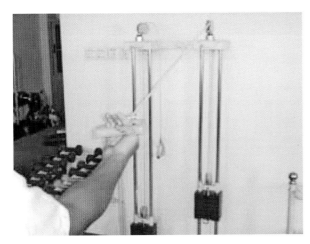

图4-60　上肢肌力渐进性负重训练图

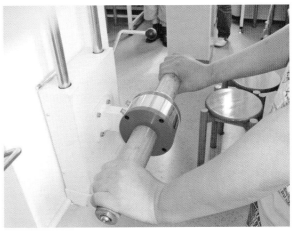

图4-61　锻炼腕关节屈伸运动

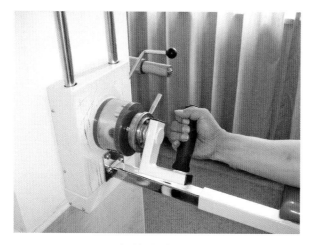

图4-62 锻炼前臂旋前旋后运动

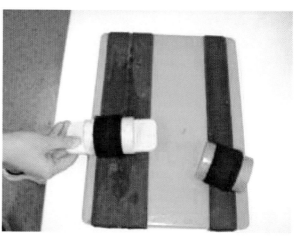

图4-63 前臂、手指抗阻力训练

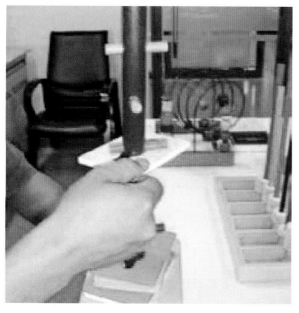

图4-64 拇指示指捏力训练及腕关节功能训练

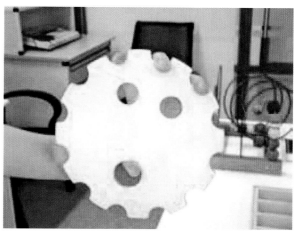

图4-65 分指锻炼（适应指关节挛缩）

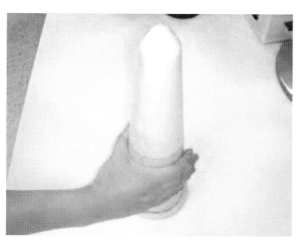

图4-66 虎口逐渐扩大锻炼（适应虎口挛缩）

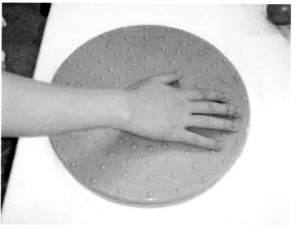

图4-67 神经损伤伴手指麻木，抗过敏刺激疗法

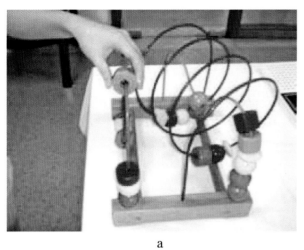

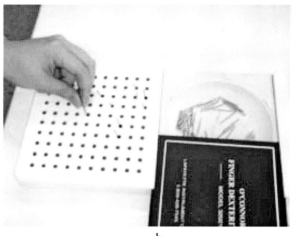

a b

图 4-68 上肢神经损伤后精细动作操练
a. 串珠 b. 插针

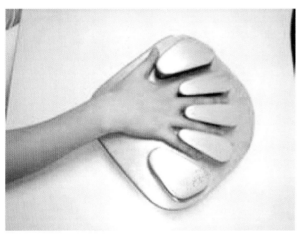

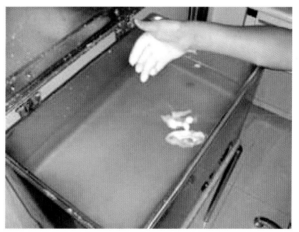

图 4-69 分指锻炼 图 4-70 蜡疗（软化瘢痕及关节僵硬等）

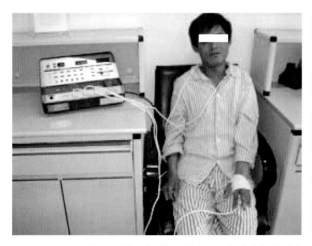

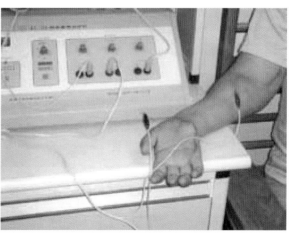

图 4-71 上肢（手）神经损伤后的物理治疗（电疗法） 图 4-72 上肢（手）神经损伤后的电针疗法

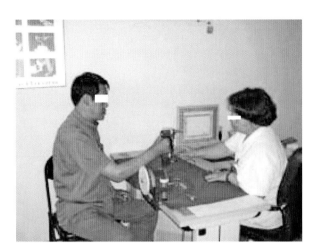

图4-73　上肢（手）功能评估

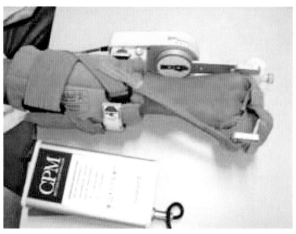

图4-74　CPM（被动运动仪）—腕关节屈伸训练

第五章

作业治疗

一、作业治疗概念

(一)作业的定义及在治疗上的运用

作业治疗是利用"作业"为治疗媒介。"作业"是英文 Occupation 翻过来的名词,其动词为 Occupy,是占有的意思。所以"作业"的内涵包括占有及充实时间和空间的意思,其延伸意义可涵盖一切人的活动,或说人的生活。为什么作业可以成为治疗媒介?作业是一般人平常做的活动。一个正常人是不需要做治疗的,他们日常做的事情,如上学、运动、社交活动等已可维持基本健康。因为每项活动都可影响人的身体、心理、感知、行为或情感上的反应,而且对人体的机能有锻炼的作用。例如上学需要专注,对认知系统有一定要求;运动是对肌肉及心肺功能最好的锻炼;参与团体活动可学习到适当的社交技巧。作业治疗的信念是人可通过参与日常活动提升因疾病或意外引至的功能减退。作业治疗师的专长是可通过对患者的了解,判断他们的问题及需要,跟着设计作业,灵活地运用活动的多方面元素改善患者的能力。一般的作业不需要昂贵的器械。简单活动的好处是患者在家里可以继续锻炼以达到预期的效果。例如:在家里做家务、打麻将或利用衣夹、罐头、毛巾等来训练手部功能。治疗师的角色是分析什么活动适合患者的情况,跟着教导患者做活动时应注意的事项和窍门。作业治疗活动是希望患者投入参与,这样可以增加治疗成效。要患者投入参与,治疗师先要发掘活动对病者的意义,因这意义能成为患者的动力。积极参与活动除了使人忘记痛楚、增加运动量外,还能提高人的自我观念、自我控制能力、社交技巧及生活满足感。

"作业"有充实时间的意思。时间不单只是年、月、日、时、分、秒,从哲学的角度看,时间是一连串的事件或活动组成,所以每人对时间的感觉都有所不同,有些人觉得时间过得很快,有些人觉得很慢,因为他们的生活不同,精彩的生活令人觉得时间短暂,枯燥的生活令人觉得时间漫长。了解"作业"可从"形式""功能"及"意义"等三个维度。"作业"是人主要的生活活动,都有外在"形式",例如手工艺、园艺、卡拉OK、烹饪、为友人准备礼物、在互联网寻找资料、做家务等。每项活动都有它的"功能",包括满足人不同的需要,例如进食可充饥,运动可锻炼肌肉,旅游可放松心情,舒减压力。活动的"意义"在于其如何表达人的价值。"意义"的大概意思是把世界事物的表象联系起来,把世界细小及不相干的部分变成较大及有联系的结构。鲍马斯达认为"意义"有两个功能,就是从一个环境中找出可识别的模式,以及作为自我管制的守则。"意义"能让人根据可供考虑的选择,依着个人价值,参考长远计划及一些等级目标才作决定。鲍氏假设人类对意义有四种基本需要,即目标、价值、功效及自我价值的需要。这四种对意义的基本需要,并非生存的必要条件。但是,一旦此四种需要不能达到时,人们就会表现出痛苦和困扰不安了。

要去明白"作业"这个词并不是从作业或活动的形式着手,而是要参与者主动去了解其重要性。除非有参与者,否则,作业纯粹只是一个抽象的概念而已。作业是作业治疗的核心。作业是指于个人自理、工作和闲暇活动的积极参与。作业被视为有目标的和精心设计的活动,而这些活动可以使人创造意义及美好生活。香港的职业治疗师把服务的愿景定为:"所有接受作业治疗的人士能过自己选择有意义的生活。"这可反映"意义"在作业治疗上的重要性。

自理活动、工作及闲暇是作业治疗所关注的三大范畴。作业治疗师对这些层面的意义感受至深。自理活动是生存最基本的要素,它亦帮助个人建立社会的角色。除了生存以外,社交生活要求个人去遵守某些卫生、衣着及社会形象的要求。"自我"这个层面应成为自理活动的焦点。自我的个人意义应受到尊重并在治疗活动中加入患者选择的权利。例如:排泄功能是最私人的又是最不想其他人看见的日常活动;饮食可被视作纯粹的社交活动。饮食亦可被视为能反映生活素质的一个重要元素。工作可被定义为个人产生价值的活动。正因工作的意义是受到工作性质及工作者的态度所影响,所以没有一个划一的定义。工作可以是一令人向往的活动,又可以是在工人享有高度自由时的自我表达的机会。工作更可实践某些社会需要,并为工人提供联系较大社交圈子的桥梁。工作除了金钱的报酬外,还可带出挑战、变化及自由的元素,以提升个人的能力和自尊心。工作就是我们勾画人生计划的实验室。闲暇可被视为有效地利用空闲时间。闲暇可反映主体寻找愉快感觉的态度。与工作的性质相类,闲暇活动包括挑战、技能、创作、自由及反馈。参与闲暇活动有助发展个人知识、技术、生理及心理的空间。这同样需要人去体会对其他人、宠物和环境承担的责任。

作业治疗的最终目标是帮人好好过活，真正的作业治疗是以患者作为中心及自主的治疗活动。作业治疗师的职责是协助患者积极参与一些有意义的功能活动，并将患者的自我中心感觉带给患者，方法是将治疗集中于一些关注患者的过去或将来的作业活动上。作业治疗师的角色并非为患者办妥事情，而是通过治疗，发挥患者的潜能去面对和克服残疾的问题。患者与治疗师是以双方合作为基础的，而非单靠被动的参与。为了表示对患者自由的尊重，给予他们选择权，或鼓励他们"管理"自己的治疗，都是作业治疗的中心所在。

（二）作业治疗与环境改良

人与环境有不能分割的关系。人的机体都视乎环境的因素，例如，一个广东人在哈尔滨生活要适应严寒的天气，一个上海人到了西藏生活也要适应高山的气压，其机体也没有在原居地时那么好。除了天然环境外，建筑物的设计，例如楼梯、斜坡等都为长者及轮椅使用者带来不便，影响他们在生活中的独立能力。在康复概念里，如果人的能力不能被提升，治疗师可以改善环境或利用科技克服环境的要求，使患者能完成日常的活动。例如：不能走路可以轮椅代步，或加阔大门方面轮椅进出。在作业治疗的发展史中，作业治疗利用手工艺、木工、金工作为治疗媒介，在设备及技术上可为患者解决环境障碍的问题。除了运用"作业"为治疗媒介外，作业治疗亦利用环境改良方法帮助患者改善生存质量。环境改良包括以下几个范畴。

1. 建筑环境改装

建筑环境可以成为残疾人士独立生活的最大障碍。例如使用轮椅人士因没有适当设施而不能进入工作间或休憩地方，这会影响其谋生及其他方面之生存质量。在香港十多年前已有法例规定公共场所之设施须要适合伤残人士使用。对于一些仍住在旧式屋宇或乡村的患者，治疗师会安排家访，评估由环境引致的问题，并提供意见，为患者解决家居及工作上之障碍。

2. 改良方法

改良方法是复康模式的其中一个特色。复康是减轻因残损而带来的残疾。根据世界卫生组织定义，残损是涉及身体结构与外形的异常；或由任何原因造成的器官或系统的功能异常。残疾是反映残损造成在机体和活动方面的后果。复康模式比医学模式更关注残疾问题。很多残损问题是不能根治，例如断肢或近视。但一个断肢患者不一定有残疾问题，因他仍可以独立处理功能上困难，如穿衣、进食、工作等活动。他们在生活上可能比一般人慢，但仍能独立地生活。曾经有患者的自白，坐轮椅比用两条腿走得更快、更舒服。

OT常用的改良方法有三种：

- 单手活动法适用于偏瘫患者

- 关节保护法适用于类风湿关节炎患者

- 体力节省法适用于心肺疾病患者

3. 复康科技

复康科技是运用科技，辅助器具或系统增强残疾人的功能。复康科技的特色不单减轻照顾者的负担，并能增强残疾人士之工作及生产能力，使他们成为独立经济个体。

复康科技可分为以下范畴：

- 日常生活辅助器具

- 沟通辅助器具

- 计算机辅助复康

- 工作改良

- 坐姿系统

- 轮椅

- 汽车改良

- 娱乐辅助器具

4. 复康支具

复康支具是运用低温塑料，金属或其他材料制造的支具，作用是减轻关节或肌肉的残损。复康支具有以下之功能：

- 防止或减轻关节之挛缩及变形

- 避免肌腱粘连

- 保持手部功能位置

- 减少疼痛

- 代替瘫痪肌肉

- 防止瘢痕增生

- 术前准备

5. 压力治疗

OT为烧伤或烫伤患者缝制压力衣防止瘢痕增生。瘢痕影响外观，令患者自卑。在关节上的瘢痕更会令关节脱位，甚至影响功能。根据研究，瘢痕组织在压力下会接近正常皮肤组织。但患者须要24 h穿戴压力衣才有效果。一般来说10 ～ 30 mmHg的压力已足够，但如果瘢痕较厚或凹入，则需要附加压力垫以增强效果。

（三）健康及残疾概念

作业治疗的功效是维持人的"健康"。根据世界卫生组织1946年的定义,健康不仅为疾病或羸弱之消除,而是体格,精神与社会之完全健康状态。随着人类的进步,人对健康的要求也不断增加。疾病是健康最大敌人,但随着医学的进步,人已战胜了很多疾病,人的寿命也不断延长。但人还不能防止衰老对健康带来的后果,所以在1946年对健康的定义中,已加入了人的体格、精神与社会三个维度来反映健康状态。体格健康是指身体各器官和系统都能够正常运作;精神健康是指人能够认识到自己的潜力、应付正常的生活压力、有成效地从事工作;社会健康是指人能够与他人和谐共处,并与社会制度和道德观念相融合。随着"健康"概念的进展,量度健康的方法也有不同的发展。医疗模式较多利用验血、X线、脑扫描、磁共振及临床测验等来评估健康状态;康复模式较注重功能障碍,所以利用日常生活活动量表,例如巴氏量表、独立功能评估等来量度健康。近20年,有更多学者研究与健康有关的生活质量,其中有些概念,如主观幸福感、生活满意度、快乐指数等更成为反映健康状态的重要指标。在众多有关健康或残疾的理论中,与作业治疗有较大关系的首推国际功能、残疾和健康分类(International Classification of Functioning, Disability and Health)或简称为ICF。

ICF的前身是国际伤病、残疾、残障分类(International Classification of Impairment, Disability and Handicap),简称为ICIDH。"伤病"是心理、生理或解剖结构或功能的任何丧失或异常,即机能障碍。残疾是正常人日常生活能力因伤病而受到的限制或缺失,是个人在生活环境的功能障碍。残障是由伤病、残疾导致的个体障碍或限制其完成正常的角色,正常的角色取决于年龄、性别和社会、文化等因素。ICIDH是在1980年被世界卫生组织发表,它以残疾为出发点,从不同的层次来剖析残疾状况及其结果。ICIDH可补充国际疾病分类(ICD)在反映健康状态不足之处。ICIDH的分类模式可扩阔康复模式的理论基础,因为康复不单是集中治疗身体功能上的异常,康复的范围更可延伸到个人活动层面,治疗的对象不是关节和肌肉,而是有多方面需要的一个人。而治疗也可以用补偿方法、改良环境及辅助器具增进患者的独立能力。

ICIDH不足的地方包括其使用了对残疾人带有贬义的消极词语。在ICIDH中,各项目的关系是单向的、平面式的模式,这不足以描述真实里的多元变化(图5-1)。ICIDH更忽略了环境的重要性,环境方面的阻碍因素与机能障碍、能力障碍间的相互作用导致了社会的不利状况。

世界卫生组织在2001年5月正式将《国际伤病、残疾和残障分类》(第2版)(ICIDH-2)改名为《国际功能、残疾和健康分类》(ICF),(图5-2)并鼓励各成员国考虑

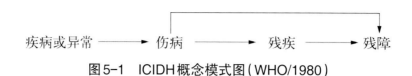

图5-1 ICIDH概念模式图(WHO/1980)

其具体情况在研究、监测和报告中应用ICF。ICF的总目标是要提供一种统一标准的语言和框架来描述健康状况和与健康有关的状况。在概念上,ICIDH仍是描述疾病带来的后果,但ICF强调的是"健康的成分"。两者的比较见表5-1。

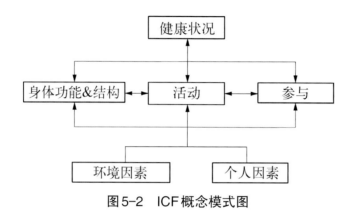

图5-2 ICF概念模式图

表5-1 ICIDH和ICF的比较

ICIDH	ICF
	➢ 包含两个领域:健康领域(功能和残疾)、健康相关领域(背景性因素) ➢ 健康领域的成分包括身体功能和结构以及活动和参与 ➢ 健康相关领域包括环境因素和个人因素
➢ 阐述了残疾的3个水平:伤病、残疾、残障	
➢ 伤病是心理、生理或解剖结构或功能的任何丧失或异常,即机能障碍 ➢ "残疾"是正常人日常生活能力因伤病而受到的限制或缺失,是个人在生活环境的功能障碍 ➢ "残障"是由伤病、残疾导致的个体障碍或限制其完成正常的角色,正常的角色取决于年龄、性别和社会、文化等因素	➢ 健康是指身心功能、身体结构正常,个人能活动及参与 ➢ 障碍是指功能障碍(包括结构障碍)、活动受限及参与限制
➢ 使用对残疾人带有贬义的消极词语,如功能障碍、能力障碍、社会性不利等词语	➢ 改用较中性或正面的词语,例如身心功能和身体结构、活动与参与 ➢ 将功能、结构分开处理,更全面地反映身体方面所有的缺损状态 ➢ 能力障碍用活动来替代,由此导致的残疾状态用活动受限来表示 ➢ 社会性不利用参与来替代,由此导致的残疾状态用参与限制来表示

（续表）

ICIDH	ICF
➢ 各个项目的关系是单向的、平面式的模式	➢ 各个项目间的关系是双向的、有关联的、相互作用的、相互制约的，是立体式模式
➢ 面对的对象是残疾人	➢ 面对的对象不仅是残疾人，而是所有的人。其中的健康状况不仅包括疾病、受伤等非健康状态，还包括高龄、妊娠、应激等与健康相关的一些状态
➢ 没有提及环境因素	➢ 加进了详细的环境因素分类 ➢ 社会环境特别是人们心目中的价值观或偏见等所造成的社会意识环境对残疾的发生会产生很大的影响
➢ 没有提及个人因素	➢ 强调个人体验的重要性，如果个体在生活中显露焦虑、抑郁等症状，那么他的活动及参与也会改变，结果影响其健康状态 ➢ 但个人因素还未有详细分类项目

健康是人类的功能状态，是个人作为个体和社会成员完成全部生活的能力。ICF能更具体及仔细地反映人的功能。《国际疾病分类》（ICD）是对造成死亡原因的疾病进行分类，而ICF是对健康进行分类，两者为人类提供了非常广泛及准确的工具来认识人群健康和个体以及其所处环境如何阻碍或促进其生活。值得重视的是ICD和ICF之间相互补充、相互交叉的性质。无论是ICD还是ICF，均是从人体系统出发。伤病涉及人体结构和功能，这些结构与功能缺损常常是疾病过程中的一部分，这些分类采用的是生物医学模式。而ICF将伤病作为结果，将其看作是残疾现象的一部分，使用的是生物—心理—社会医学模式。

学者们提出了许多不同的残疾现象，并对残疾进行分类的模式。例如，医学模式视残疾性现象为个人问题，并将它作为由疾病、创伤或健康状态所导致的结果。它要求以个人治疗的形式提供医疗保健，残疾管理的目标使个体能得到更好的适应，并发生行为的变化。ICF是建立在一种残疾性的社会模式基础上，它从残疾融入社会的角度出发，将残疾性作为一种社会性问题，残疾性不仅是个人的特性，而且也是由社会环境形成的一种复合状态。因此，对残疾问题的管理要求有社会行动，强调社会集体行动，要求改造环境以使残疾人充分参与社会生活的各个方面。ICF为综合分析身体、心理、社会和环境因素提供了一个有效的系统性工具，它可以应用于保健、保险、社会保障、就业、人权、科学研究、制定计划和政策、教育和训练以及经济和人类发展等各个领域。

（四）作业治疗与手康复

手是人体一个很重要的器官。手是人类生活的推进器，包括进食、穿衣、工作等活动都需要通过手部进行。手亦是人与人沟通的重要讯号，有研究指出身体语言在沟通上比口语来得真实与准确。在沟通过程中，手的动作与节奏可反映表达者当刻是否真心。手是陪着个人的成长，通过对手部仔细地观察，我们可推断出患者的职业。手部的瘢痕告诉我们这个人的职业是厨师或经常需要用刀和利器。手部皮肤的粗细软硬亦可反映患者的生活习惯，一个经常做家务的主妇，不免需要接触洗洁精、去污粉等化学品，因而弄得手部皮肤粗糙。手部的残缺亦时常带给患者很多心理上的障碍。很多手部烧伤的患者都将手放在衣袖或戴上手套，将瘢痕遮掩。在生活里他们亦因手部残缺而引致自卑，影响正常的社交生活。

作业治疗是通过有意义的活动令患者在自理、工作及余暇活动上能够独立，并得到较佳之生存质量。从以上的定义，不难看到"手"的重要，因为没有手的参与，一切活动，包括自理、工作及余暇都很难被完成。在20世纪60年代，PULSES是一份功能评估表，而其中"U"是代表上肢功能，而上肢功能亦反映个人的自理能力，例如进食、穿衣及洗澡等都需要用手来进行。复康支具的设计不单是工艺及技巧的发挥，还须要对手的结构与功能有全面的认识。作业治疗亦常运用手工艺作为治疗媒介，以增强手部力量及协调。所以作业治疗师对手的认识及兴趣亦非常之大。再者，作业治疗师时常需要为病者改善环境，使其更为独立，所以治疗师对基本工科有一定的认识，所以是设计及制作复康支具的最佳人选。

美国于1977年在法律上规定了手治疗师的职责。美国手治疗师协会亦于1978年正式成立，会员必须是从事手康复工作三年以上的物理治疗师或作业治疗师。在以往24届的会长中，有20位是作业治疗师。美国手治疗师协会的使命是通过沟通、教育、科研与制定标准来加强手治疗专业。手治疗师的工作包括为手创伤或劳损的患者提供治疗。手术后的康复包括伤口处理、瘢痕控制及减少水肿。中期及后期的康复包括减少疼痛或过敏、增加关节活动幅度、加强肌力及手协调功能。方法包括运动、支具、感觉再教育等。手治疗师还提供关于工业安全与健康的意见，例如工作间或工作程序之改良，以减少工业意外或肌肉劳损的发生。

香港没有手治疗师的组织，手康复工作是由作业治疗师及物理治疗师负责。在20世纪60～70年代，由于轻工业的起飞，香港亦发生很多工业意外，很多被机械挤压过的手都很难处理，手康复的工作更为艰巨。在70年代，作业治疗师已开始利用复康支具协助手功能康复，当时所用的材料以金属及皮革为主，随着低温塑料的发明，支具的运用更为普遍,而效果亦较佳。在80年代,骨科医生及治疗师亦开始很多科研的工作,包括瘢痕组织及压力对瘢痕的作用、不同支具对骨折的效用等。科研结果亦令手康复工作更系统化,整个康复疗程亦更规范,使治疗效果更有保证。

(五)作业治疗结合ICF概念在手康复的应用

作业治疗是透过悉心选择的活动及治疗,帮助病患者增强体能及心智功能、预防伤病、促进独立生活、改善生活素质,并协助他们重新投入家庭、工作及社会。要更全面去理解作业治疗的工作,可通过世界卫生组织"国际功能、残疾和健康分类"(ICF)的概念。ICF分类主要考虑患者的个人背景问题,不单是病症诊断,而是从健康和伤残的病因及后果概念而评级。ICF主要有三个范畴:身体功能和结构、活动及参与。例如手指及掌骨骨折是肌肉骨骼系统毛病(身体功能和结构),令伤者不能拿较重物件(活动),并且不能上班,他心情不佳亦令他抗拒参加朋友聚会(参与)。伤者在以上三个范畴的表现是受环境及个人因素所影响。

作业治疗所用的方法可分为两大类。第一类是针对伤者的治疗活动,第二类是改良伤者周围环境以配合他的需要。从而改善伤者的身体功能、自理能力及生存质量。第一类方法所产生的治疗媒介是"作业"或"有意义的活动",这亦是作业治疗的中心所在。从第二类方法开展的治疗媒介包括建筑环境改装、改良方法、复康科技、复康支具及压力治疗等。从ICF的框架看患者的问题及作业治疗的干预,我们可归纳以下的治疗方案(表5-2)。

表5-2　治疗方案

手指及掌骨骨折	身体功能和结构	活　　动	参　　与
患者问题	水肿、关节僵硬、疼痛、肌力减少、瘢痕	不能写字、不能用筷子进食,穿衣有困难,不能用键盘	不能工作,影响患者弹琴,减少社交活动
有意义的活动	电子游戏、打麻将	穿衣、进食活动训练、使用计算机	职能康复训练、小组活动、发展兴趣
改良环境/方法	复康支具、压力手套	改良筷子、加大手柄辅具、扣纽辅助器	改良工作环境及工具

在香港,作业治疗师参与手创伤患者的康复有较长的历史,在20世纪70～80年代主要利用支具、自理及职业训练帮助患者进行康复,内容基本以肢体康复为主。随着对健康及康复概念的发展,作业治疗同样地关注病患者的心理、社交及灵性上的需要,所以

作业治疗师可帮助骨科患者克服永久残缺或长期病患带来的心理及人际上的问题,通过生活重整,改善他们的生活质量。

(六)手创伤作业治疗的基本原则

复康,有着"恢复健康"的意思。由受伤当日,或手术后的第一天起,康复的程序亦随着开始。在这过程中,由促进受伤组织愈合,功能训练,以至协助患者重新投入社会,包括了五个阶段: ① 组织愈合; ② 功能恢复; ③ 职能重建; ④ 就业辅导; ⑤ 重返社会。在手创伤康复过程中,组织愈合及功能恢复两步骤的成功与否,是奠定整个复康过程的重要基础。

手康复治疗目的是恢复一个无痛性、全范围活动的手,医疗康复期的目标主要是帮助组织愈合及手功能恢复。在手创伤后的处理中,骨是优先考虑的组织,因为骨提供了坚实的框架给其他组织活动。所以骨折后首先是复位和固定,康复治疗一般分为两个阶段进行:骨折固定期和骨折临床愈合期。骨折固定时间因损伤部位与程度不同而有所差异。长时间固定和持续水肿是关节僵硬的最主要原因。所以早期康复重点是控制水肿,作业治疗处理水肿的方法包括抬高患肢、主动活动不受影响的关节按摩和压力治疗。

除了水肿,肌腱粘连也是引致关节僵硬的主要原因。肌腱修复后,需制动以防止缝口在关节活动时撕裂,从而导致关节僵硬。如果肌腱损伤合并骨折等因素,会延长关节的制动时间,加重关节僵硬的程度,所以早期肌腱康复的重点是防止或减少肌腱粘连,以预防关节僵硬。事实上,肌腱的康复治疗可从手术后第一至第三天开始,加上复康支具(夹板)后,进行受控制的被动活动(controlled passive motion)或是受控制的主动活动(controlled active motion),很多文献已证实早期活动能减少肌腱粘连及加强肌腱的坚韧度。

周围神经损伤的早期康复跟骨折一样,在修复后须要固定相近关节,以免神经因关节活动而受拉动,减少血液供应受损处而影响愈合。神经损伤修复后固定期约一至三周。很多手康复课本的第一课都和伤口护理有关,如果伤口处理不当会引至感染而影响康复的进度。治疗师应充分理解细胞组织的愈合过程,以在适当时间提供适当的处理。因为神经细胞的生长很慢,所以周围神经受损者的康复期也较长。当周围神经有一定生长时,作业治疗师会为患者提供感觉再训练。

当固定期过后,便是组织的愈合期,这时期康复的目标是消除残存的肿胀、软化松解纤维瘢痕组织、增加关节活动幅度、恢复正常的肌力和耐力及恢复手功能协调性和灵活性。愈合期初期的主动、被动运动应该轻柔缓慢,任何情况下,运动不应该增加患者的疼痛和肿胀。增生瘢痕常常影响关节活动幅度，所以要及早处理。作业治疗处理瘢痕的方法主要通过压力治疗和复康支具。香港作业治疗师在这方面已积累二十多年经验，在以下的章节有较详尽的介绍。

功能恢复的第一步是恢复关节幅度，接着是力的恢复，而第三步是感觉（触觉）的恢复。当手的力度，活动和感觉（触觉）都配合得恰当，那就构成手的灵巧性。所以，手部各种功能的恢复也就构成了灵巧性恢复的基本。功能恢复的步骤，是要配合渐进式的活动治疗，由非阻抗性主动式活动作关节幅度训练开始，循序渐进地升级至阻抗性手握力/捏力训练，由轻至重，由浅入深。

"职能"是个人应付工作的能力。工作能力是多面的，包括体能、智能、控制情绪的能力、沟通及组织能力等，所以职能复康不单是体能的复康，而是整体的训练，目的是帮助病者回到工作岗位及重返社会。当一个病患者的功能恢复到合理水平时，治疗师就按其工作的特性及要求，提供特别设计的职能复康计划，重建病患者的职能，尤其当他们因伤员离开工作岗位一段颇长的时间后，一个特别设计的职能重建程序，能有效协助患者重新提起他们工作的意识、意志及体能。对于一些永久性功能缺乏的人士，他们更需要重新评估职能，重新选择其能力所及的工作。

在整个重返工作上的历程中，以辅助就业这阶段最为艰辛及困难。治疗师会实地前往工作地点做工作环境评估及探访，以了解及协助解决所遇到的实际困难。透过人体功效学改善及重组其工作程序，如需要额外的辅助用具，治疗师亦会替患者设计及制造，借以加强工作效率，减少受伤机会以保留其工作。当然社会发展的因素，社会大众对病患者的接受程度，及赋予合理的机会和帮助是整个职能复康最后的极重要的一环。

二、感觉再训练

手有丰富的神经纤维和感受器，手的触觉、压觉、温度觉、两点辨别觉等都很敏感。手部的感觉包括浅感觉（痛觉、温度觉、触觉）、深感觉（运动觉、振动觉和位置觉）和复合感觉（两点辨别觉、形状觉等）。支配手部的运动和感觉的神经主要是臂丛神经以及其分支腋神经、肌皮神经、尺神经、正中神经、桡神经。周围神经损伤后，经修补后并不能完全恢复原来的感觉状，由于髓鞘的不成熟、感觉传导减慢或由于神经轴索再生长不全或错误连接以及神经末梢排列错误，阻碍了许多新生的轴突芽长入原来的髓鞘内（图5-3）。因而出现了非正常感觉和某些部位的感觉缺如，也可能是由于大脑皮质未能正确识别已改变的由再生轴索或感觉终端器传来的输入信息。这就需要大脑的重新认识和辨别，对新的刺激模式作出相应反应。由于在修补远程的少数小神经纤维和感受器的功能异常，

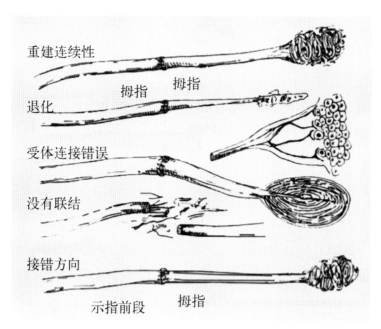

图5-3　阻碍新主轴突长入原来髓鞘的多种原因

可出现感觉定位和定性的改变。我们进行"感觉再训练"的目的是使患者功能性的感觉、触觉水平尽可能达到最高程度的恢复。

（一）脱敏训练

皮肤感觉接触过敏是神经再生的常见现象。增生至皮肤和肌肉的神经末梢，可能不成熟并增加敏感度，以至感觉器容易受刺激。通过脱敏康复训练，使皮肤逐渐再次习惯正常的接触。患者常为皮肤敏感而感到疼痛，害怕而不愿活动。若不克服这种现象，其他功能锻炼如肌力、手功能、灵活性等康复训练，则无法进行。脱敏包括两个教育措施：在伤口愈合后，首先是教育患者使用敏感区。透过循序渐进手功能训练，让患者理解接触过敏的特性，减少患者的恐惧心理。明白这种敏感是神经再生过程的必然现象和过程。体会反复刺激敏感区可以减轻敏感现象。

跟着是在敏感区逐渐增加局部的刺激。可先要求患者用低刺激的物质，如棉花、软布每两个小时一次自行摩擦敏感区（图5-4），脱敏训练应配合目视的方式，透过目视及主动参与，可加快协助大脑更新触觉的感知。待过敏减轻后，可用比较高

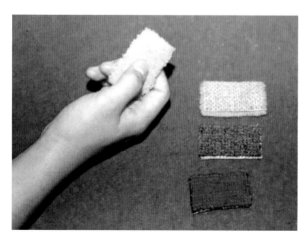

图5-4　使用低刺激物质进行脱敏训练

刺激的物质,如黄豆、赤豆,以不同的接触方法来继续刺激敏感区。如将患手置于黄豆中,反复抽出、插入,进行摩擦,至过敏疼痛敏感区的皮肤适应了上述刺激后,再由小弱至大强顺序增加刺激的强度,进行脱敏治疗,可以取得比较好的疗效。电动的按摩器、振荡器等工具能以提供深层的震动、压力及不同的触感,持续刺激过敏的部位(图5-5)。过敏性疼痛会在脱敏训练后20～30 min内逐渐回复。鼓励患者自行进行轻柔的摩擦及经常拍打感觉过敏的部位,令脱敏训练可持续进行,以达至脱敏的效果。如过敏性疼痛持续没有改善,应转介骨科医生检查。如疼痛是因增生的神经瘤引发,脱敏训练的功效则不适用,针药或小型手术才可舒解。

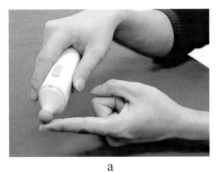 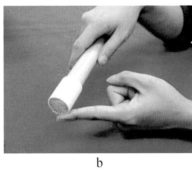 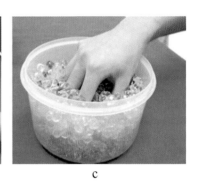

图5-5 使用多种器具进行脱敏训练
a.电动按摩器 b.振荡器 c.抓物训练

脱敏训练,亦可处理截肢术后残肢的幻肢痛。因大脑对刚被截掉的肢体,仍有正常的体位记忆,截肢者可能仍会感觉到被截掉的肢体,仍然存在及疼痛(幻肢痛)。这是一种截肢后的普遍情况。幻肢痛一般会逐渐消失。而通过脱敏治疗及功能训练等,可促进大脑更新自我对肢体的认知,加快幻肢痛的消退,好让患者能尽快积极投入参与康复的疗程。

(二)感觉再教育

大脑有详细身体的地图及记忆(图5-6)。用右手触摸对象的信息,主要是由左大脑处理。分析及阐释感觉的内容和意义,则由大脑左右两侧共同处理。当触碰对象时,尤其是熟识的对象,我们所有的感觉意识,包括视觉、听觉甚至嗅觉会共同合作处理。并从以往的经历及记忆,配比触碰中的对象。临床应用展示,视觉是最为方便使用协助加强整合感觉再训练。

周围神经损伤后,大脑无法接收手皮肤上受体(Sensory receptor)的感觉信号。没有感觉,大脑上详细手的地图结构会被改变甚或至退化消失。直到一些轴突生长,达到手掌,大脑从新所接收到的感觉信号,可能会很混乱不清。感觉变成不准确,甚

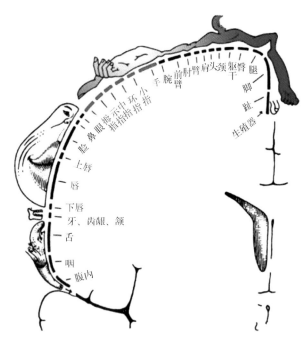

图5-6 大脑中的身体地图

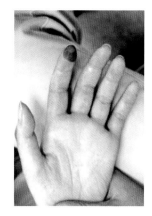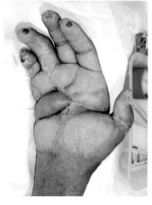

图5-7 目视保护防治患手被割伤或烧伤

至利用不到这些信息按制手部功能。大脑的功能重组,是自然的过程,进展则取决于大脑适应接收从手部发出新信号的能力。感觉再教育,就是给大脑学习及适应,从神经损伤部位接收到的新信号、新感觉、新的语言。过系统与结构性培训,让大脑可以从新学习新的语言,理解手的感觉。大脑的功能重组,是自然的过程,如果没有训练,所有简单触摸的感觉只会变成陌生、特殊及奇怪的信息。感觉再教育使手功能更好,更容易掌握日常活动。

1. 第一阶段:目视保护法

当神经鞘修复术后,早期仍未有保护性感觉期间,即痛觉和温觉,要教导患者以目视方法,保护感觉缺损的指尖,防止皮肤被利器割伤或烧伤(图5-7)。感觉学习要与其他治疗项目如手功能训练等相互结合,舒适和宁静的训练环境对感觉训练十分重要,有助患者集中精神。手部感觉丧失的患者的安全教育还包括:

- 避免接触热、冷和锐器物品
- 避免使用小把柄的工具
- 抓物品不宜过度使力
- 避免长时间地用手
- 使用工具的部位经常变换,预防某一部位的皮肤有过多的压力
- 经常检查手部皮肤有无受压征象,如红、肿、热等情况
- 假如感觉缺损区皮肤破溃,应及时处理伤口,避免组织进一步损伤
- 良好的皮肤护理,保持无感觉区皮肤的柔软及弹性

2. 第二阶段:感觉再学习

修复术后神经鞘需要很长的时间再生长,没有感觉、没有信息、大脑上详细的手地图结构,逐渐被改变、退化甚或至消失(图5-8)。第一个治疗目的是感觉再学习,给大脑造

成一个来自在手感觉上的错觉，激活和维护大脑里面手地图的存在，待神经轴突一旦重新生长至手和手掌，患者就能在最短的时间，重新把握手地图感觉的概念。早期感觉刺激训练可使用钝器、冷热、深压。让患者去体会每一种感觉的特点，进而分别各种感觉刺激，按闭眼—睁眼—闭眼的程序反复强化练习。通过训练要使患者重新建立感觉信息处理系统（图5-9）。

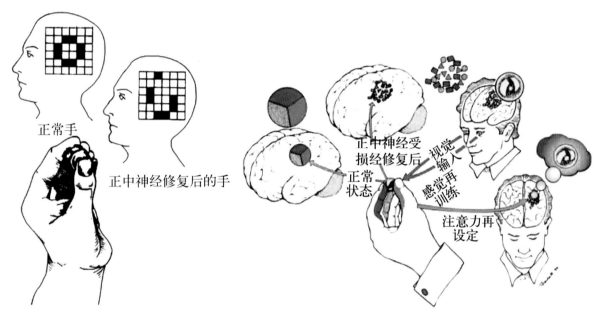

图5-8　大脑中详细的手地图结构　　图5-9　通过训练使患者重新建立感觉信息处理系统

"感觉再训练"早期训练方法简单介绍如下：

● 观察别人触摸东西时，集中精神想一想，感受这种接触感觉通常是怎样一回事，回忆以往的经历。

● 集中精神、目视、用受伤手指触摸熟悉的对象，用以激活大脑内手地图的印象。

● 集中精神，用受伤手指及另一手相应的手指，同时触摸相同熟悉的对象，以教育大脑适应紊乱的感觉及修正错觉。

● 集中精神，用另一手相应的手指，触摸自己受伤手指的相同位置，以修正手地图的印象。

● 利用镜子特别的置放，造成一个幻觉，让患者从镜子中看到没有受伤的手与倒影，看起来像与受伤的手一起在活动。给大脑造成一个幻象，认为受伤的手在活动中，以激活大脑内手地图的印象（图5-10）。

● 利用感官替代仪器（sensor glove）给大脑造成一个幻想。

● 重复训练。

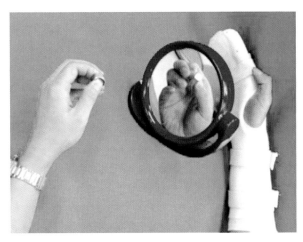

图5-10　利用镜子激活大脑内手地图的印象

3. 第三阶段：定位觉训练

当神经轴突重新生长至手和手掌时，大脑内手地图的印象可能已经改变了。应展开感觉再训练第二阶段训练并集中"定位觉"的训练。用钝器，如铅笔头、圆滑的筷子头，停留按压于手掌上或来回移动。患者必须集中精神，睁眼确认压点，以视觉来协助判断点位置。比较压点附近正常位置触感任何不同的分别。专注集中查找按压中的位置、按压的方法、静态的或移动的、按压对象的质感、什么材料、软的还是硬的。然后让患者闭眼重复练习。按闭眼—睁眼—闭眼的程序反复练习，直至患者能够较准确地判断刺激部位及触感的属性。利用不同质料的物品，由粗糙至软滑，由硬至软反复练习，提升触觉的灵敏度。

由旁人，如家人、治疗师等，用钝器按压为闭眼患者的患处做练习，能客观确定"定位觉"的复现。临床测试发现，用麻醉剂（Emla 5%）暂时性把前臂皮肤表面麻痹，配合强化感觉培训，能加强训练成效。

4. 第四阶段：质量、形状和辨别对象训练

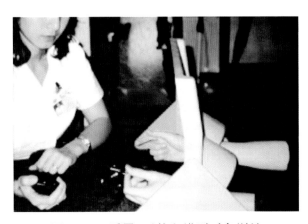

图5-11　质量、形状和辨别对象训练

待保护觉恢复后，可展开质量、形状和辨别对象训练（图5-11）。

• 用患手触摸一个隐藏的对象，尝试找出及辨认。

• 用健手触摸相同的对象，并在同一时间比较两手不同的感觉，至少包括形状、质量、重量、材料及温度。

• 如不正确或有困难，在目视协助下，重复练习，进行记忆。

辨别用的对象可以选日常生活熟悉的用具如纽扣、钱币、钥匙、锁、插销、水龙头、大小碗筷等（图5-12）。循序渐进用不同素质的物料，训练患者辨别不同大小和形状的物品从大至小、厚至薄、粗糙到软滑。

感觉再训练，常常需要视觉的帮助，运用各种方法，对感受器重复地进行刺激，具体过程是通过视觉或记忆刺激的感受，注意体会刺激的性质和程度，以及不同刺激的不同感受，经过闭眼—睁眼—闭眼的训练顺序，为患者提供感觉信息，从而进行大脑高级皮质

中枢重新整合的作用,使患者大脑建立新的信息接收及处理通路。

　　运用各种感觉意识,包括视觉、听觉甚至嗅觉共同协助增强感觉训练的成果。鼓励患者尝试不用筷子、勺子或叉用餐。用患手直接进食,让患手享受不同食品的触觉,让味觉也能召回以往的记忆,协助感觉训练(图5-13、图5-14)。

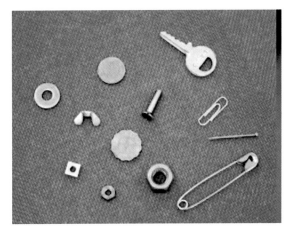
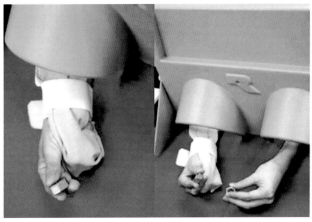

图5-12　训练中可以选用多种日常用具

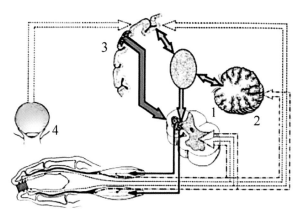

图5-13　召回以往记忆

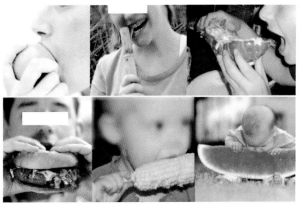

图5-14　用患手直接进食,享受不同食品触觉

三、上肢(手)康复支具的设计与应用

(一)复康支具的定义及发展史

　　"复康支具"是一个较新的名字,国内常用的同义字是夹板或矫形器。夹板的定义是利用坚硬物,例如木、金属等,来保护或防止骨折的移位。根据这个定义,在古埃及时代,人类已开始利用树枝或竹等材料作为固定骨折之用。在公元前1500年已有人利用铜作为固定的材料。在中古时期,藤亦是夹板的材料。约在公元1000年,有人用面粉、蛋白、树叶和泥土制作如石膏等作为夹板的材料,木及皮革等材料亦于公元1400年开始被使

用。我国医史记载自三国时代起，就有用各种夹板来治疗骨折和用夹板固定背脊的。矫形器英语Orthosis来源于希腊语，意思是保持稳固，是用一种器械使绑扎体变直或畸形得到矫正。远在1592年已有人利用如盔甲似的矫形器改善躯体的变形。早于1750—1850年，英国及法国的外科医生就开始与机械师合作制作矫形器。在1888年，已有上肢矫形器制作的书问世。支具的作用源远流长，是骨科治疗中的传统方法。

在20世纪初，伤口感染是一个普遍发生的问题，在1924年，Kanavel医生强调将手放在功能位置是处理"感染"手的一个重要步骤。他更采用有弹性拉力的矫形器防止手部感染后软组织的挛缩。在1940年，美国亦爆发了小儿麻痹症，最高峰期的新症患者高达5万多人。矫形器在儿麻早期的应用包括将肩关节外展、肘关节屈曲、前臂外旋、腕关节背伸及拇指在对掌外展位置。矫形器在儿麻后期的应用则较着重减少关节僵硬及手功能的恢复。这个时期矫形器所用的材料多以金属和皮革为主。治疗师侧重利用滑轮将前臂吊起，帮助患者克服重力的困难，使前臂关节尽早开始活动。治疗师亦利用橡皮筋或弹簧帮助患者手指的活动。

手外科医生在第一次及第二次世界大战伤兵的治疗中吸收了很多经验，例如，在手术后将手放在功能位置、打石膏时小心过大的压力、手术后利用适当的矫形器及运动，防止关节的僵硬。矫形器的发展也由20世纪50年代只着重设计至现在着重融合于整体的疗程。现代支具随着材料学的发展，力学的介入、结合手术矫形、支具发挥了更大的作用，因此在康复的不同阶段，随着病情的发展，采用相应的支具，对损伤肢体应用支具起到了十分重要的作用。显微外科的进展，使手外科在骨科创伤矫形中显得越来越重要。支具在手外科术前术后中开展，采用支具是最合适的固定，协助功能的恢复，手术与支具的结合，为患者取得了更好疗效。随着各方面的转变，夹板及矫形器已不能够完全表达它的用途。

"夹板"给人太重固定的感觉，而"矫形器"则偏重于矫形，所以两个名词都未能涵盖现时广泛的临床用途。"复康支具"是一个较适当的名词，它清楚点明治疗的目的，而名字亦不受材料的限制。

（二）复康支具的材料

材料方面，在19世纪90年代初期多采用皮革、金属、木、石膏及布等，在20世纪40年代开始有高温塑料及泡沫胶的使用，人造纤维在20世纪50年代亦曾被用作矫形器的材料。随着低温塑料在20世纪60年代的发展，矫形器的制作变得更为方便，在外形方面也更符合患者的要求。低温热塑板是一种特殊合成的高分子聚酯，经一系列物理和化学方法处理而成的新型材料，具有重量轻、强度高、透气、不怕水、完全透射线等优点，且无毒、无味、对皮肤无刺激性,是一种极为理想的外固定材料。

市场上低温热塑板的选择很多,常见的如Orfit、Klarity、Aquaplast,挑选时应按以下材料特征后作考虑(图5-15)。

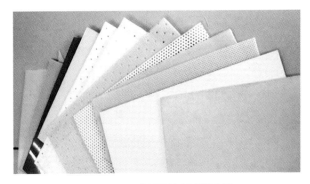

图5-15　低温热塑板材料

- 厚度、尺寸、孔眼——透气度。
- 可塑性。
- 记忆度。
- 黏胶性。
- 塑型温度。
- 透明度。

其他的材料,如金属铰链、金属组件、滑车、钢线、橡皮、棉布、羊皮、人造皮、潜水布等(图5-16),也是制作复康支具常用的物料。随着材料学的发展,支具的应用在我国医学中将广泛开展,特别在矫形外科和康复医学领域中,应鼓励更科学化发展及应用支具技术,学科之间进一步沟通,对生物力学分析的进一步研究,新技术、新材料、人体组织性能的进一步认识,互为应用,促进支具外固定和动力型支具学的进一步发展。

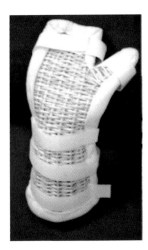
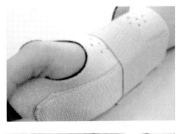
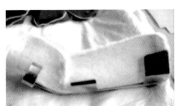
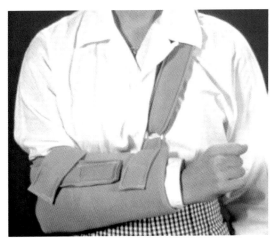

图5-16　其他各种材料

(三)复康支具的分类

复康支具可分为静态型(static)、动态型(dynamic)及功能性(functional)支具三种。前两种以支具的形态及对伤病的作用为分类准则(图5-17、图5-18)功能性支具则主要用来帮助病者处理日常生活活动的需要,如利用支具固定餐具或其他辅助器等(图5-19)。随着临床的需要,复康支具的设计可变得非常复杂,例如一个支具内可包括动态、

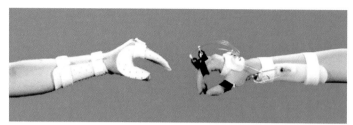

图5-17　静态与动态型支具（手功能位）

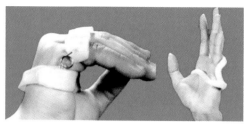

图5-18　静态型支具与动态型支具（尺神经）

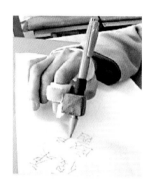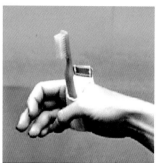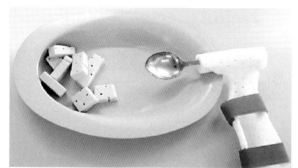

图5-19　功能性支具

静态及功能三个元素，所以更重要的是看哪个关节需要活动，哪个需要固定，这个支具最主要的治疗目的、佩戴时间和方法。

静态型（Static）与动态型（Dynamic）主要功能对照见表5-3。

表5-3　主要功能对照

静态型（Static）支具	动力型（Dynamic）支具
1.固定复位术后骨折、关节脱位，关节韧带、神经肌腱损伤等软组织 2.保持手部功能或安全位置 3.减少疼痛 4.帮助愈合 5.预防及纠正挛缩 6.作为暂时性假肢	1.预防瘢痕粘连，减少瘢痕引致之畸形 2.预防肌腱粘连 3.纠正挛缩 4.改善关节活动范围 5.辅助/代替虚弱肌肉 6.提供/容许不同程度的早期制动式活动 7.防止或减轻关节之挛缩及变形 8.矫正畸形

此外，复康支具也可按属性、类型、物料及用途，再分成以下几个类别。

1. 支具（splint）与筒形骨折支具（brace）（图5-20）

筒形骨折支具的临床论据，主要是运用低温塑料制造一个稳固的全环力环，透过软组织黏弹性（visco-elastic properties）的典型特质，把大部分的负荷力，转化成稳定骨折的水压式承托力来固定骨折的部位。研究亦确认骨折接合位的微量移动，能大大提高骨痂

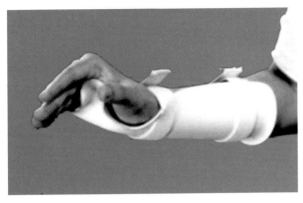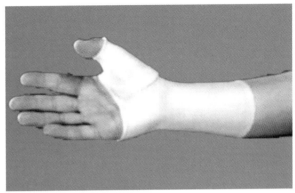

图5-20 支具与筒形骨折支具

形成的速度及坚韧度。准确的塑型,是筒形骨折支具能否有效防止骨折部位因受力而短缩(shortening)、成角(angulation)及旋转(rotation)变形的并发症最重要的程序。

筒形骨折支具,可就其结构形态而分成以下类别(图5-21):

- 肱骨筒型支具(humeral brace)
- 手肘筒型支具(elbow brace)
- 全臂筒型支具(long arm brace)
- 短臂筒型支具(short arm brace)
- 手指筒型支具(finger brace)

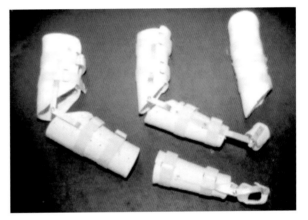

图5-21 筒形骨折支具类别

筒形骨折支具的治疗理论亦可套用至处理其他软组织创伤的处理,如关节侧支韧带撕裂。利用筒型支具的一对金属铰链,以保护复位后关节的侧支韧带(collateral ligament)所承受的内翻(varus)和外翻(valgus)力,并容许关节进行早期运动治疗,防止关节僵硬生硬(图5-22)。

2. 治疗性(therapeutic)支具与保护性(protective)支具(图5-23)

(1)治疗性支具 用于手法复位后固定骨折部分及肌腱损伤手术治疗后的固定,并需全天24 h佩戴。

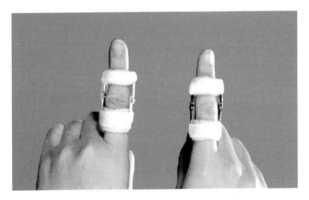

图5-22 筒形支具金属铰链的使用

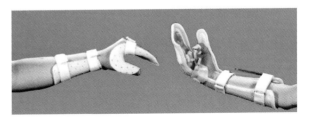

图5-23 治疗性支具与保护性支具

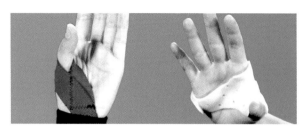

图5-24　柔软的支具与坚硬的支具

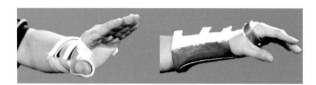

图5-25　休息支具与工作支具

（2）保护性支具　对刚愈合的骨折、内或外固定提供额外的保护，提高术后复位骨折的稳定性，并容许早期制动式的活动练习。

3. 坚硬的支具（rigid）与柔软的支具（soft）（图5-24）

坚硬的材料制作的支具，提供比较大的承托力，相对而言，柔软的支具比较舒适及灵活，但所提供的承托力则比较低。

4. 休息支具（resting）与工作支具（working splint）（图5-25）

休息支具主要是固定患处作休息的用途，并不需全日佩戴。在康复疗程的后期，一方面鼓励功能锻炼促进康复，另一方面在夜间睡觉休息时，提供合适的置放位，助长患处复原。工作支具，主要是在日间工作或康复疗程后期的锻炼中，为患处提供必需过渡期间的承托保护，防止患处再度受伤。一般工作支具的设计以方便及灵巧为主，材料亦以轻便及耐用为考虑。

5. 介入的方式

按介入的方式，相应分成背面（doral）、掌面（volar）及侧面（lateral）（图5-26）。介入方式的决定，主要是按受伤的位置及康复疗程的要求而定。

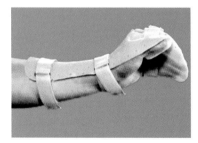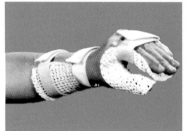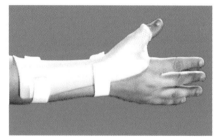

图5-26　支具的介入方式：背面、掌面、侧面

（四）复康支具的功能

目前复康支具已经广泛运用于骨折、关节脱位，关节畸形等方面。应用范围：

• 骨折、关节脱位复位术、关节韧带等软组织损伤、神经肌腱损伤手术治疗后的固定及治疗。

• 骨、关节畸形、神经麻痹及肌腱损伤等矫形手术后的固定及治疗。

- 肢体软组织急性炎症、化脓性关节炎、关节急性和慢性炎症时的固定。
- 烧伤及其他改善软组织挛缩整形外科手术后的固定及治疗。

在上肢(手)创伤及手功能康复的患者中,支具主要用于以下几个方面:

- 控制肌肉—骨骼活动节段的固定,改善关节活动范围。
- 代偿因神经损伤而失去部分的手功能。
- 矫正神经损伤后肢体的继发性畸形。
- 功能重建术后的固定。
- 防止或矫正关节韧带及肌腱等软组织挛缩。
- 保持手功能或安全位置,防止继发性畸形。
- 保护及承托损伤的软组织,减少疼痛、促进康复痊愈。
- 复康支具的功能可分为8类。

1. 预防和矫正畸形

手术后一般处理是禁止关节活动待伤口愈合。但有些软组织,如韧带,长时间在短缩的位置时,会失去弹性,形成关节活动的障碍。爪形手的形成原因很多时因为手被放在不当位置,形成掌指关节及指间关节的韧带挛缩。所以如果需要较长时间固定关节,一定要注意固定的位置,确保韧带的长度,减少挛缩的发生。例如手休息支具(hand resting splint)的设计是将手放在"休息位"或"安全位"(图5-27)。由于屈肌(flexor)比伸肌(extensor)长,手腕关节需固定于30°背伸,以减低对伸指肌腱的拉力,平衡伸肌及屈肌的长度及张力。掌指关节需固定于40°屈曲以拉紧掌指关节副韧带(collateral ligament)防止掌指关节僵硬及挛缩,并放松蚓状肌(lumbrical)及骨间掌/背侧肌(palmar & dorsal interoessous)。远程及近端指间关节固定于30°屈曲位置。拇指固定于对指位间关节微屈。

关节畸形的其中一个主要成因是软组织的挛缩,引至关节不能活动。软组织的挛缩

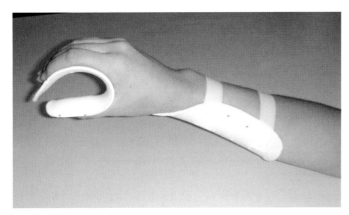
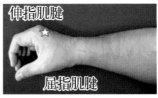
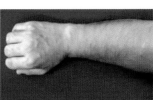
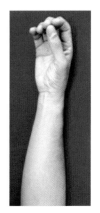

伸指肌腱

屈指肌腱

图5-27 手休息支具

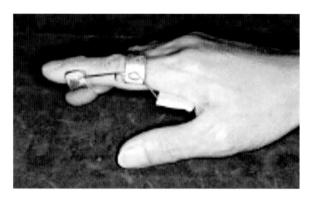

图5-28　手指直伸动力型支具

成因是细胞内的胶原纤维在愈合过程中失衡,所以新的组织排列不能像正常的组织一样保持弹性。但有些研究发现,如果能在愈合过程中,给软组织提供适当的牵拉,可影响胶原纤维的质量,使组织较有弹性。研究亦指出,牵拉的力度及时间是成效的最主要因素。复康支具在这方面提供了很好的治疗方法,从设计上支具可提供拉力,在时间上它发挥"廉价劳动"的作用,给患者提供长时间的服务。在矫正畸形方面,支具的设计利用三点的力学原理来提供牵拉,增加软组织的弹性及长度,减少关节的畸形,例如,手指直伸支具(finger extension splint)利用橡皮筋或钢丝的动力使手指变直(图5-28)。

2. 预防进一步肌肉失衡

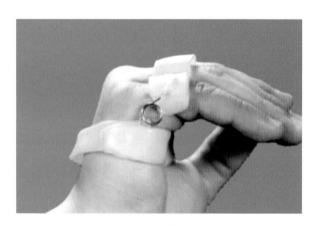

图5-29　使用复康支具锻炼蚓状肌

经损伤时常导致肌肉不能活动,在尺神经受伤的情况下更会导致爪形手(ulnar clawhand)的出现。爪形手的成因是肌肉失衡,因为由尺神经控制的蚓状肌失去作用,不能平衡伸肌及屈肌的拉力,所以掌指关节被拉到过伸的位置,而近端指间关节则在屈曲位置。复康支具的设计是将掌指关节放在屈曲的位置来抗衡伸肌的拉力,然后鼓励患者在支具内作伸直手指的动作来锻炼蚓状肌(图5-29)。

3. 辅助或替代瘫痪肌

手康复的一个重要原则是鼓励早期活动,在许可的情况下患者应尽早活动。早期活动的好处包括减少水肿、防止关节僵硬等。对周围神经损伤的患者,早期活动更有帮助神经线愈合的好处,原理是活动可增加血液循环,给伤处提供更多养料来促进愈合。但周围神经损伤者往往因为肌肉不能活动而影响康复,所以治疗师可为患者设计复康支具来辅助或代替瘫痪的肌肉,使患者能尽早活动。桡神经瘫动力型支具(radial nerve palsy splint)利用钢丝替代指伸肌腱,患者只要主动屈曲手指,然后放松屈肌,钢丝会把手指带回张开位置(图5-30)。正中及尺神经瘫动力型支具可将手指放在手功能位置上,促进手部的活动及训练(图5-31)。

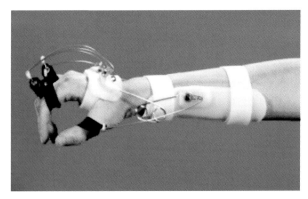

图5-30 桡神经瘫动力型支具

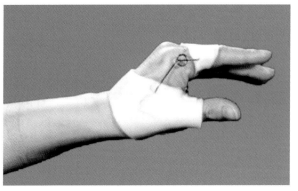

图5-31 正中及尺神经瘫动力型支具

4. 保护疼痛部分

手部创伤会导致发炎及疼痛,一般的处理是让患处休息。复康支具发挥的作用是将关节固定,减少关节活动,一方面使患处得到休息,另一方面亦可防止进一步的创伤令疼痛增加。最常使用的是腕休息支具(wrist resting splint)及工作支具(working splint),这些支具能固定腕关节在功能位置而手指可以灵活运用应付日常工作的需要(图5-32)。网球肘支具(tennis elbow brace)的作用是减轻腕或指伸直肌收缩时导致的疼痛(图5-33)。它的原理跟腕休息支具不同,网球肘支具是利用压力来控制腕、指伸直肌收缩的程度,使肌肉在肱骨的接触处或发炎的位置的拉力减少,以避免疼痛增加。

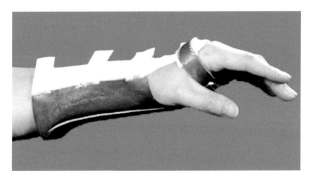

图5-32 腕休息支具

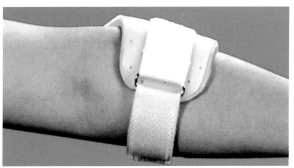

图5-33 网球肘支具

侧韧带撕裂保护支具(torn collateral ligament protection splint)也是用来减少关节活动时的疼痛(图5-34)。当关节活动时都有外偏或内偏的倾向,这会使手指两边的侧韧带承受不同的拉力,增加受伤那边的痛楚。复康支具的设计是利用金属铰链,使关节的活动保持在一个平面上,减少

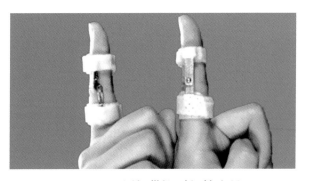

图5-34 侧韧带撕裂保护支具

外偏或内偏的倾向。

5. 帮助愈合

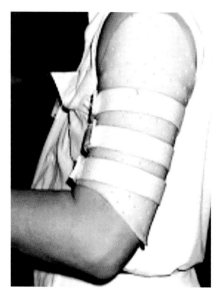

图5-35 圆筒型支具

骨折的处理是将患处的上一个和下一个关节固定，减少因关节活动导致骨折移位的机会，但长时间的固定反而会影响骨折的愈合。根据Sarmiento医生的理论，长骨中段的骨折只在早期需要完全固定，在骨痂开始长出时应该给患者多些功能性活动，以增加血液循环，帮助伤口的愈合。他应在胫骨骨折后的第四周帮患者换上用低温塑料制造的圆筒型支具（functional bracing）。支具的理论是圆筒型支具内的肌肉和软组织就好像活塞内的液体，产生压力将胫骨保持在原来的位置，所以骨折部位不易移位，由于低温塑料较轻便，使患者可做更多功能活动来增加血液循环以帮助愈合。后来Sarmiento医生更将圆筒型支具的应用伸展到肱骨中段骨折（图5-35），而且还在骨折复位后立即使用。这个方法只适用于长骨中段的骨折，如果骨折靠近关节，则需要较长时间固定关节。

6. 防止粘连

很久以前，肌腱修复后将手固定3周，待肌腱缝口较稳定时才开始活动。但3周的固定常常导致肌腱的粘连，令关节僵硬。在20世纪70年代，Kleinert及Duran等医生已开始利用支具作早期的活动以减少粘连的发生。粘连发生的原因也是愈合的正常过程，为了提供营养帮助伤口愈合，很多旁边的组织与伤口粘连在一起，影响日后的活动。后来研究发现肌腱可从肌腱鞘中取得营养，所以不需要旁边的细胞供应。这个研究确定早期活动的可行性。

早期活动要考虑的另一个问题是怎样控制对肌腱缝口的拉力，所以支具的设计首先要控制肌腱的长度，例如屈肌腱支具将腕关节及掌指关节屈曲，使屈肌腱处于较松弛状态。跟着再加上橡皮筋等活动部分，就可运用"保护式被动活动"方法（controlled passive motion）使肌腱在受保护的情况下滑动，减少粘连的发生（图5-36）。患者只要在支具内主动伸直手指，然

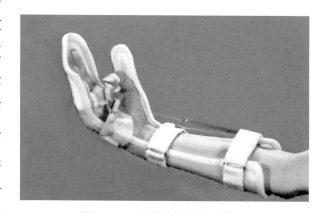

图5-36 屈肌腱动力型支具

后放松伸肌腱,橡皮筋便会将手指带回屈曲位置,在这过程中屈肌没有主动收缩,所以对缝口不会造成很大的影响。这个方法对屈肌腱损伤的治疗效果相当好。随着缝线技术的进步,在20世纪80年代中期更有人尝试用"保护式主动活动"方法(controlled active motion),效果亦不错,有些研究显示用这方法的肌腱撕裂率亦可接受。

在伸肌腱支具设计方面,也有研究腕关节背伸及手指关节的角度和伸肌腱长度及拉力的关系,然后定下伸肌腱术后3周腕关节、掌指关节及指间关节的角度,并运用"保护式被动活动"方法,减少粘连的发生(图5-37)。

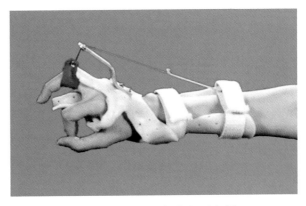

图5-37 伸肌腱动力型支具

7. 术前准备

严重的手创伤可能需要断肢再植,或将脚趾移植到手上。移植的手术一般待伤口较稳定后才进行。在手术前治疗师可为患者提供一只临时假手指(temporary finger prosthesis)作为手功能训练之用(图5-38)。假手指的长度和角度最好和脚趾相当,这样患者就能在术前开始学习适应,尤其是其他手指的配合,这样可帮助术后手功能的训练。

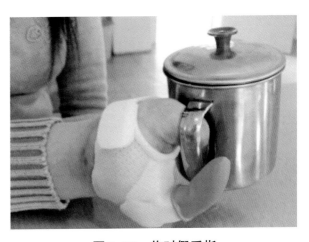

图5-38 临时假手指

8. 减少瘢痕导致之畸形

瘢痕处理是手康复的一个重要课题,亦有人形容手治疗师是瘢痕治疗师。瘢痕的形成与胶原纤维的增生有很大关系。研究发现压力和拉力可使胶原纤维的排列更接近正常的组织,除了压力衣外,复康支具也可通过橡皮筋或布带,使支具与皮肤的接触面的压力加大,或通过钢丝或弹簧制造拉力来控制瘢痕的增生。指蹼展开支具(web spreader)加上橡皮筋便是其中一个例子(图5-39)。

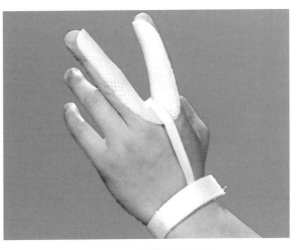

图5-39 指蹼展开支具

（五）复康支具的设计

复康支具的设计要有非常灵活的头脑，因为每个患者手部受伤的情况及对支具的需求都不同，而且材料亦不一定齐备，所以治疗师要依着患者的情况和当时有的材料来设计支具。在一般情况下治疗师要留意以下几个原则。

1. 基本原则

在制作复康支具前，必须清楚了解患者的情况，例如受伤部位，手术日期及情况或X线片等数据，并在有需要时，向负责的手外科医生查询。如果是骨折，要弄清骨折的稳定情况。在制造支具前应向患者清楚解释有关佩戴支具的理由和效果。在塑造支具时，须将受伤肢体固定在适当位置，如伸肌或屈肌肌腱撕裂的患者须注意其腕关节的位置；肱骨骨折的须注意其上臂的体位。患者离开前，检查支具是否适合，血液循环有否受阻及有没有受压迫处。另外，还需要指导患者如何穿脱支具、穿戴的时间、运动的方法及支具的保养等。

2. 设计原则

设计复康支具时要考虑个别患者的因素，如伤口情况、关节需要固定或活动及支具的功能。设计要力求简单，尽量令患者达至最佳功能及避免妨碍知觉，并且容易穿脱，如将布带的D型环放置在尺侧，以方便穿脱。支具的外观也非常重要，在低温塑料及魔术贴的颜色上，可提供多些选择，使支具变成衣物的一部分，这样会令患者更合作地佩戴。

3. 制作原则

选择适当的制作材料，因为低温塑料的厚度影响其支撑力，例如一般会选用2 mm或以上的厚度来制造手腕的支具。太厚的材料则影响其塑形的能力，所以手指的支具多用1.6 mm等较薄的材料。如需要时常更改角度的支具最好选择有"记忆力"的材料，这些材料可以循环再用，减少浪费。热水的温度亦非常重要，如Orfit、Aquafir、Klarity或Orfit等需在约60℃下操作，太冷或太热的水温会影响制作的时间和支具的质量。工具的选择亦会影响制作的效率。

制作支具时要注意安全，如塑造软颈圈前，应以绷带或棉套覆盖着患者与材料接触的身体部位以防烫伤。又如在患者手上调整钢丝张力时，钢丝的尖端要包裹，以防弄伤患者。

支具的尖角部位须弄成钝圆，边沿须平滑。如需要将两部分连接，连接物的表面宜牢固，连接前保持清洁，勿涂污接触面，以达到有较美观的效果。螺丝和丝母须用胶布或软垫包盖，减少与皮肤接触面的压力或松脱的机会。在塑造前或后应在无孔的材料上打孔，以增加透气，在穿戴支具前，应穿上薄棉布以吸汗。在塑造时，如须用绷带固定支具，压力必须平均。

4. 机械原则

制作复康支具时要留意压力的问题。受力处要增大接触面,勿将支具缠得过紧,若发现皮色变红,将边缘张开,免压创口处,在以胶布包裹手指时,避免导致止血带作用。运用力学原理,增加机械效率。例如加长手部休息支具或肘关节伸直支具的前臂部位,可减少由阻力加在手掌或前臂的压力;又如制造屈肌腱支具时,假指甲必须依附着整只指甲,而不是只依附着指甲尖。力学的考虑,在设计支具上,特别是动力型的支具,对治疗的成效十分重要。灵活应用复合的、多样不同的杠杆原理于同一动力型支具的设计上,能有效地一并处理不同患处不同的康复要求(图5-40)。

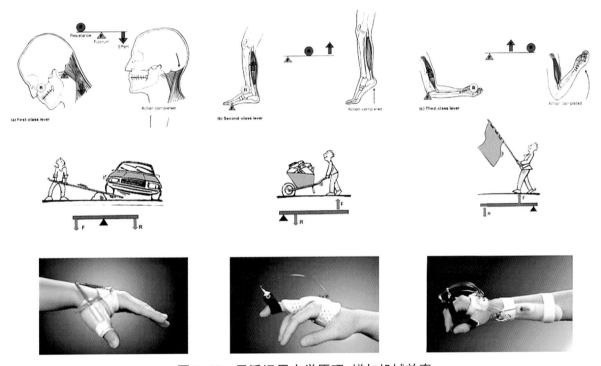

图5-40　灵活运用力学原理,增加机械效率

在牵拉手指时,应使用适当的旋转力,如手指动力型牵拉支具的拉力必须与关节成直角(90°),以减少加在关节面上的不良推力或拉力。在提供拉力改善僵硬手时,要考虑力矩效应(torque effect),力矩(torque)的大小取决于关节轴心线和活动支具的依附点之间的距离,太大的力矩会令软组织受伤,太小则不能发挥作用。支具的设计亦时常使用杠杆原理来改善手指或手腕的挛缩或畸形。

支具的弯度也可增加其对屈折的抗力,例如前臂的U型令支具更难被屈曲。摩擦力亦是设计复康支具中的一个考虑,如果是烧伤早期的患者,应尽量减低支具和皮肤接触面的摩擦力,以免产生水疱或过敏,但制造肩吊带时,如果手臂套布的摩擦力不够,手臂部分很容易被拉向上而移位,影响支具的效果。

5. 合身原则

支具须避免压迫骨突起处,因会引起缺血或不适。一般可在骨突起处支具部位放宽成穹顶形或加上软垫,亦可将支具边线张开成喇叭形。掌弓如果被压平会很影响手的功能,尤其是对掌的动作。所以在塑造支具时一定要保持掌心的弧度,否则很容易将掌弓压平(图5-41)。掌纹在制造支具的过程中,起了很大的作用,在划支具的纸样时,必须参考掌纹的位置,尤其是掌横纹和鱼际纹,因为如果位置不当会影响掌指关节和拇指的活动幅度。

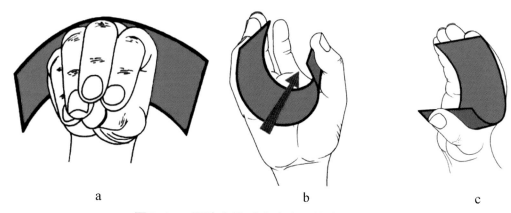

图5-41　塑造支具时应注意保持掌心弧度
a. Transverse Arch横弓　　b. Oblique Arch斜弓　　c. Longitudinal Arch纵弓

复康支具的设计必须依照手部正常的解剖结构。在塑造手或腕休息支具时,防止桡或尺侧歪斜,在用绷带塑造支具时,当心支具移位,这会造成不必要的压力。金属铰链支具或线圈,要对正关节轴枢。屈曲手指时,拉力应指向舟骨。

(六)复康支具的临床应用

复康支具只是手复康中的一种治疗媒介。手复康还包括伤口处理、控制肿胀、主动活动、压力治疗、疼痛处理、感觉再训练、安全教育、功能训练及职能复康等多个范畴。手复康需要多专业的合作,发挥团队的精神,才可帮助患者达到最佳的治疗效果。手大夫跟治疗师应保持良好的沟通,在不同的病种上可先订立一般的治疗程序,这样可保持治疗的质量。

1. 周围神经损伤的康复

周围神经损伤的康复疗程,取决于受伤的位置及手术修复的细节。高位的周围神经修复后,复康支具的制动要求,远比指神经修复后的复康支具为复杂(图5-42)。

指神经损伤修复后1～3周,手指可于手架内自由屈曲及伸至受阻位,一般距离全直

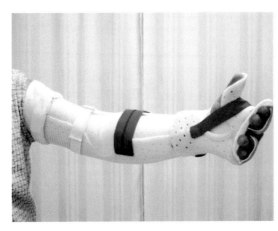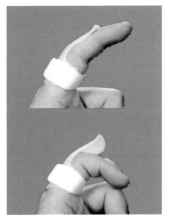

图5-42　高位周围神经修复后使用的复康支具与指神经修复后使用的复康支具

位置30°。目的在限制指关节的背伸活动,防止神经的缝合口断裂。

正中神经于腕关节前端断裂及修补后,腕关节可置于屈曲20°的位置,手指可自由活动;桡侧指神经于手指中节位断裂及修补后,可佩戴预防关节过度背伸的复康支具。

神经损伤修复后3～6周,关节活动幅度可循序渐进增加。复康支具必须相应调整配合。运动功能的恢复是需要一段颇长的时间,主动及被动式活动锻炼之后,晚间休息时更要佩戴休息支具把手腕及手指放于功能位置(图5-43),预防可能出现由肌肉萎缩所导致的畸形及关节僵硬等(图5-44)。治疗师时刻需要留意没有感觉的范围及神经恢复的进度,防止复康支具意外划破皮肤。

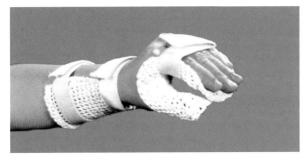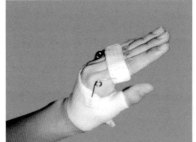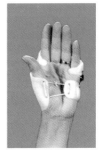

图5-43　佩戴休息支具把手腕与手指　　　　图5-44　肌肉萎缩引起的畸形及
　　　　　　放于功能位置　　　　　　　　　　　　　关节僵硬的训练支具

同时亦要指导患者如何处理没有感觉的身体部分,以避免意外烫伤或损伤,例如要避免伤肢接触过热、过冷和尖锐的物体;天气寒冷时要带上御寒手套保持温暖等。于运动功能恢复之前,手功能的暂失令患者于日常生活操作上有所不便:

● 正中神经损伤导致对指(opposition)功能失调,示指与中指屈曲变弱,猩形手出现(ape hand)以致手捏功能不协调及手握力减低。

● 尺神经损伤导致爪形手出现(claw hand),以致不能紧握对象。

● 桡神经损伤所引起的手腕及手指伸肌腱群瘫痪（wrist & fingers drop）导致手抓握及放开的步骤（grasp & release）失去正常协调步伐。

在以上情况下，功能性动力形手架可替代暂时丧失动力的肌腱群，纠正畸形部分，得以提升患者手功能之协调性，改善他们于日常生活操作上之表现。

正中神经损伤动力形支具，可代替因正中神经损伤而失去功能的大鱼际肌（thenar eminance）、第一及第二蚓状肌（lumbrical）的功能，防止正中神经损伤后出现猩形手及掌指关节过度背伸的畸形问题。制作支具时，把拇指固定在对掌位，确保各关节的灵活无阻。手部关节必须能自由活动，才能使用此支具达到最佳效果。

尺神经损伤动力形支具，可代替因尺神经损伤而失去功能的小鱼际肌（hypothenar eminence）、第三及第四蚓状肌（lumbrical），及承托骨间掌/背侧肌（P & D Interoessous），防止肌肉不平衡及掌指关节过伸的爪形手。使环指、小指的指间关节能完全伸展活动。制作支具时，钢丝的弹力必须足以抵抗掌指关节背伸的拉力，在休息时，钢丝的弹力应保持第4和第5掌指关节在90°屈曲位置（图5-45）。

桡神经损伤动力形支具可代替因桡神经损伤而失去功能的腕伸肌及指伸肌。防止腕关节下垂，协助掌指关节直伸，外展拇指，防止关节挛缩及前臂伸肌萎缩。制作支具时，确保各关节的灵活性。拇指应处于外展位，钢丝支点定位在第1～第5掌骨中点。钢丝的弹力必须足以抵抗掌指关节背伸的拉力（图5-46）。

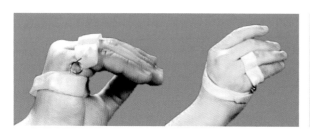

图5-45　尺神经损伤动力形支具

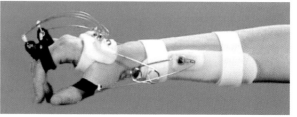

图5-46　桡神经损伤动力形支具

2. 肌腱损伤的康复

水肿、肌腱粘连、手指关节挛缩僵硬，是指肌腱受伤修复后最普遍之问题，并严重影响手功能于日常生活及工作的操作。肌腱损伤的康复治疗目标是采用早期活动概念，包括主动活动及被动活动减少肌腱粘连、减低水肿、促进肌腱愈合、避免关节挛缩僵硬。

（1）受制被动式"屈指肌腱第1至第4区"修复后康复治疗程序　适用于手腕位置以上第1至第4区的屈拇长肌、屈拇浅肌、屈指浅肌、屈指深肌等肌腱受损术后的功能锻炼，预防肌腱粘连及关节挛缩僵硬。术后2～3d，用复康支具将手腕置放于屈曲30°，掌指关节屈曲70°，受伤手指加上橡皮筋牵引至屈曲位，大约在近端指间关节屈曲80°及末端指间关节屈曲40°。带上支具后，容许掌指关节和指间关节主动的背伸，并在橡皮筋牵引协助下，容许关节在支具内被动屈曲，绝不能主动收缩屈肌腱，使修复后的肌腱有滑行动作以减少肌腱粘连。橡皮筋的拉力必须足够，以让手指能被动地屈曲，亦让指间关节能完全地伸直。滑轮需安装在手横纹处，以便远程指间关节得到最大屈曲度（图5-47）。

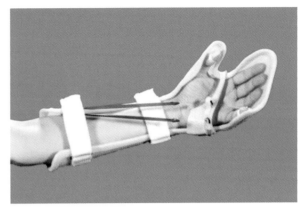

图5-47 复康支具的滑轮安装在手横纹处

早期活动每小时约10次。手架必须全日穿戴。橡皮筋的牵引力要适当，让手指在对抗橡皮筋拉力的同时，有足够能力直伸至支具的尽处。在治疗师指导下，进行指节被动式活动，以避免关节因肿胀而变得僵硬。

手术后第4～6周，手架的设计可改为手腕直伸支具，好让手指能自由活动，更可配合压力衣控制增生瘢痕，预防由增生瘢痕所导致的关节挛缩（图5-48）。手术后第7～12周，可开始渐进式抗阻力的手握力训练、功能训练及被动式活动。如关节出现僵硬及挛缩的情况，可使用直伸支具纠正。

（2）"伸指肌腱第1至第2区"修复后康复治疗程序（图5-49） 前2周，用长锤指支具固定近端指间关节于屈曲约40°，末端关节过伸10°，如末节指骨底有撕裂，末端关节则保持在直伸位置，并应全日穿戴。治疗师要小心留意，若把远程指间关节背伸过度，会阻碍血液循环（图5-50）。

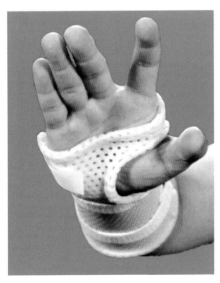

图5-48 手腕直伸支具

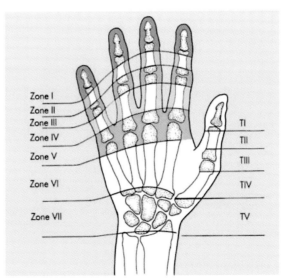

图5-49 肌腱分区法

第3～6周,转用短锤指支具,恢复近端指间关节活动,但末端指间关节仍须继续固定于10°过伸位置并全日穿戴。由第7～12周,日间可除去支具,开始渐进式自由无阻力活动。而晚间继续穿戴支具直至第12周。而由第8周开始渐进式阻力运动及练力。

(3)"伸指肌腱第3区"修复后康复治疗程序 术后第1周,用复康支具固定手腕关节于40°背伸位置,掌指关节固定于40°屈曲,以放松蚓状肌及骨间掌/背侧肌对伸指肌腱的拉力,并拉紧掌指关节副韧带,防止掌指关节僵硬及挛缩,远程及近端指间关节固定于直伸位置(图5-51)。

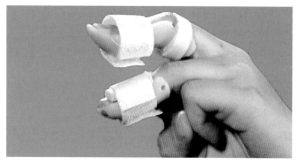

图5-50 长锤指支具固定

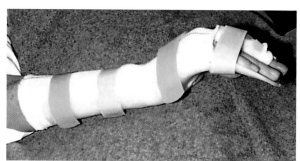

图5-51 复康支具固定

术后第2至第3周,更换动态型复康支具。掌指关节固定于40°屈曲,手指近端指间关节活动幅度0～30°屈曲,手指远程指间关节自由活动。全日间穿戴,晚间穿戴第一周的静态型复康支具(图5-52)。

术后第4至第5周,用被动式近端指间关节背伸支具,近端指间关节主动屈曲及被动背伸,远程关节可自由无阻力活动,晚间继续穿戴静止式手指直伸支具(图5-53)。

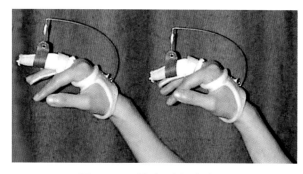

图5-52 静态型复康支具

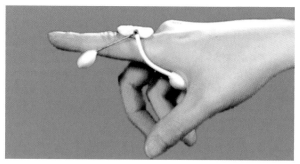

图5-53 静止式手指直伸支具

术后第6至第7周,日间除去支具,自由无阻力活动,晚间继续穿戴静止式手指直伸支具。

术后第7周,除去所有支具。

术后第8周,开始渐进式阻力活动及练力。

（4）"伸指肌腱第4区及以上"修复后康复治疗程序　术后2～3 d,用动态型复康支具固定手腕关节于40°背伸位置。受伤手指被动式牵拉至直伸位,于掌指关节0°～30°屈曲范围主动屈曲。前3周,全日穿戴。而牵拉的手指套应扣于近节指骨位。掌指关节屈曲范围于第2周从30°渐增至60°,于第3周从60°～90°。早期活动在换上手架后随即开始:手指主动屈曲至受阻位置后,然后放松后让橡皮筋牵拉回直伸位,每小时约10次（图5-54）。

术后第4至第6周,在此期间,手腕继续固定于静态型复康支具内,背伸40°位置,手指关节可主动直伸及屈曲（图5-55）。术后第7～12周除去日间手腕支具,晚间继续穿戴。

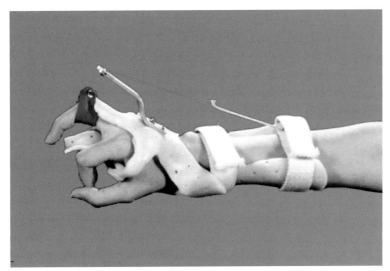

图5-54　伸肌腱动力型支具

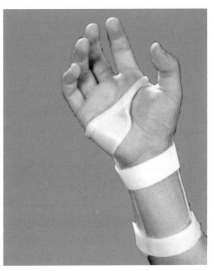

图5-55　手腕固定于静态型复康支具内

术后第8周除去支具,开始渐进式抗阻力运动及练力。

3. 上肢骨折的康复

（1）末节指骨骨折

A. 受伤后可实时用"手指直伸支具"（图5-56）以固定末端指关节于直伸位置,促进骨折愈合。

B. 佩戴时间约为4周。

（2）中节/近节指骨骨折

A. 颗伴式手指套（图5-57）　有些骨折,特别是非开放性指骨骨折,经过手法复位后已恢复足够的稳定性,可用"颗伴式手指套"开始非阻抗性活动。

B. 指骨骨折固定支具（图5-58）　此支具可固定不稳定性骨折,或用作稳定性骨折晚

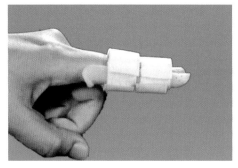
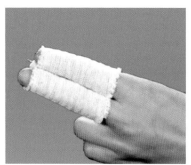
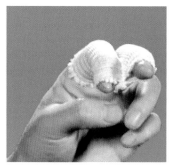

图5-56　手指直伸支具　　　　　　　　图5-57　颗伴式手指套

间休息支具,以防止因水肿而导致的关节挛缩。佩戴时间为4～6周。

（3）拇指近节/第一掌骨骨折（图5-59）

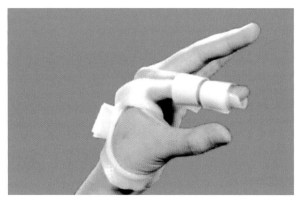
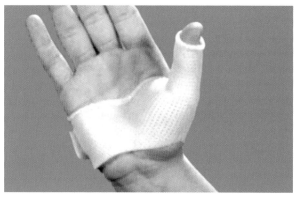

图5-58　指骨骨折固定支具　　　　　图5-59　拇指近节/第一掌骨骨折的复康支具

A. 拇指近节及第一掌骨关节固定于直伸位置,而拇指更固定于功能位置,以便日后能做出对指活动。

B. 第一掌骨骨折（包括基底骨折）亦可采用此手架,而末端指关节可自由活动。

（4）掌骨骨折

A. 掌骨头、颈部骨折　掌指关节必须固定于屈曲位约40°,近指及远指关节可自由活动。

B. 掌骨中段骨折（图5-60）　骨折位须由支具由掌前到手背后以全筒式的设计牢牢地固定,手腕及手指均可自由活动。

C. 掌骨底部骨折（图5-61）　手腕关节必须固定于背伸位约30°,用以固定骨折位,手指可自由活动。佩戴时间为4～6周。

（5）肱骨骨折　肱骨筒形支具（图5-62）只适用于处理肱骨中部骨干的骨折,并允许早期的肩膀与手肘关节活动。如肱骨骨折部分位于远程的1/3位置,肱骨筒形支具需加上一对金属铰链和前臂筒形部分（图5-63）,借以提供较佳的机械利益,固定远程骨折

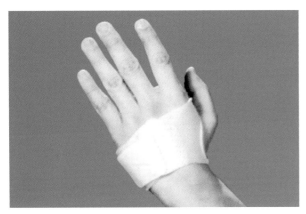

图5-60 掌骨中段骨折的复康支具

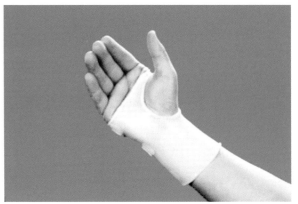

图5-61 掌骨底部骨折的复康支具

位置并减低手肘内翻（varus）和外翻（valgus）的压力。至于铰链所容许的活动幅度，则视断骨部分的稳定性及X线检定的结果而定。一般情况下，治疗师应鼓励尽早开始钟摆式运动（pendulum exercise），手肘亦可按痛楚容忍度做主动式手肘关节活动。在制作支具时，治疗师要替支具加上最少3条塑料D型扣带（plastic D-Ring）。佩戴此支具时，不可同时使用肩关节脱位矫形肩带作附加支持，应全日24 h佩戴此支具和颈环吊带（collar & cuff）。

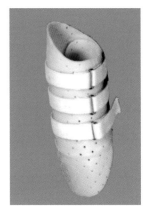

图5-62 肱骨筒型支具

如骨折部分位于肱骨中髁或侧髁（medialepicondyle or lateral epicondyle）的位置，需应用全臂筒型支具（long arm brace）（图5-64），因为该两处皆为屈肌总腱及伸肌总腱（common flexor origin & common extensor origin）的位置，手腕需固定于屈腕或伸腕（wrist flexion or extension）的位置，以减低屈指腱或伸指腱的肌张力对断骨部分所构成的不稳定性。

（6）肘关节脱位 肘关节脱位基本是软组织的创伤，在无并发症的情况下，手肘筒型

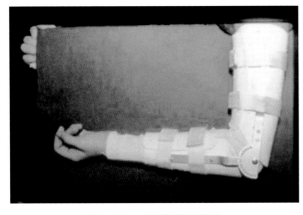

图5-63 前臂筒型部分

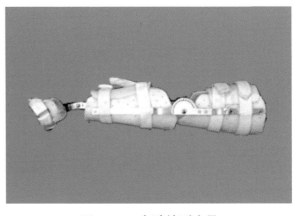

图5-64 全臂筒型支具

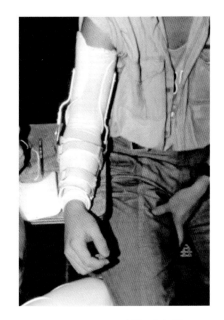

图5-65　手肘筒型支具

支具（elbowbrace）（图5-65）的一对金属铰链较可固定肘关节复位后的位置，并减低肘关节侧支韧带（collateral ligament）于主动式手肘关节活动时的内翻（varus）和外翻（valgus）压力。主动式肘关节运动，可于手肘复位1周后，按其痛楚容忍度尽早开始。手肘筒型支具的前臂部分，要尽量制作得圆一点，以免阻碍前臂旋转的活动。

对于肘关节挛缩或肘关节僵硬的患者，手肘筒型支具可配合两套不同的组件改造成肘关节拉力支具（elbow stretching splint）（图5-66），提供交替性的"屈曲—伸展"被动牵引拉力，透过重复来回被动式的牵引，转动扣环（turn buckle）控制及调校牵引弹弓的拉力，按部就班地加强力度，而整个疗程的成效取决于牵引力度及角度上的准确性。临床经验显示，改善挛缩问题的有效方法，是长期对挛缩处施加温和的牵引力（traction force）；而非对挛缩处施加短期性的和过度的拉力，当患者骨折的情况影响到肘关节内的结构时，此支具的成效亦会受到影响而减低。

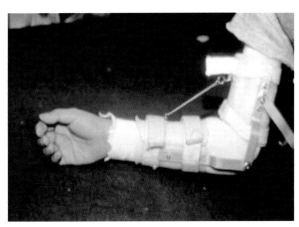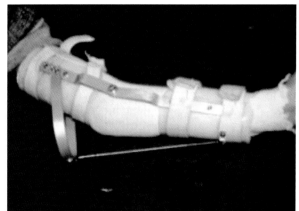

图5-66　肘关节拉力支具

（7）桡骨及尺骨骨折　如骨折部分位于桡骨或尺骨的中间或近端1/3，可应用全臂筒型支具（long arm brace）（图5-67）以提供保护及固定前臂的骨折，并允许手肘和手腕做早期的、有节制的运动。若肘关节要固定在90°屈曲的状态时，便需要提供肩吊带（sling）以配合支具的使用。至于前臂部分所需的固定位置则视骨折的位置而定。近端1/3的骨折可固定于前旋面（supine），中段的骨折可以放于正中面（netural）的位置（图5-68）。全臂筒型支具上的一对金属铰链轴心的位置需要准确放置在肘部横纹（elbow crease）之下1 cm；腕关节的金属铰链轴心位置则需要准确放置于尺骨小头（distal ulnar head）以下，两条铰链的位置要在相同的平面上，而且两者的轴心要互相平衡。若手肘的提物角度（carrying angle）很大时，治疗师需确保手肘于屈曲和伸展运动的时候，矫形器的上、下两个部分能在肘关节处互相协调。

　　如骨折部分只位于桡骨小头（radial head）内而断骨部分又稳定，应用手肱筒型支具（elbow brace）再加装旋转控制器，变成前臂旋转控制式的手肱筒型支具（图5-69），使手肘关节可做30°～110°的活动，而前臂亦可于前旋（supine）至正中（neutral）的位置内活动。

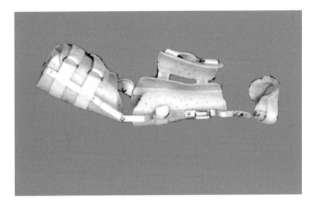

图5-67　全臂筒型支具

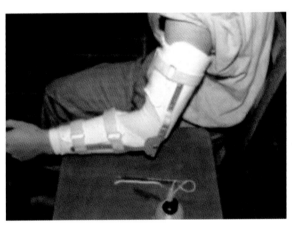

前旋面

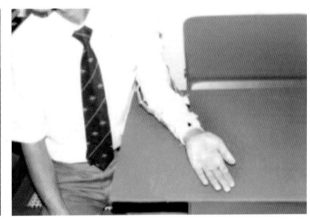

正中面

图5-68　前臂固定位置

　　如桡骨骨折部分是位于远程1/3，可用短臂筒型支具（short arm brace）（图5-70）固定骨折的部位，而腕关节亦可作早期的活动练习。在应用短臂筒型支具时，要考虑骨折裂纹的方向，以决定金属铰链的类别、手腕可活动的幅度及腕关节的侧偏角度。如科勒斯（Colles's）骨折，手腕关节幅度需限制于正中至屈曲的位置，借以确保腕骨不会因早期活动而伤及桡骨骨折的部位。临床应用短臂筒型支具于桡骨前端粉

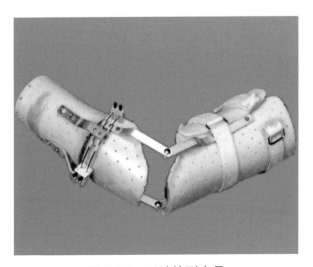

图5-69　手肱筒型支具

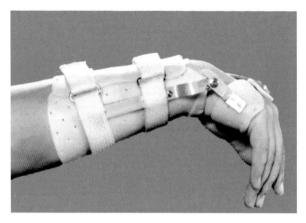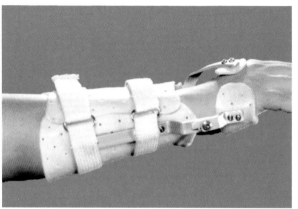

图5-70　短臂筒型支具

碎性骨折（comminuted fracture distal radius）的早期治疗,尤其有效。在制作短臂筒型支具时,位于桡侧的铰链,不可阻碍拇指外展。对于手腕僵硬的处理方法与处理手肘僵硬的方法及理论类同,利用两套不同的组件改造成手腕关节拉力矫形器（wrist stretching splint）（图5-71）,但要小心注意拉力过大会损害手腕腕骨结构的部分。

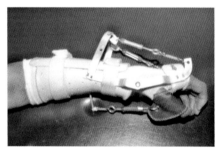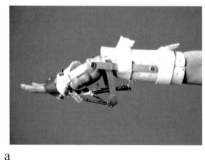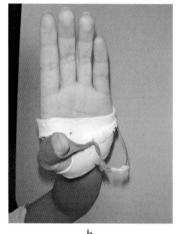

a　　　　　　　　　　　　　　　　　b

图5-71　手腕关节拉力矫形器

a.手指动力牵引器　b.拇指与外展的对掌位置

（8）其他上肢（手）康复常用支具

A.拇指对掌动力型支具。

作用:用于正中神经麻痹于前骨间神经麻痹,拇指对掌功能重建术后。

注意要点:

a.保持拇指与外展和对掌位置。

b.橡皮筋应系在腕部固定带的尺侧。

c.弹力带拉力应集中在腕掌关节而非在掌指关节之上。

B.拇指人字固定支具。

作用:用于拇指掌骨、急性掌指关节炎、拇指扭伤、类风湿关节炎、虎口成形术后及正中神经损伤后拇指功能位固定。

注意要点：

a. 支具需把拇指掌指关节固定，把拇指固定在外展对指位，把虎口打开。

b. 根据病情需要，由医生决定是否把拇指的指间关节固定。

C. 狭窄性腱鞘炎支具。

作用：用于桡骨茎突狭窄性腱鞘炎。

注意要点：

置拇指中立位略背伸约15°（握杯姿势），支具远端将拇指穿出后放置拇指掌侧，托起指间关节（指间关节可略有活动），其余覆盖患肢背侧，延伸外固定指间关节、第一掌指关节、桡腕关节至前臂桡背侧2/5处，进行支具塑型。

四、压力治疗

压力治疗又称加压疗法，是指通过对人体表面施加适当的压力，以预防或抑制皮肤瘢痕增生、减少肢体肿胀的治疗方法。在伤口正常愈合过程中，成纤维细胞产生纤维蛋白原——一种促进伤口闭合的胶原。胶原分解与胶原合成过程同时发生。当新陈代谢相互平衡时，皮肤愈合呈现出正常的外观，大约需要2周时间。然而，深度伤口累及真皮质时通常合并感染，愈合时间延长。因而伤口愈合过程的平衡被打破，胶原合成过程快于胶原分解过程，导致肉芽过度增生。另外，胶原纤维在各层之中呈涡团状无限度生长，使瘢痕组织隆起，无弹性凹凸不平。

（一）作用机制

压力治疗的基本作用机制就是通过持续局部的机械压力，促进血液回流，并造成瘢痕表层一定程度的缺血、缺氧，令毛细血管受压萎缩并减少数量，从而控制局部水肿及瘢痕增生。加压后，瘢痕过度增生及软组织发炎的过度血液循环所致的痛痒等临床症状明显减轻，瘢痕软化、功能显著改善。透射电镜检查及临床超声波扫描亦确认相应的组织及状态改善（图5-72～图5-75），水肿的情况亦实时显著改善。

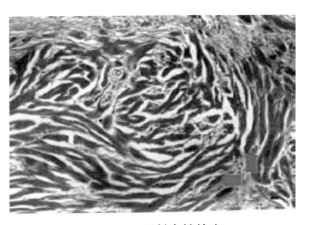

图5-72　透射电镜检查

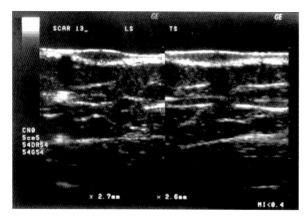
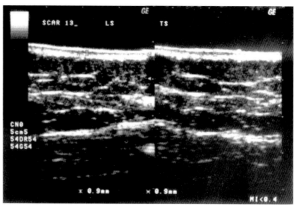

图5-73　临床超声波扫描

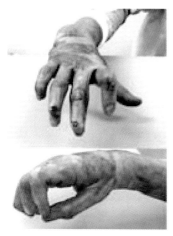
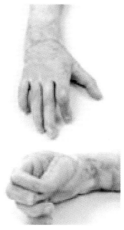

图5-74　压力治疗的前后对照

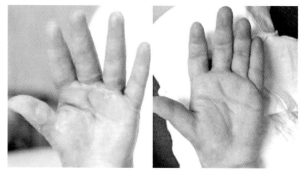

图5-75　压力治疗前后对照,患手水肿状况改善

(二)适应证

- 预防及治疗增生性瘢痕。

- 预防及治疗水肿,防治软组织挛缩和关节畸形。

- 截肢或截指残端塑型。

- 体位性低血压。

- 治疗因长时间水肿,引发的软组织纤维化。

- 预防治疗下肢深静脉血栓的形成。

- 舒缓血管瘤、静脉曲张的疼痛及恶化。

- 许多文献表明,压力治疗在控制瘢痕疙瘩(keloid)(图5-76)的效用和成效是不明显的。临床应用表明,早期术后干预和周密压力监控是能够有效控制和防治瘢痕疙瘩。

(三)禁忌证

- 间室综合征。

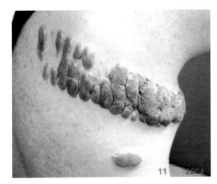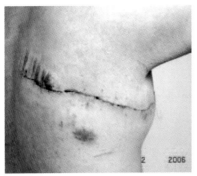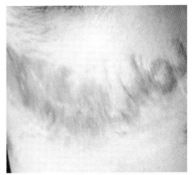

图5-76 瘢痕疙瘩

- 治疗部位有大面积皮肤缺损或感染性创面。
- 未稳定的植皮、皮肤移植区、裂层植皮区及全层植皮皮瓣。
- 治疗范围血液循环不良,如术后早期的断肢再植。

(四)不良反应

- 皮肤对压力衣或压力垫过敏。
- 皮肤因摩擦损伤或形成水疱。
- 近端肢体加压,引发远程肢体水肿。
- 不恰当的压力调校,影响颅骨、鼻梁、牙齿、下巴、耳骨、手弓及胸骨的形态。
- 轻微发育障碍。

(五)应用原则

- 每日应保证23 h以上穿着,持续有效加压至瘢痕成熟。一般治疗期限,需按受伤程度及治疗进度作决定,为1～3年。
- 压力一般应维持于24～25 mmHg水平,但必须按照身体不同部位、血供情况及瘢痕成熟程度而调校压力。

(六)瘢痕的处理

- 切勿用消毒乙醇(酒精)在瘢痕面涂抹消毒,防止乙醇重复摧毁新生的皮肤。
- 切勿服食生鱼,影响瘢痕增生速度。
- 在无伤口的瘢痕面,涂抹不含乙醇成分的羊脂膏或橄榄油,有助软化瘢痕,减低水疱形成。
- 每小时冰敷瘢痕面3～5 min,降低瘢痕表面的血供,减低痕痒。

（七）压力治疗原理

1.压力治疗的基本理论

从拉普拉斯定律（Laplace's law）发展而来，压力和半径成反比（图5-77）。也就是说，半径越小，压力就越大。

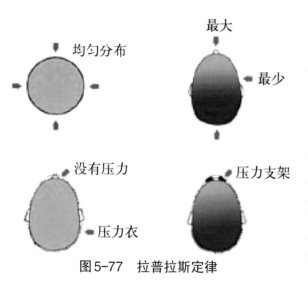

图5-77 拉普拉斯定律

2.压力治疗的基本操作理论

由身体的曲率决定。同样的压力，在半径小的部位，例如手指：压力衣产生的压力相对比在手腕的高，所以手指承受到的压力也相对高。此外，压力反应，亦因应瘢痕下软组织的硬度及身体的曲率决定（图5-78、图5-79）。例如，手掌背面，软组织相对薄，坚硬的掌骨增强掌背软组织的压力反应。相反，手掌丰厚的大鱼际肌，则削弱软组织对压力的反应。

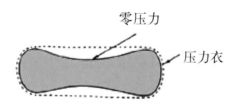
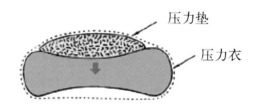

图5-78 软组织硬度

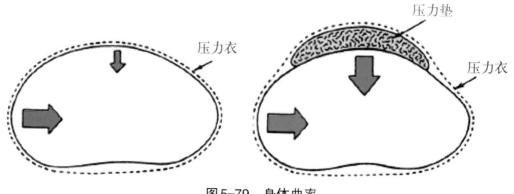

图5-79 身体曲率

（八）瘢痕评估

通常瘢痕评估，包括以下四个要点：瘢痕充血程度（vascularity）、瘢痕高度（height）、瘢痕色素（pigmentation）及瘢痕柔韧度（pliability）。

（九）压力治疗基本部分

压力治疗基本部分包括压力衣、压力垫、压力护罩和压力支架。

1. 压力衣

利用莱卡纤维（lycra），即制作游泳衣的柔软及弹性纤维纱，提供压力衣所需的环状拉力，通过外部压力，局部降低血液供应和水肿。压力可控制瘢痕增生，促使瘢痕内胶原蛋白有序地排列，并能达到软化伤疤及加快瘢痕成熟的功效，预防关节由于增生性瘢痕所致的挛缩（图5-80）。压力治疗能有效地软化瘢痕硬度，促进复康支具能有效处理由增生性瘢痕所致的关节挛缩，并改善关节活动幅度。

2. 压力垫

采用高可塑性的纯聚乙烯泡垫（plastazote）制成的压力垫（图5-81），摆放于压力衣与皮肤表面之间，用作改变身体几何弧度及形状，以便灵巧调校、集中或分散压力衣的压力于不同身体的部分。平稳、直接施压于增生的瘢痕。压力垫的设计，必须尽量减低对关节活动的阻碍，否则将可能因设计误差而造成关节挛缩。

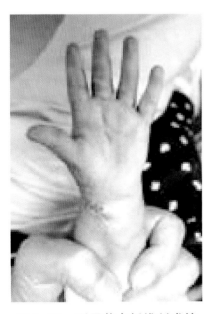
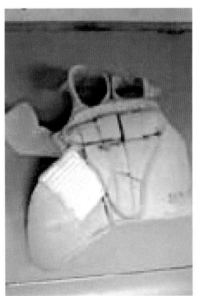
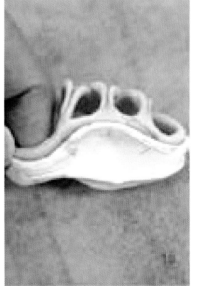

图5-80　利用莱卡纤维制成的
　　　　　压力衣

图5-81　采用纯聚乙烯泡垫制成的压力垫

3. 压力护罩

颅骨、鼻梁、牙齿、下巴、耳骨、手弓及胸骨，很容易受到压力影响结构变形，如靠近上述位置开展压力治疗，则需要压力护罩来减低及分散压力，保护相关组织结构及预防畸

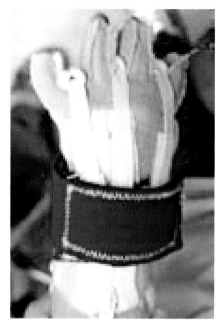

图5-82　压力支架

形。幼儿及青少年，因骨骼未完全成熟，压力护罩的设置，尤为重要。

4.压力支架

因为环状拉力，无法于垂直位置提供足够的压力，如指蹼、腋下、虎口、腹股沟等。压力支架能独立提供局部需要的附加压力，但不影响整体压力衣的环状拉力（图5-82）。

（十）压力衣的制作

压力的产生最主要是以裁减弹性物料——莱卡纤维（lycra）的阔度为基础，一般是根据物料弹性、体位、血供、患者年龄及所施加的压力程度而订物料拉紧度（Strain）。制作手及上肢的压力衣，弹性物料伸张度一般设定为0～20%。即把莱卡纤维的物料阔度裁减0～17%后缝合。所产生的压力，务必低于表皮微丝血管可承受的40 mmHg的安全压力水平。例：腕的周长为20 cm、拉紧度设定为10%，弹性物料的阔度应=20×1/1.10=18.18 cm，即9.1%。压力衣，主要是负责产生及提供压力的媒介，压力调教则主要由压力垫操作。小童上肢压力衣及手套，弹性物料伸张度一般设定为0，因小童手指很纤细，在拉普拉斯定律下，由压力衣产生的压力已相对很大（图5-83）。

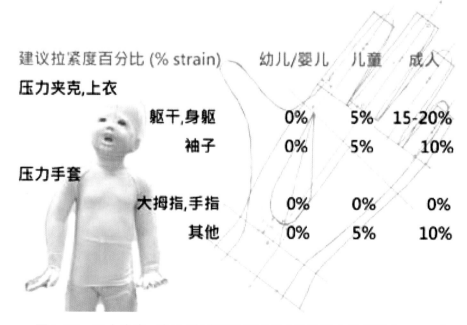

建议拉紧度百分比（% strain）	幼儿/婴儿	儿童	成人
压力夹克，上衣			
躯干，身躯	0%	5%	15-20%
袖子	0%	5%	10%
压力手套			
大拇指，手指	0%	0%	0%
其他	0%	5%	10%

图5-83　压力治疗：建议"拉紧度"百分比（香港职业治疗学会，1998）

压力衣可以用包缝机（折骨机）及人字缝纫机缝合边缘（图5-84），但必须以弹性纤维线缝制。如需要制作截肢套末端的缝合位，应使用包缝机缝合为佳（图5-85a）。如只使用人字缝纫机，末端的位置也应以"部分重叠的方法"缝合（图5-85b），切勿因贪图方便而以"全重叠的方法"缝合（图5-85c），否则完成后的缝合位将成为皱褶，令残端会因压力不均匀而形成水疱，甚至损坏残端皮肤，严重影响训练的进度（图5-86）。

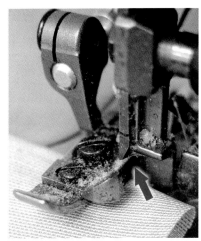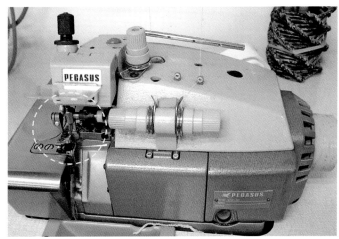

图5-84 包缝机和人字缝纫机

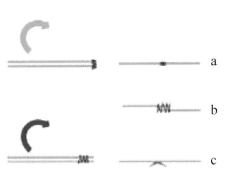

图5-85 缝合方法
a.用包缝机缝合 b.部分重叠法缝合
c.全重叠法缝合

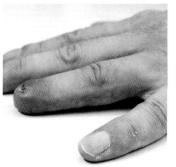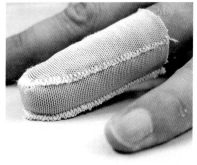

图5-86 手指残端戴指套前后

五、职业康复

当手功能康复者渐续恢复关节幅度及肌力时，作业治疗师应该开始计划下一部的康复方向。恰当力度、活动和感觉的配合，就构成手的基本灵巧性及灵活度。但是，关节活动幅度及力量的康复，跟康复结果并没有直接的关联。例如，骨折愈合后70%的关节活动幅度及60%肌力的康复，能否应付工厂生产在线速度的要求或是建筑工地上体能的要

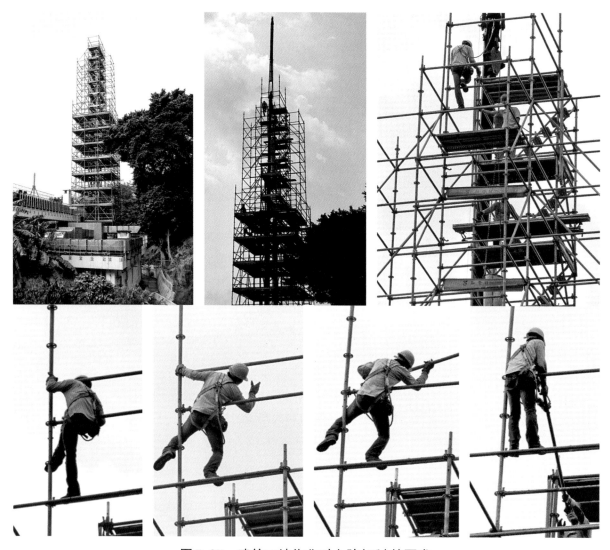

图5-87 建筑工地作业对上肢（手）的要求

求（图5-87）能否可以在一般劳工市场情况下，以其工作经验、技能再被雇用于相关工作的岗位？在受雇上班后，其职能是否达到可履行工作上的水平？或达至工作岗位所要求的指标，并保持这份工作？其工作效率会否因其力度残缺而影响所得的工资用以维持其自身及家庭生计。

医疗康复与康复结果仍是一个不对等的未知之数。换言之，基本的医疗康复未能完全肯定康复的结果！在缺乏职业康复的发展情况下，治疗师只能按临床经验推敲及揣测！职业康复是通过系统化的工作模拟锻炼，培养康复者的职能，使他们达至原本工作岗位上的水平。作业治疗师亦可通过工作模拟锻炼的过程，实地目视、观测及了解手功能康复实际操作的水平，整合出客观、科学、准确的康复成效及评定结果。在处理特别的病例时，作业治疗师或许要前往个案工作的岗位，实地勘察了解。

尽早进行针对性的职业康复是达到成功康复结果重要的一步。所以每当一个患者的功能恢复到合理水平时,作业治疗师会按其工作的特性及要求,提供特别设计的职业康复计划,重建患者的职能。尤其当他们因伤员离开工作岗位颇长时间后,一个特别设计的职能重建程序,能有效协助他们重新提高工作的意识、意志及体能。对于一些严重或永久性缺乏功能的人士,他们更需要重新评估职能,重新选择能力所及的工作。

工作的意义,在现今社会更已演化成一个十分重要的社会角色征象,以工作上所取得的成就彰显其人生意义上的重要性。在中国传统文化中,对工作能力的追求更是十分重视。近年来,经济及工业上急速的发展,一方面增加了很多上肢(手)创伤的个案,而在人口密集的中国,这些伤员要重返工作岗位也并不容易。要提高他们的竞争能力,职业康复是十分重要的。

职业康复是整体性康复锻炼,除上肢手功能外,下肢及身体其他的各部分,也一并包括于上肢(手)创伤康复者的职业康复锻炼范围内。因大部分的工作岗位,不单是对手功能,而是对整体的功能要求。当今世界康复的水平及目标已不再停留于只能康复自理能力的水平框架内。康复的目标已进一步提升至重返原来工作岗位的水平为目标。通过工作的平台,只要努力工作,发挥所长,尽力赚取工资,人便可以展示自身的功用、能力,从工作上所得的经济回报,以维持生活质量及个人尊严。所以,职业康复能帮助患者树立信心,重返社会并贡献于经济的发展。

(一)职业康复概念与模式

Dr. Leonard N Matheson(1988)所倡议的"阶段模式职业康复"论说把职业康复的过程分成为八个阶段,是一个比较具体及高度认可的职能康复模式(表5-4)。

表5-4 职业康复的8个阶段

阶 段	评 估 范 围	评 定 准 则
阶段一	病 理	组织及骨骼研究
阶段二	损 伤	解剖学、生理学、心理学
阶段三	功能上的限制	症状及限制
阶段四	残 疾	功能上之限制所承受的社会性后果
阶段五	受雇的可行性	患者对被雇用的接受程度
阶段六	受雇能力	在某劳工市场被雇用的能力
阶段七	职业残障	在工作岗位,病者被雇用的能力
阶段八	谋生能力	收入与预计工作寿命配合

Leonard N Matheson(1988)

阶段一～阶段四主要是以医疗康复为主，集中处理组织、症状上的问题，为职业康复创造基础及条件。职业康复的重点是在阶段四～阶段八的康复过程中，透过"职能强化"为治疗基础，针对康复者在不同阶段内所遇到的功能缺憾问题，作重点处理。阶段四则是医疗康复及职业康复的转接期。

（二）职业康复的目标

1. 职业康复目标的制定

取决于患者的手功能康复情况，概括可分为三类。重返原本工作岗位如患者无永久性的伤残，一般治疗目标是将他的功能恢复至正常的情况，使其能尽快重返工作岗位。在康复过程中，大部分的患者都是属于这一类的，如骨折、肌腱断裂等。

2. 寻找新的工作方向及岗位

对于有若干程度的永久性残障患者，令其手功能不能完全恢复，如神经创伤等。康复的目标会集中于发展现阶段的功能及工作能力，按其身体状况尽量提升，使其能按实际情况，重新发展就业方向。

3. 创造入职的条件

对于无可恢复的创伤及其手功能完全丧失的类别，康复目标不单是提高患者剩余的能力，还有提供不同的辅助仪器或用具，协助患者达到独立自我照顾的水平，为重建职能创造有利的条件。

虽然职业康复仍处于发展阶段，其概念及形态尚未成熟妥善，临床应用证明，职业康复可以加强患者对身体状况的认识，从而发挥更好的就业及工作能力表现，直接提升患者于复康后所获得的受聘机会。职能复康亦使复康工作与小区发展紧紧地连成一环。把因患者而丧失职能的复康人士连贯于出院后的工作岗位上，减少被现实社会所遗弃的情况。

（三）职业康复的临床应用

职业康复主要包括以下五个部分：

- 职能评估
- 工作分析
- 模拟工作评估
- 职能强化
- 重返岗位

1. 职能评估

职能评估是一个完整及系统化的评估手段，是开展设计职业康复疗程上，十分重要的起点。按照上肢(手)创伤康复者的个人资料、复康情况如患处的关节幅度、力量、感觉及自理能力(ADL)、病历、家庭、工作及经济状况等资料,直接反映其工作能力所需掌握的程度,设定职能训练基数,用以反比及对比测试评估患者的功能,分析上肢(手)创伤康复者的工作并仿真工作模式作评估。

职能评估还利用不同标准化的职能评估仪器、工具评估及测量体能、智能测试及工作行为观察,为上肢(手)创伤康复者整合完整的工作状况评估,以制定康复目标及方向。评估工作上所需的智能,对于脑部受损的复康者尤其重要。工作行为评估,反映上肢(手)创伤康复者工作上的行为表现、工作意向及工作上所需的精神状态。加上工作环境的观察,治疗师可综合了解患者工作上实际的需要,提供较全面、实际及贴身的康复目标及方向。

职能评估的测试项目总结如下:

(1)体能容量评估(图5-88~图5-91)

- 活动能力
- 力气
- 感觉
- 手功能
- 大肌肉协调
- 小肌肉协调
- 心肺耐力

(2)智能评估

- 专注力
- 记忆力
- 沟通能力
- 执行指导能力
- 学习能力
- 处事能力
- 解决问题能力
- 决定能力
- 组织能力

(3)工作行为评估

- 动力
- 仪容外观

- 守时程度
- 工作的专注
- 自信心
- 对上司的反应
- 接受批评态度
- 人际关系
- 生产力
- 压力及灰心的容忍能力

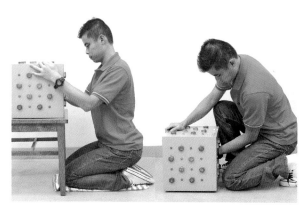

图5-88　职能评估活动能力评估

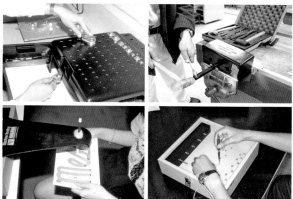

图5-89　手功能评估

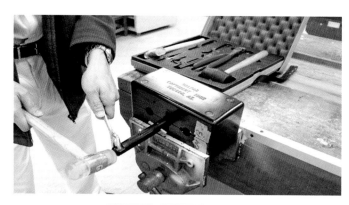

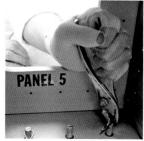

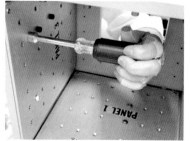

图5-90　工作行为评估

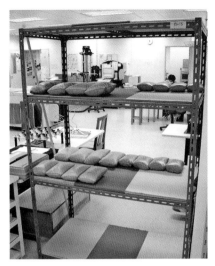
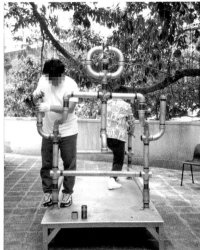
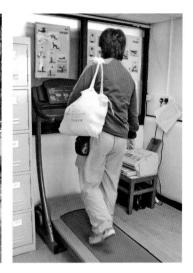
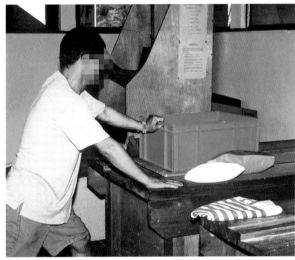
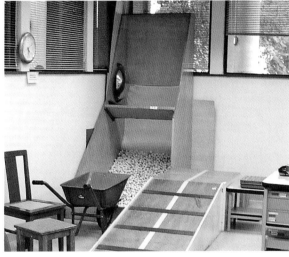
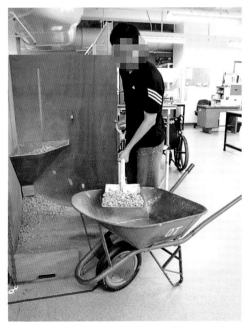
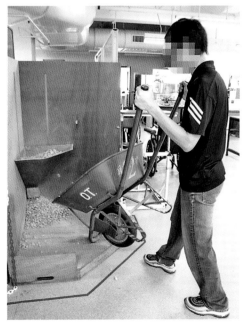

图5-91 生产力评估

2. 工作评估及分析

通过与患者详细的面谈、工序分析及系统性的评估，从而量化出工作上的职能要求，再推算出工作上体能、智能及工作行为的要求，再比较上肢（手）外科手功能康复中患者从体能评估所量度出的实际工作能力，最后确定职能的幅度，制定所需的康复指标作针对性的职能训练。倘若其职能与原有工作的要求有太大的距离，治疗师可根据其状况，协助寻找、配对其他合适的工作及类别，作为日后重建职能的实际目标。《职业类别大辞典》《职业分类册》等，均可提供较全面的数据以做参考。

3. 模拟工作评估

通过应用不同的仿真工作样本、仿真工作训练器、工场作业评估等（图5-92～图5-94），模拟出工作上不同的环境及所需的工作姿势、动作、工作平面高度、力量及耐力等作系统性的分析以确定实际职能。

valpar、BTE是现时较普遍使用的模拟工作评估工具，基本概念是利用MTM（method time-measurement）及不同的运动模式将所需时间、力量与一般人的标准比较，从而将职能量化出来。而评估方法则以其工作评估及分析所得的数据而选择。将患者的工作能力作统计分析更可确定其评估结果的可信程度，减少被误导的可能性。临床观察、录像分析更可协助确定错误的姿势，利用人体功效学（ergonomic）于职能强化时，纠正错误的工作姿势，有效提升患者的能力及避免再受伤的机会。

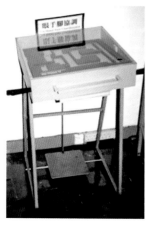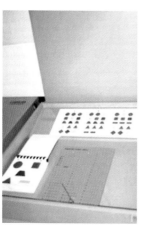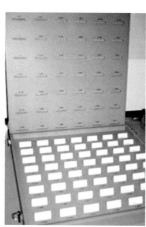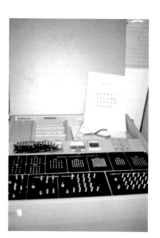

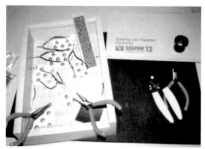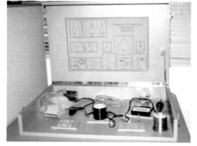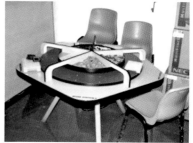

图5-92　仿真工作样本

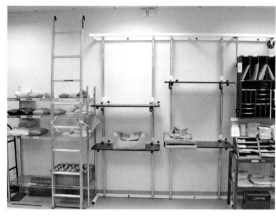
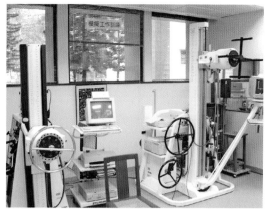
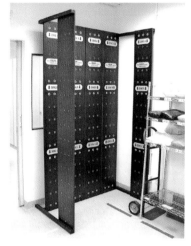
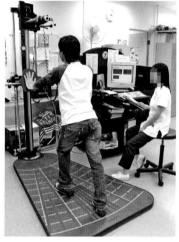
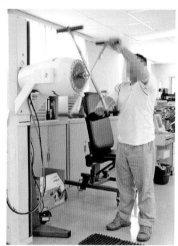

图5-93 仿真工作训练器

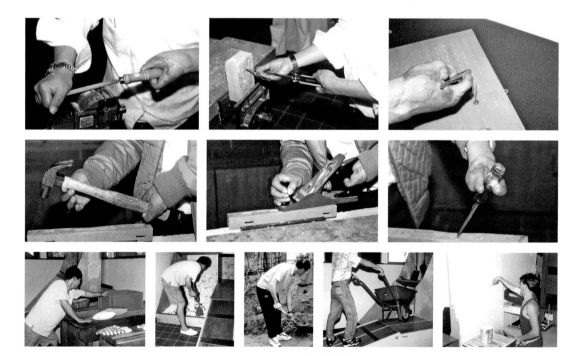

图5-94 工场作业评估

4. 职能强化

职能强化是职能复康疗程内,主要重建职能的治疗性训练计划。按其工作上的需要,设计整个训练疗程。职能强化内容包括三部分。

- 职能条件化训练

- 模拟工作

- 工作行为态度训练

在训练过程中,治疗师会观察及矫正复康者工作上不正确的姿势。提供合适的课程,指导复康者认识身体及患者的重点,协助复康者重建一套完整正确的工作姿势,避免日后工作再受伤害。

(1) 职能条件化训练　职能条件化是重建职能的第一步,康复的伤残人士因长期住院疗伤,其体能及功能会因此而衰退,肌肉亦有一定程度的萎缩。职能条件化训练是利用带氧性的运动训练强化患者本身的体能,透过伸展及强化肌肉的运动,进一步增加肌腱及关节的柔软度和幅度,并且提升一般性的肌力、耐力及心肺功能(图5-95)。

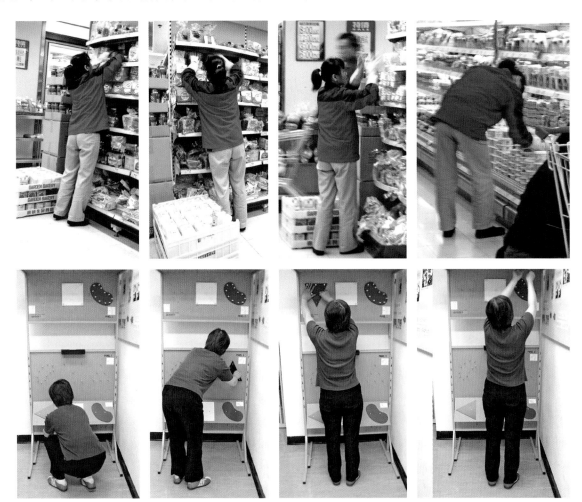

图5-95　职能条件化训练

按照患者剩余的体能,逐步提升,水平指标会因应患者本身的工作能力及其工作意向而决定,如伤残人士所进行的工作是需要较大的体力劳动,其训练内容及体力所需,会远比一位从事文职的人士较大。一般所需时间为3～8周,视不同程度的功能障碍而定。通过训练,加强其工作上的耐力,逐步提升信心、士气及自信能力,亦重新培养其工作习惯。

(2)模拟工作 职业治疗师应用不同的仿真工作样本、仿真工作训练器、工场作业评估等,模拟出工作上不同的环境及所需的工作姿势、动作、工作平面高度、力量及耐力等作系统性的训练。透过反复模拟工序练习,治疗师不但可以实时纠正错误的姿势,还可强化所需的腰背及肢体上的肌肉,有效提升患者的能力,并协助患者克服因伤员所导致的长期痛楚。当工作耐力回复至足以应付8 h或以上的工作,而表

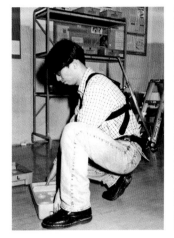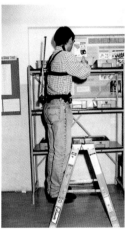

图5-96 职能评估

现亦达至安全标准后,才可尝试返回工作。由于工作上的不同需要,训练内容会因其工作所需安排,训练模式亦会参照工作上所需的模式,如准时上班、准时下班。训练时间由4 h开始,慢慢提升至6 h(图5-96～图5-99)。

工作体能要求度量表(physical demand characteristic,表5-5)。

(3)工作行为态度训练 工作态度的训练元素是溶合于整个治疗过程中,治疗师会不时检讨患者之工作态度,按其弱点加以提醒及规范,并且重新凝聚其专注力。由于患者离开工作岗位已有一段时间,工作上的纪律及态度亦可能因病程而变得松散,治疗师会在此期间纠正及强化其态度及习惯,循序渐进地协助复康者准备重返小区时即将面对的工作上要求。由于复康者已经离开工作岗位一段较长的时日,1周5天半的工作,每日8 h的工作时间,对于复康者来说,可能已是其职能的极大挑战。通过全职的工作态度训

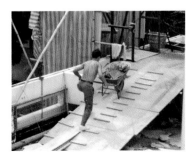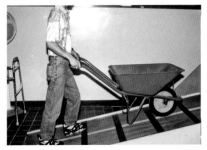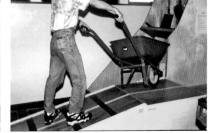

图5-97 仿真工作训练器

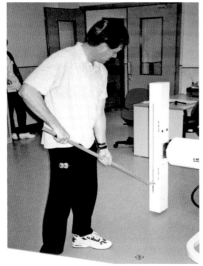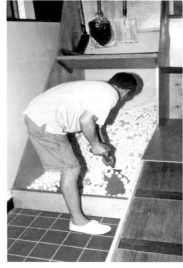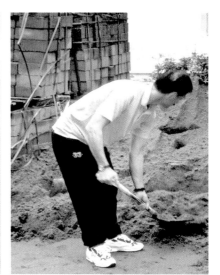

图5-98 模拟工作

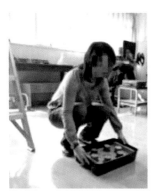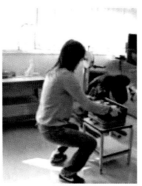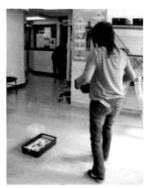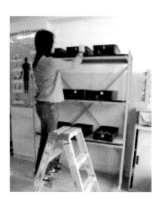

图5-99 仿真工作模式评估

表5-5 工作体能要求度量表

体 能 要 求	间中 0～33%工时	常常 24%～66%工时	长期 67%～100%工时	典型能量要求
文职（Sedentary）	10 lbs.	不足道	不足道	1.5～2.1 Mets
轻度（Light）	20 lbs.	10 lbs.	10 lbs.	2.2～3.5 Mets
中度（Medium）	50 lbs.	20 lbs.	10 lbs.	3.6～6.3 Mets
重度（Heavy）	100 lbs.	50 lbs.	20 lbs.	6.4～7.5 Mets
沉重度（Very Heavy）	> 100 lbs.	> 50 lbs	> 20 lbs.	> 7.5 Mets

练，让复康者在实践中理解及接受其工作状况及表现，按其进度规范地提升，加强康复者信心，提升其士气，否则纵使复康者拥有相当的工作能力，却因未有合理的心理素质而不能接受工作上的挑战和考验。

5. 重返岗位

职业康复是一个全面康复的范畴,不单是照顾患者本身的功能及职能,亦要协助复康者适应现实社会工作上的需求,否则整个复康职能的计划只会有不断的评估及训练,而没有实质的成果。在现实社会中,纵使复康者拥有相当的工作能力及心理质素,亦未必能够顺利返回其工作岗位。通过工作配对为未能重返原有工作岗位的伤员复康者寻找合适的工作,使其不会因为伤病影响而丧失工作的机会。治疗师按其伤后的职能、过去的训练、经验、兴趣及市场因素提供辅助,协助解决复康者重返工作上的问题及困难,使患者能重返社会,以其剩余的功能贡献社会。

(1)工作探索 假若患者无法在原有工作岗位上谋生,治疗师亦可协助复康者就其余下之工作能力及兴趣进行工作配对,从中找出一份力所能及的工作。

(2)工作安置 利用小区上的资源,寻找及联络愿意雇用康复者的雇主或企业负责人,协助安排复康者尽快重返工作。

(3)职业训练 利用小区里的职业训练院校,为复康者重新发展其事业,借以增加其重返工作的机会。在整个职业康复的过程中,以辅助重返岗位这一阶段最为艰辛及困难。因雇主并无义务或责任聘用复康者,怜悯及同情并不是职业康复的立足点。除康复治疗以外,治疗师需要提供实质的报告,协助复康者以工作表现说服雇主,促成长期聘用的条件。工作环境的异常复杂,雇主千变万化的要求,治疗师要解决的事情又怎能从教科书中找到答案。治疗师会实地前往工作地点进行工作环境评估及探访,以了解及协助解决所遇到的实际困难。通过人体功效学改善、重组其工作程序,如需要额外的辅助用具,治疗师亦会替患者设计及制造,借以加强工作效率,减少受伤机会以保留其工作。当然雇主的支持及信任、社会发展的因素、社会大众对患者的接受程度及给予合理的机会和帮助亦是整个职能康复重要的一环。

六、手科作业治疗科室设计

手科作业治疗科室设计可由功能区域划分,大致可分为6个区域:手部评估区、手功能训练区、上肢功能训练区、职能康复区、手复康支具制作区、压力衣制作区。这6个区不一定要设在独立的房间,因为作业治疗的人手有限,所以治疗师需要同时为患者评估及兼顾其他患者做治疗时的情况。一般都将评估区及训练区设在同一房间。制作附有金属的复康支具及压力衣时,因需要使用金工工具或缝纫车会产生噪声,所以可将手复康支具制作区及压力衣制作区设在独立房间。

（一）手部评估区

手部评估区可设在科室较宁静的一角，治疗师座位应背向墙壁，所以他能面向科室其他部分，使他能同时兼顾不同患者的情况。治疗师座位附近放置文件架，存放不同的评估表格，这样可以增加治疗师工作的效率。评估桌可以特别设计，形状适合治疗师同时作手功能评估及写患者报告。如果治疗师使用计算机，桌面及屏幕的高度要适中，选用的座椅应有5个滑轮及可转动的，否则会对治疗师的健康产生不良后果（图5-100、图5-101）。

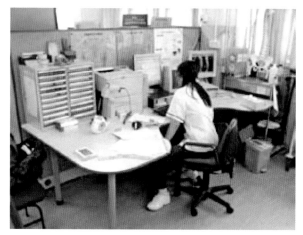 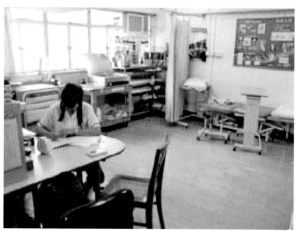

图5-100　手功能评估区　　　　　图5-101　手功能作业区

（二）手功能训练区

可利用矮柜将手功能治疗区划分，柜的高度不影响治疗师的视线。训练桌的摆放应鼓励患者互相沟通，他人的关怀和鼓励有助于患者的康复，其他患者的经验也可用作参考。矮柜还可以收藏不同的治疗用具，用具可因其功能分类及摆放。手功能训练工具可便宜也可昂贵，但需要依照作业治疗活动的原则，包括令患者积极参与、能循序渐进地增加难度、能提供反馈增强患者的动力及模拟真实的环境让治疗师作出更佳的判断（图5-102～图5-104）。

中国传统的手工艺及儿时的玩具也可被用来作手功能训练工具，因为这些活动要求不同的手功能灵活度（图5-105～图5-107）。

（三）上肢功能训练区

上肢功能训练区提供肩、肘、腕等关节的活动幅度，及上肢肌力及耐力的训练（图5-108～图5-111）。

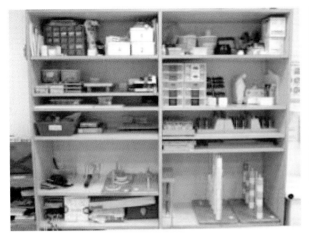

图5-102 手功能训练放置区

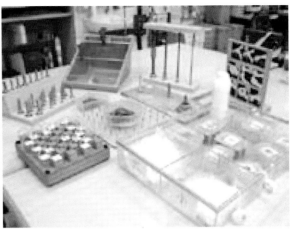

图5-103 精细动作手功能操作台

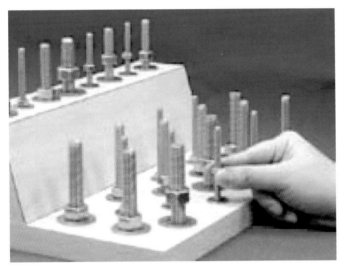

图5-104 捏指训练

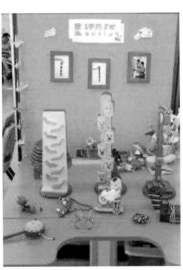

图5-105 手功能训练

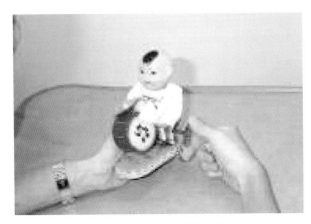

图5-106 手指灵活训练

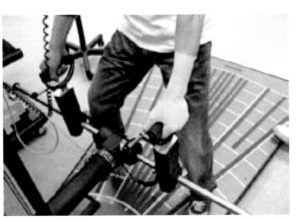

图5-107 拉力训练

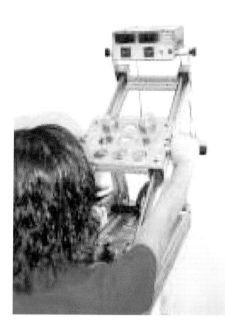

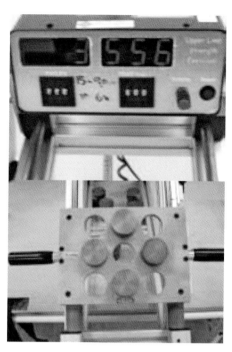

图5-108　肘关节屈伸训练　　　　图5-109　手功能操作精密仪器

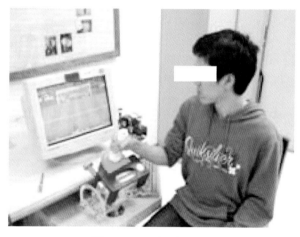

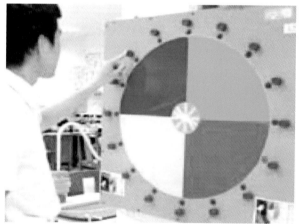

图5-110　握力训练　　　　图5-111　手眼协调训练

（四）职能训练康复区

职能训练康复区应设有较重型的工作站,作为工作能力强化训练的需要。工作站的设计,可参照实际的工作环境作模仿。外国有很多这类的工作站,好处是有研究和文献的支持,但价格较昂贵。职能训练的发展应以实际需要为主,故当地工作环境的分析和模仿较为重要(图5-112～图5-116)。

（五）手复康支具制作室

复康支架制作室的空间大小视同一时间需要处理患者的数目而定,面积为10～

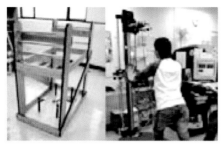
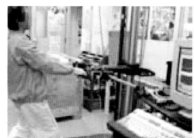
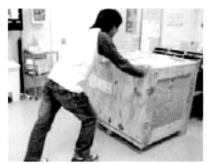
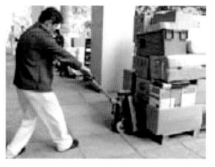

图5-112 患者在职能训练康复区训练

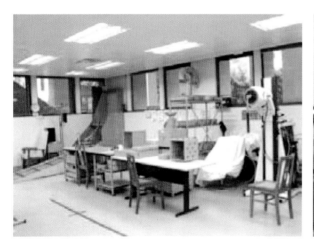

图5-113 职能训练康复区一角

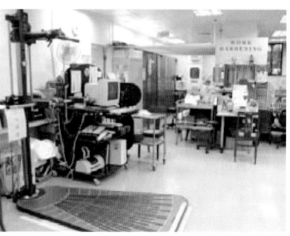

图5-114 体能训练区

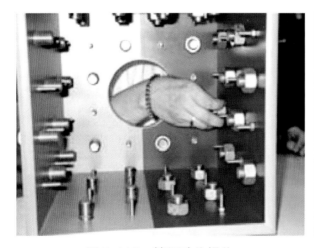

图5-115 精细动作操作

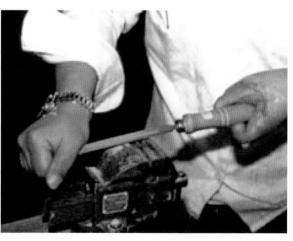

图5-116 模拟锉刀训练

30 m²。一个全面的复康支架制作室应分为三个部分：① 清洗伤口；② 制作低温塑料；③ 制作金属配件。

1. 清洗伤口区

有些支架在手术后2～3 d便开始佩戴，而手术后的手都有很厚的纱布及敷料，所以治疗师在制作支架前要先替患者换上较薄的纱布，减少影响关节活动时的幅度。为了增加工作时的效率，清洗伤口的部分多设在支架制作室内，但如果治疗师与病房护士有足够的沟通，则患者可先在病房更换较薄的纱布，然后到作业治疗部制作支具。

2. 制作低温塑料部分

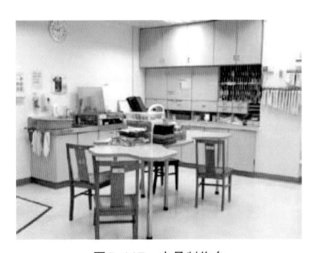

图5-117　支具制作台

这是复康支架制作室主要部分。此部分必须有洗手盆及去水设备。热水炉应在洗手盆附近，以便去水及换水。室内应有适当高度的台面，以作裁剪塑料之用。所用之工具如螺丝刀、打孔器等应挂在工具箱内，这些工具亦应放在适当的高度，以增进工作时之效率。房间中心可摆放1～2张台子，作为承托患者手部之用（图5-117），如台面能自由升降，则效果更佳。在摆放家具时，应预留空间给轮椅通过。台的位置应靠近热水箱，患者坐的位置亦可影响工作时的效率。其他增加效率的方法包括将已制成的配件，如带子、支架挂在墙上及将材料放置于适当高度上（图5-118、图5-119）。

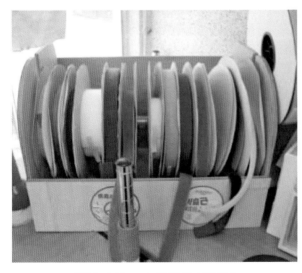

图5-118　支具附件（带子）

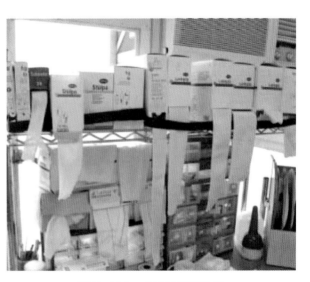

图5-119　支具制作配件

3. 制作金属配件部分

这部分应较远离洗伤口部分，因制作金属配件时可能产生粉末，所以在制作低温塑料部分后面较为合适，而且可减少治疗师走动范围。此部分需要添置木工台、钻床、虎钳及铁钻等工具（图5-120），亦可增加金属架作为收藏材料之用。

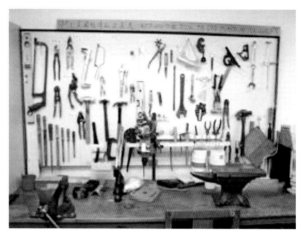

图5-120 支具制作工具箱

（六）制作低温塑料支架的基本工具

1. 热水恒温箱

电水温箱应用不锈钢制造（图5-121），并具有电恒温控制，一般能保持水温在 $60 \sim 70℃$。内里空间应能放置一块较大的塑料为佳，一般应有 650 mm × 500 mm × 100 mm，水容量约21 L。如能添置多一部较小水温箱则更佳，因可在病房或较狭窄的地方使用。在未有恒温箱之前，治疗师都是用热水煲及胶盆操作。在操作时，塑料可能因过热而黏在钢板上，只要加上少许碱液、洗洁精或利用尼龙网便可防止此现象发生。

2. 吹风筒

吹风筒可将支架局部吹软，在需要小量修改支架时使用。由于吹风筒可提供干的热风，所以在需要将支架两部分融合时最为适用。吹风筒应可提供冷风及热风两种选择

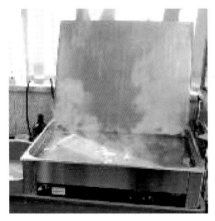

图5-121 恒温水箱

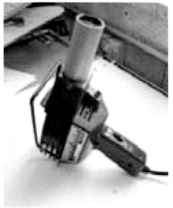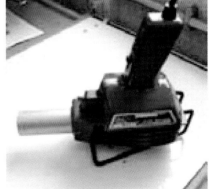

图5-122 吹风筒

（图5-122）。

3. 电焗炉

有些塑料需要约100℃来处理的，例如Plastazote。这塑料的密度较高，可用来制造压

力垫或颈圈（图5-123）。

4. 剪刀

应购买两种剪刀：手术剪刀和重型剪刀。手术剪刀可用来剪已浸软了的塑料，也可以作为绷带剪使用。选择一边圆一边尖的剪刀可适合不同的需要。带有弹簧或重型剪

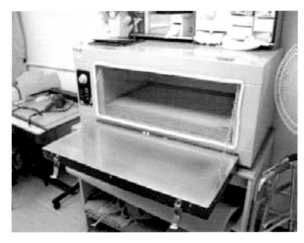

图5-123　电焗炉

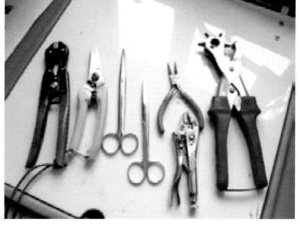

图5-124　各种剪刀

刀可剪3.2 mm厚度的塑料，亦可作为开料之用（图5-124）。

（七）压力衣制作区

因瘢痕可能在身体不同部位，压力治疗室应有卧床以配合压力衣、压力垫及复康支具的需要，而且还要有屏风以保障患者的隐私。裁剪及缝制压力衣部分最好在另一房间但应距离患者不远，这样可同时兼顾工作效率及缝纫车噪声问题。缝纫车应包括包缝机

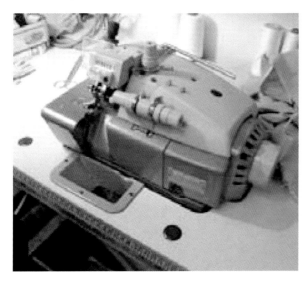

图5-125　包缝机

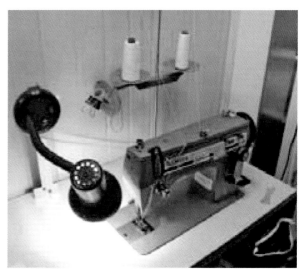

图5-126　人字缝纫机

（折骨机）（图5-125）及人字缝纫机两种（图5-126）。

七、结论

相对于其他康复的专业，作业治疗是一个较有创意的专业，因为它有较大的创作空间。"作业"亦有它的模糊性，因为要定义作业不在乎"作业"的形式，而是其对患者的意义，但"意义"是因人而异的，如果没有主体，就很难解释什么是"作业"。正是这个模糊性，作业治疗师有较大的空间去帮患者找寻有意义的活动，使治疗更切合患者的实际生活。

设计活动的原则包括针对缺损的功能、令患者全情投入、可调节活动的难易度及提供反馈的效果。这些原则都没有规限活动的形式，所以治疗师还有很大的创作空间。例如要患者全情投入，游戏是一个相当好的媒介，游戏可提供体能、集中能力、社交技巧等训练，在游戏过程中，治疗师可调校用具的重量，如棋子或玩具，或更改游戏规则来增加难度。我们曾经利用一些怀旧玩具来锻炼手功能，成本便宜，效果不错。我们亦曾经利用一些简单的电子感应零件来量度患者活动的次数，这个数字可被视为一个反馈，因活动次数反映患者的能力，这个数字更可成为下次活动要超越的目标，令患者更投入、更积极地参与，治疗效果将更完美。

除了运用"作业"为治疗媒介外，作业治疗也利用环境配合，以减轻及改善患者的残疾。上肢复康支具在手复康中发挥很大的作用。它可达到很多的治疗目标，例如固定骨折位置、帮助愈合、减少粘连、辅助瘫痪肌等功能。设计及制造复康支具是一门科学，亦是一门艺术，因治疗师需要有医学的知识，而且还要有很好的手艺才能设计及制造合适而漂亮的支具。上肢支具与手功能训练是不能分割的，因为关节在做完治疗后有所进步，此时应立即修改支具以保持这进展的幅度，否则软组织收缩而变回原位。所以支具和压力衣、压力垫是需要经常修改才能配合患者的进度，达到最佳的治疗效果。现代康复概念强调整体康复，除了治疗患者身体上的残损，还主动处理患者在心理、社交和心灵上的问题。国际功能、残疾和健康分类（ICF）的概念与作业治疗的理念非常配合，作业治疗师会从患者的角度出发，理解他在生活上的问题，包括自理、工作和余暇。

治疗的结果也不再停留在关节幅度、肌力、耐力等体能范畴，甚至超出功能层面，达到积极参与及提高主观幸福感等领域。

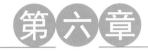

中国传统医学在上肢（手）功能康复的应用

中国传统医学包括经络、针灸、推拿、中药等，在几千年的应用中，它有着不断完整的医学理论体系。

经络属于脏腑，外络于肢节，沟通于脏腑与体表之间，将人体脏腑组织器官联系成为一个有机的整体。通过行气血，营阴阳，使人体各部的功能活动得以保持协调和相对的平衡。针灸和推拿的临床治疗，就是以经络为理论，根据通过大量的科学实践和针灸、推拿治疗原理，明确到针灸、推拿对人体各系统功能有调整的作用，能增强机体的免疫能力和镇痛作用等。深入研究表明，针灸穴位、推拿手法对神经细胞、电生理学和神经递质生物因子等能起到一定作用。

采用中西医结合疗法，结合中医特色，运用针灸、推拿等将有助于手部各种损伤的手外科手功能康复。

一、上肢（手）经脉的组成及主要穴位

经络学说主要是阐述人体内各部分之间的相互联系和密切影响，在人体联系中，将人体的生命活动、病理变化、诊断依据、治疗疾病等提供重要依据。它还同脏腑学说紧密结合，是中国医学基础理论中很重要的一部分（表6-1）。

经络学说是中华民族几千年来同疾病做斗争的经验总结。上古以来，在医疗实行中，同时观察到人体在疾病出现的各种症候以及在治疗上所取得的效果，发现人体存在着各种规律性的现象，刺激到身体某一个特定部位可以治疗体表和内脏疾病，同时内脏功能也发生了一系列相关变化，反映出各种症状和体征，各脏器疾患有时会互

表6-1　经 络 系 统 表

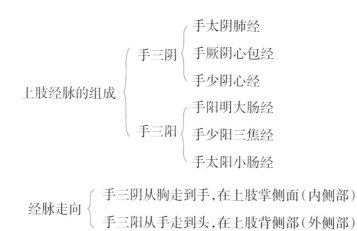

相影响，疾病的传变及发展都有一定的过程，人们通过长期的医疗实际经验和积累，由感性上升到理性认识，从而创新出经络学说的概念及穴位的定位。

（一）与上肢（手）有关的经脉

上肢经脉的组成
- 手三阴
  - 手太阴肺经
  - 手厥阴心包经
  - 手少阴心经
- 手三阳
  - 手阳明大肠经
  - 手少阳三焦经
  - 手太阳小肠经

经脉走向
- 手三阴从胸走到手，在上肢掌侧面（内侧部）
- 手三阳从手走到头，在上肢背侧部（外侧部）

（二）上肢（手）各经脉循经路线

手少阴心经（图6-1）

经络走向：从胸走到手，共九穴。

手少阳三焦经（图6-2）

经络走向：从手走到头，共二十三穴。

手厥阴心包经（图6-3）

经络走向：从胸走到手，共九穴。

手太阳小肠经（图6-4）

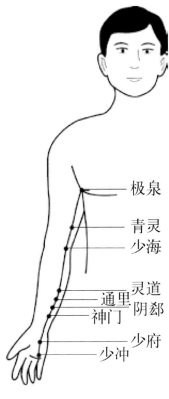

图6-1 手少阴心经

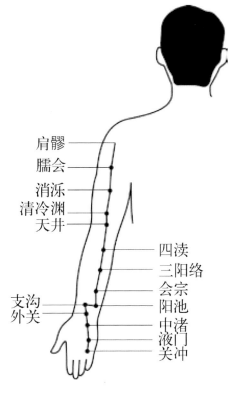

图6-2 手少阳三焦经

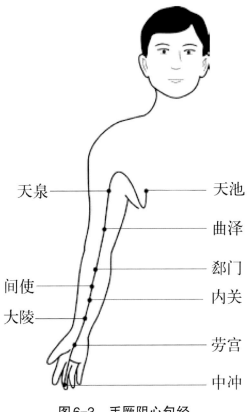

图6-3 手厥阴心包经

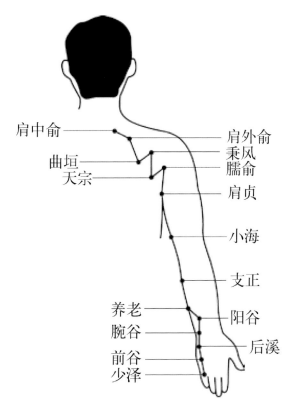

图6-4 手太阳小肠经

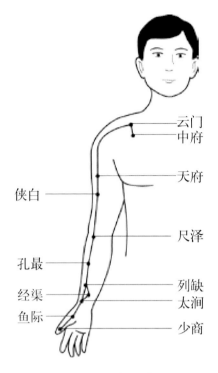

图6-5　手太阴肺经

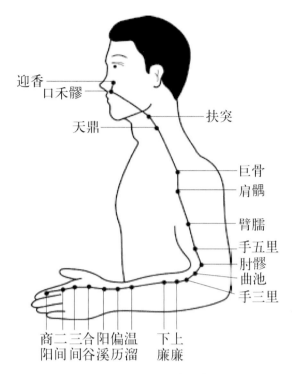

图6-6　手阳明大肠经

经络走向：从手走到头，共十九穴。

手太阴肺经（图6-5）

经络走向：从胸走到手，共十一穴。

手阳明大肠经（图6-6）

经络走向：从手走到头，共二十穴。

（三）上肢（手）部穴位选择

1. 经络：手太阳小肠经

穴名：肩外俞

定位：第一胸椎棘突下旁开三寸。

主治：肩背疼痛、颈项转折不利、上肢瘫痪等。

解剖：在肩胛骨内侧角边缘、表层为斜方肌，深层为肩胛提肌和菱形肌，有颈横动、静脉布有第一胸椎神经后支内侧皮支、肩胛背神经和副神经。

备注：文献摘录：肩背牵痛、颈项强急等。

2. 经络：足少阳胆经

穴名：肩井

定位：大椎穴与肩峰连线的中点。

主治：头项强痛、肩背疼痛、上肢麻痹等。

解剖：有斜方肌、深层为肩胛提肌与冈上肌、有颈横动静脉、布有腋神经分支、深层上方为桡神经。

备注：文献摘录：该穴为调节全身气血，治疗上肢不遂等。

3. 经络：手太阳肺经

穴名：经渠

定位：桡骨茎突内侧、腕横纹上一寸，桡动脉桡侧凹陷中。

主治：手腕疼痛、腕关节活动障碍、手背部麻木等。

解剖：桡侧腕屈肌腱的外侧、有旋前方肌当桡动、静脉外侧处，布有前臂外侧皮神经和桡神经浅支混合支。

备注：文献摘录：咳嗽、气喘、胸痛、咽喉疼痛、手腕麻痹等。

4. 经络：奇穴

穴名：肩前（肩内陵）

定位：腋前皱襞上一寸。

主治：肩臂疼痛、肩臂不能举、上臂麻痹。

解剖：在三角肌中，胸肩峰动、静脉、旋肱前、后动静脉，布有锁骨上神经后束，深部为腋神经。

备注：文献摘录：肩臂肘痛、肩臂不能举、肩臂风湿痛等症。

5. 经络：手太阴肺经

穴名：鱼际

定位：第一掌骨中点，赤白肉际处。

主治：大鱼际肌萎缩、大拇指屈伸不利、掌背部麻木等症。

解剖：有拇短展肌和拇指对掌肌，当拇指头静脉回流束、布有前臂外侧皮神经和桡神经浅支混合支。

备注：文献摘录：胸背痛、咳嗽、发热、炎症等。

6. 经络：手少阴心经

穴名：少海

定位：屈肘，当肘横纹尺侧端凹陷中。

主治：肋间神经痛、尺神经损伤、前臂麻木疼痛、肘关节伸屈不利、神经衰弱等。

解剖：有旋前圆肌、肱肌，有贵要静脉，尺侧下副动脉，尺侧返动脉，布有前臂内侧皮神经。

备注：文献摘录：头痛、四肢麻痹、举止不利等。

7. 经络：奇穴

穴名：八邪

定位：手背各指缝中的赤白肉际，左右共八穴。

主治：手背肿痛、手指关节疾患、手指发麻、指神经炎等。

解剖：当骨间肌处，有手背静脉网，掌背动脉，布有尺、桡神经手背支。

备注：文献摘录：手指小关节肿痛、手指麻痹、目痛、烦热等症。

8. 经络：手厥阴心包经

穴名：大陵

定位：腕横纹中央，掌长肌腱与桡侧腕屈肌腱之间。

主治：失眠、肋间神经痛、腕关节疼痛、手指麻木、心悸、腕部劳损等。

解剖：在桡侧腕屈肌腱与掌长肌腱之间，有拇长屈肌和屈指深肌腱、有腕掌侧动、静脉网，布有正中神经干，前臂内侧皮神经，正中神经掌皮支。

备注：文献摘录：上肢肿胀、湿疹、手臂麻痹、疼痛等。

9. 经络：手厥阴心包经

穴名：劳宫

定位：手掌心横纹中，第二、第三掌骨之间。

主治：手指麻木、手掌多汗、心悸、颤抖、手内在肌挛缩、手指关节活动不利。

解剖：在第二、第三掌骨之间，下为掌腱膜，第二蚓状肌及屈指浅、深肌腱，深层为内收拇肌横头的起端有骨间肌、有指掌侧总动脉，布有正中神经的第二指掌侧总神经。

备注：文献摘录：心痛、手颤等。

10. 经络：手厥阴心包经

穴名：曲泽

定位：肘横纹中，肱二头肌腱尺侧缘。

主治：肘关节屈伸不利、麻木、颤抖、肘臂牵痛等。

解剖：在肱二头肌腱内侧，当肱动、静脉及正中神经干。

备注：文献摘录：肘臂痛、烦躁身热、胃痛呕吐等。

11. 经络：奇穴

穴名：臂中

定位：腕横纹与肘横纹连线之中点，两骨之间。

主治：上肢瘫痪、手部痉挛、前臂神经痛、屈肌群肌萎缩等。

解剖：在桡侧腕屈肌，屈指浅肌中。深部在屈指深肌与屈拇长肌间，过骨间膜有外展拇长肌、伸拇短肌、指总伸肌，布有正中神经及前臂骨间掌肌及背侧神经等。

备注:文献摘录:上肢瘫痪、麻痹、风湿等症。

12.经络:手少阳三焦经

穴名:阳池

定位:腕背横纹中,指总伸肌腱尺侧缘凹陷中。

主治:手腕疼痛、抬腕无力、手指伸展不能等。

解剖:在手腕背侧,在指总伸肌腱与小指固有伸肌腱之间,下有腕背静脉网,腕背动脉,布有尺神经手背支,及前臂背侧皮神经末支。

备注:文献摘录:腕痛无力、腕关节痛、目赤、咽喉肿痛等。

13.经络:手少阳三焦经

穴名:中渚

定位:握拳、第四、第五掌骨小头后缘之间凹陷中。

主治:手指不能屈伸、肩背疼痛、肋间神经痛等。

解剖:有第四骨间肌,有手背静脉网及第四掌背动脉,布有来自神经的掌背神经。

备注:文献摘录:肩背肘臂酸痛、五指不能伸屈等。

14.经络:手阳明大肠经

穴名:肩髃

定位:肩峰前下方,肩平举时,肩前呈现凹陷处。

主治:肩臂牵痛、肩关节周围炎、肩三角肌瘫痪、肩关节活动障碍等。

解剖:在肩峰与肱骨大结节之间,三角肌上部的中央有旋肱后动、静脉,布有锁骨上神经,腋神经。

备注:腋神经损伤致三角肌瘫痪该穴为主穴,对肩部风湿、臂无力等有作用。

15.经络:手少阳三焦经

穴名:肩髎

定位:肩峰后下方,上臂外展肩髃穴后寸许凹陷中。

主治:同肩髃穴。

解剖:在肩胛骨肩峰的后下缘,三角肌中,有旋肱后动脉肌支,布有腋神经肌支。

备注:文献摘录:对肩部沉重不能举、臂挛胀痛为主穴。

16.经络:手太阳小肠经

穴名:肩贞

定位:腋后皱襞上一寸。

主治:上肢瘫痪、肩臂疼痛、活动不利、肩关节及软组织疾病等。

解剖:肩关节后下方,肩胛骨外侧缘、与三角肌后缘、下层为大圆肌、有旋肩胛动,静脉、布有腋神经分支,最深部上方为桡神经。

备注:文献摘录:手臂疼痛不能举、肩胛牵痛、上肢麻痹、针刺时有向肩及指端放散能增加镇痛作用。

17. 经络:手阳明大肠经

穴名:臂臑

定位:垂臂屈肘,当三角肌下端止点处。

主治:肩臂痛、上肢瘫痪、外展上举不利、伸肘无力等。

解剖:三角肌下端,肱三头肌外侧头的前缘,有旋肱后动脉的分支,及肱深动脉,布有前臂背侧皮神经深层有桡神经。

备注:文献摘录:对颈项牵强、肩背疼痛、举臂不利等。

18. 经络:手少阳三焦经

穴名:天井

定位:屈肘,尺骨鹰嘴上一寸许凹陷中。

主治:肘臂疼痛、屈伸不利、上臂伸肌萎缩、上臂麻木等。

解剖:在肱骨下端后面的鹰嘴窝中,尺骨鹰嘴突起上缘,有肱三头肌腱,有肘关节动、静脉网,布有前臂背侧皮神经和桡神经肌支。

备注:文献摘录:对颈项肩背痛、上臂瘫痪、肘关节病等。

19. 经络:手少阳三焦经

穴名:外关

定位:腕背横纹上二寸,桡骨与尺骨之间。

主治:上肢麻木疼痛、上肢瘫痪、腕痛无力、前臂伸肌萎缩等。

解剖:在指总伸肌和拇长伸肌之间,布有前臂背侧皮神经和骨间背侧神经。

备注:文献摘录:治手指挛缩和肌肉瘫痪、神经麻痹、耳聋、耳鸣、头痛等。

20. 经络:手阳明大肠经

穴名:阳溪

定位:腕背横纹桡侧端、拇短伸肌腱与拇长伸肌腱之间的凹陷中。

主治:手腕痛、腕关节背伸不利、腕部腱鞘病等。

解剖:在拇短、长伸肌腱之间,有头静脉、桡动脉的腕背支,布有桡神经浅支。

备注:文献摘录:腕痛、肘臂不举、齿痛、头痛等。

21. 经络:手阳明大肠经

穴名:合谷

定位:手背,第一、第二掌骨之间,约平第二掌骨中点处。

主治：上臂部疼痛，上肢瘫痪、手指挛缩、麻木、臂丛神经损伤、手部肌肉萎缩等。

解剖：第一骨间背侧肌中，深层有内收拇肌横头，有手背静脉网为头静脉的起部，布有桡神经浅支的指背神经，深部有正中神经的指掌侧固有神经。

备注：文献摘录：各种疼痛为主穴，手指挛缩、肌肉瘫痪、神经麻痹等。

22.经络：手阳明大肠经

穴名：曲池

定位：屈肘，当肘横纹外端凹陷中。

主治：上肢关节痛、麻木、上肢瘫痪、手臂肿痛、桡神经损伤等。

解剖：桡侧伸腕长肌起始部，肱桡肌的桡侧：有桡返动脉的分支，布有前臂背侧皮神经，内侧深层为桡神经本干。

备注：文献摘录：皮肤干燥、上肢瘫痪、麻痹、高血压、目赤痛等。

23.经络：手阳明大肠经

穴名：手三里

定位：在曲池穴下二寸。

主治：肩臂痛、上肢麻痹前臂伸肌萎缩、肘部关节活动不利、桡神经损伤等。

解剖：在桡骨的桡侧有伸腕短肌及长肌，深层有旋后肌有桡动脉的分支，布有前臂背侧皮神经及桡神经的深支。

备注：文献摘录：对半身不遂、上肢麻痹、齿痛、颊肿等。

24.经络：手少阴心经

穴名：极泉

定位：腋窝正中，腋动脉内侧。

主治：肩关节周围炎、肩臂疼痛、举臂障碍、臂丛神经损伤(炎)等。

解剖：在胸大肌的外下缘，深层为喙肱肌，外侧为腋动脉，布有尺神经，正中神经，前臂内侧皮神经及臂内侧皮神经。

备注：文献摘录：上肢举止不利、心痛、胁肋疼痛等。

25.经络：手阳明大肠经

穴名：肘髎

定位：屈肘、曲池穴斜向上方一寸，肱骨边缘。

主治：肘臂关节疼痛、麻木、挛缩、肘关节伸展无力等。

解剖：在桡骨外上髁上缘肱肌起始部，肱三头肌外缘，有桡侧副动脉，布有前臂背侧皮神经及桡神经。

备注：文献摘录：对肘臂痛、拘挛麻木等症。

26. 经络：奇穴

穴名：十宣

定位：两手十指尖端，距指甲约0.1寸处。

主治：指端麻木、手指肿胀、昏迷、高热、神经末梢炎等。

解剖：布有指掌侧固有神经，动、静脉末梢形成的神经血管网。

备注：可采用浅刺或点刺出血。

27. 经络：奇穴

穴名：颈臂

定位：锁骨内1/3与外2/3交界处直上一寸。

主治：手臂麻木、上肢瘫痪、臂丛神经损伤。

解剖：有胸锁乳突肌颈外侧动、静脉之分支，布有臂丛神经。

备注：穴位深部正当为臂丛神经根，也称为"臂丛"穴。

28. 经络：手太阳小肠经

穴名：天宗

定位：肩胛骨冈下窝的中央。

主治：肩胛背疼痛、举止不利、肩关节周围炎等。

解剖：在冈下窝中央冈下肌中，有旋肩胛动、静脉肌支，布有肩胛上神经。

备注：文献摘录：肩胛痛、胸肋不适胀满等。

29. 经络：手厥阳心包经

穴名：内关

定位：腕横纹上二寸，掌长肌腱与桡侧腕屈肌腱之间。

主治：心悸、胸腹痛、呕吐、各种手术后疼痛、屈肌挛缩、手指麻木等。

解剖：在桡侧屈肌与掌长肌腱之间，有屈指浅肌，深部为屈指深肌，有正中动、静脉，前臂外侧皮神经下为正中神经。深层为前臂掌侧骨间神经。

备注：文献摘录：心痛、胸肋不适，脾胃不适、各种疼痛症、呕吐失眠、上肢痹痛等。

二、推拿手法在上肢（手）康复中的应用

中医推拿是我国一种有效的传统疗法，是属古老的物理疗法。运用手法在患者体表特定部位或穴位上进行治疗的一种治疗方法，使患者通过手法效果达到康复目的。

据文献记载和长期疗效观察，推拿在临床中多用于伤骨科、手外科，运动系统的疾病损伤为多，推拿在康复运用中安全有效，熟能生巧，易被患者接受，不扰乱人体生理节奏，

运用得当无不良反应,从而促进人体抵抗力,达到康复目的。

(一)推拿手法技能概述

作为一名推拿康复师,在康复医学技能操作中,如能独立掌握一门推拿手法技术,并在临床中实施行之有效的手法,将柔和、刺激、舒适振奋的疗法带给被操作者(患者),会给人一种健康、向上、自信的感受,对恢复肢体功能有着重要的意义,在康复医学事业中,传统推拿手法将是不可缺少的重要组成部分。

虽然,在许多肢体功能重建康复中所采用的各种疗法的疗效是显而易见的,但在整体康复治疗中,推拿手法所带来的松弛缓和兴奋、促进的功效,会给被操作者留下深刻印象,但由于推拿手法的不熟练,给被操作者效果不明显,往往致使推拿操作者低估了推拿手法的价值,所以推拿手法的技巧高低就会体现出康复医疗效果和实际价值。

我们若能完全了解推拿手法的疗效,那么它在现代康复医学中的价值,自然会变得非常明确。在较高素质修养的推拿医生实施推拿手法后,他们的推拿技术是会完全产生极为突出的感效,对被操作者在康复保健中身体系统的调整,对肌体平衡、强健、松弛、柔和、调节、传导神经功能中都有一定的促进作用。虽然运动在维持身体康复中起到的作用是不容取代的,但推拿疗法对改善人体循环系统同样具有相当的疗效。推拿手法对身体肌肉系统的作用能增加"组织液"的交换,减轻疲劳,防止肌肉紧张。往往肌肉紧张,可见压力过重,如严重神经伤残患者、神志恍惚、有失落感,故常需要推拿手法来按摩,使患者有舒适感。若肌肉痉挛、变硬、纤维组织变厚、伸展活动包括被动活动受限等一些症状出现,可采用推拿手法,使肌肉调试到最高的工作效率,手法作用于某些部位可使肌肉自行产生补偿的动作来减轻拉力,因而在发生肌肉僵硬情况下,推拿手法和被动运动能有效地防止肌肉进一步硬化,能使肢体肌肉保持一定程度地改善,促进肢体功能的康复。

通过推拿手法,使患者身体系统得到调整,这是一种古老的传统推拿医学,在现代医学中已被融入。推拿已作为单独的医学疗法开设,它的价值得到了极大的关注和肯定,推拿手法曾在历史上有过交流的记载(著书记载),除中国医学推拿按摩外,在世界各国也在蓬勃开展。近来的推拿按摩研究更为科学化,世界各地或不同领域的专业人员开始研究不同的推拿、按摩动作,尤其对人体血管、淋巴、神经、肌肉等系统的反应和效果。各国也根据自己的国情,有不同推拿手法动作、影响以及结合多种推拿手法动作所产生的特殊效果,在一定程度上的观念也并不一致(各种流派)。也有对推拿手法在恢复肌肉组织功能的看法有分歧,但推拿手法实际疗效都能肯定。因此,在一些医疗单位已将推拿归属在康复物理治疗部门,也有医疗单位独立设为专科。

推拿手法作为一种治疗手段,进入康复领域,对人体的各部位会产生不同程度的反应，其疗效也不一样，如果我们运用合理组合的符合推拿手法动作，那么会产生较为完整的理想效果，会给被操作者留下舒适放松的传导感觉，使其精神饱满、活力充沛。然而，推拿手法通常受到重视的是松弛、强健功效，对于康复患者来说是一种推动，与其他疗法对比是具有一定优越性的。

推拿手法操作者在治疗过程中，同时可以学到许多与人体解剖有关的专业知识（如骨骼、肌肉、神经、血管等），以及包括给被操作者（患者）带来的感觉变化，由于被操作者所患的疾病不同，所给疗法也不一，操作者的能力都会随着推拿手法技巧的进步而有所改善，由于与被操作者的接触机会较多，操作者自然可以更加了解患者的变化，特别是患者部位的感受。

实施真正有效的推拿手法操作前，操作者必须对被操作者身体的肌肉、肌腱、骨骼、神经、循环系统有深度的了解，患者经过推拿手法后，肌肉群就会进行重要的运动调整。另一方面，推拿手法的运动计划，也是很重要的，再说这一方面的知识也可以作为对被操作者表面肌肉组织所获取的资料的补充，帮助我们做更为正确更为具体的康复治疗；同时也可使我们认识到身体肌肉是立体的，其连同骨骼、关节、肌腱、神经可以使身体进行运动或做各种动作包括精细动作。运动的促成是经由神经系统的指挥，但对推拿手法来说最主要还是确定肌肉系统的情况以及各人的肌肉位置，由于正确的推拿手法可以改善静脉与淋巴循环，因此对推拿手法者来说，还需具备有关人体循环的专业知识。推拿手法本身具有局部和全身效果，若结合康复综合治疗如电疗、热敷、体疗等则能进一步改善血液和淋巴循环，加速血流量，对人体各大系统的促进都有极大帮助。

推拿手法的疗效是短暂的、缓慢的，促进患肢的康复需要一个长期的疗程，这样才能达到一定的疗效。现在虽然还没有足够的医学研究，能够充分说明推拿按摩在改善循环方面的价值，但推拿手法对关节灵活、肌肉韧性的提高，以及对神经传导如获得新生的感觉等都可以在推拿治疗过程中得到受益。除此以外，推拿可以改善皮肤组织对组织纤维的变性、堆积。然而在众多的益处中，还有比较重要的是推拿手法所带来的轻松弛缓的感觉，使被操作者放松肌肉、缓解焦虑和紧张。推拿手法对身体的健康以及肢体功能康复都有很大的疗效，是康复综合治疗中不可缺少的一个项目。

（二）推拿手法的效果

通过前面的概述，我们明白在康复治疗中，操作者并不需要证明推拿手法的特别作用，但要肯定推拿手法的疗效，并且能够发挥推拿手法的最佳功效，因为推拿手法医生与手术医生不同，故着重点也不同。前者是以康复肢体功能为宗旨，而后者是以治疗疾病为宗旨，所以两者的侧重点是不相同的，但可以相辅相成，互相结合，为患者全程治疗打下良好基础,尤其对神经伤残的患者,然而在常规治疗中需要推拿手法时也会出现物理疗法来代替如电疗法、电刺激。临床医学中,在物理治疗中,仪器的运用多于推拿手法的实施,特别是在综合性医院,对推拿手法使用已经大为减少。

通过分析,我们在康复医学事业中,推拿手法是必不可缺的一个组成部分,对患肢的康复是有很大帮助的,特别对促进功能恢复、矫正,改善身体状况、肌肉、神经、肌腱等。经训练有素的职业推拿手法操作者,在实施推拿手法后能获得一定范围的效果,如果康复医生在综合治疗中能结合推拿手法,那么对被操作者来说是会产生意想不到的疗效。中国在历史上都有记载,在一些国家,在手法治疗过程中也提到"按手治疗"就是用手来治疗疾病。在中国一些中医大学里也专门开设专科,今天推拿疗法在康复领域中已越来越被人们所认识,通过一系列的事实证明,经有充满爱心、关怀、又有技巧纯熟的手法推拿治疗后,的确会给患者身心带来舒适、平静和明显的疗效。

在推拿手法过程中,需要用介质或称为媒介物(如按摩膏、滑石粉、冬青油、麻油等),在使用过程中是有许多好处,但要有目的地选择,如皮肤干燥,选择按摩油膏,可增强皮肤润滑性,如果皮肤本身较油腻或容易出汗,可使用滑石粉或不使用任何介质直接通过本身的油腻皮肤,但操作者必须洗净双手。介质的增加可以防止皮肤破损和增加疗效。

(三)推拿手法的作用

中医推拿医术源远流长,历代相传,积累了大量的丰富宝贵临床经验。一般来讲,推拿作用是行气活血,滑利关节,调节脏腑,恢复正常生理功能。《医宗金鉴·正骨心法要旨》中阐述说"因跌打闪失以致骨缝开错,气血淤滞,为肿为痛,宜用按摩法,按其经络,以通郁闭之气,摩其壅聚,以散瘀结之肿,其患可愈"。

中医理论指出,经络遍布全身,内属于脏腑,外络于肢节,沟通和联结人体所有脏腑、器官、孔穴及皮毛、筋肉、骨骼所组成。通过气血在经络中运行,组成整体的联系。传统的推拿手法作用于体表局部,有通经络、行气血、濡筋骨的作用。并且由于气血循着经络的分布流注全身,能影响调节内脏及其他部位,如按揉背部T11及T12椎旁的脾俞、胃俞能健脾和胃。

按点合谷穴可止牙痛。所以推拿手法治病不仅是以痛为腧的局部取穴,还可根据经络联系关系,循经取穴。

现代医学认为,中医推拿手法是物理刺激通过手法作用于人体引起组织纤维发生生理反应。通过神经反射与体液的调节,使功能达到治疗效果,有报道说:采用按摩类手法直接接触皮肤操作,可以清除衰老的上皮细胞,改善皮肤呼吸,有利于汗腺、皮脂腺的分泌,增加皮肤光泽和弹性。推拿手法还可以促使毛细血管扩张,增加血液循环,使肌肉血液循环改善,损伤的组织可以得到改善和修复,推拿手法在体表逐渐进到一定的程度。继续挤压可增快血液循环和淋巴回流。如颈椎病中的椎动脉型供血不足的病例中,发现经推拿手法治疗后血供可得到改善,症状缓解。也有人在做狗的淋巴管实验发现,推拿后狗的淋巴流动增加了7倍,所以说推拿对循环不良引起的水肿有一定的效果,可促进静脉回流加快,使肿胀与痉挛消除或减轻。在人体软组织疾病中,推拿手法的一些整复技巧对软组织的痉挛、粘连、骨与关节嵌顿错位都有一定的疗效。

推拿手法还可以调整神经系统兴奋与抑制,取决于手法的轻重与技巧,使之保持相对平衡,促进血液循环,降低血压,改善心脏的供血,也可以在按压某些穴位如足三里与中脘,可以使胃肠蠕动增快,改善胃肠功能。按压睛明、攒竹、丝竹空穴位,使眼周围血管舒张,有改善眼视力作用。有的穴位还可以调节膀胱收缩,加速排尿和排便功能。手法还可以使血液成分和代谢变化。有人在实验室证明,推拿后细胞总数和吞噬能力增加。淋巴细胞比例升高,红细胞轻度增加。血清中补体效价、氧的需要量、排气量,排尿量和二氧化碳的排量也都有增加,使人体免疫功能、抗病能力增加,使机体康复。

(四)推拿在康复医疗中的应用

推拿疗法应用范围很广:

- 伤骨科、手外科运动系统中的软组织疾患如筋膜、肌肉、腱鞘、韧带、关节囊、滑膜、神经、血管的各种扭挫伤,各种慢性劳损。
- 伤骨科、手外科术前、术后的功能恢复,功能代偿,截肢断肢再植后。
- 心血管疾病中的高血压、冠心病、脉管炎、呼吸系统的哮喘、气管炎、咳嗽、气急。
- 消化系统的胃与十二支肠溃疡病、胃下垂、胃肠道功能紊乱。
- 神经系统的神经衰弱,各种瘫痪(失神经营养)。
- 儿科疾患中的消化不良、营养不良、小儿麻痹症、小儿斜颈(肌性)。

(五)中医推拿手法技巧学

定义:用手或肢体其他部分,按各种特定的技巧动作,在人体体表操作的方法称推拿手法。推拿手法要求:持久、有力、均匀、柔和,从而达到渗透目的的作用。

持久:运用手法能按要求持续一定时间而不间断。

有力:是指手法必须具有一定的力量作用,但这种力量应视病情、患者的体质、部位等不同情况而增减。

均匀:指手法用力要均匀、有节奏、速度不能时快时慢,压力不要时轻时重。

柔和:指手法要轻而不浮,重而不滞,柔中有刚,不可生硬粗暴或用蛮力,变换动作要自然。

以上各种手法是互相联系有机的统一。要熟练掌握各种手法并能在临床上灵活运用,必须经过一定时期的手法练习和临床实践,才能由生到熟,熟而生巧,得心应手,运用自如。《医宗金鉴》说:"一旦临症,机能于外,巧生于内,手随心转,法从手出。"推拿手法种类很多(包括各种流派手法)。推拿手法基本上可归为六大系统类:① 摆动类(一指禅推法、滚法);② 摩擦类(摩法、擦法);③ 振动类(抖法、振法);④ 挤压类(按法、点法);⑤ 叩击类(拍法、击法);⑥ 运动关节类(摇法、背法)。

(六)推拿的作用原理

推拿属中医外治法之一,施用各种技巧手法治疗疾病的一门中医学科。推拿通过手法作用于人体体表的特定部位,以调节机体的生理、病理状况达到治疗效果。

1. 现代医学理论依据

(1)推拿手法对皮肤的影响　促进皮肤功能,改善皮肤组织,加强皮肤弹性(如瘢痕挛缩)。减少皮肤变粗,对皮肤疣、小囊肿和皮肤上细小的纤维硬块,可以自然消散;② 促进皮肤的皮脂分泌(推拿手法时,如使用具有良好渗透性的按摩膏或按摩油可增加油脂分泌的效果);③ 保持皮肤的清洁,因而降低细菌侵袭的机会。

(2)推拿手法对肌肉的影响　推拿手法对肌肉力量增加不明显,却可保持肌肉正常功能。推拿手法可消除肌肉组织内堆积的乳酸(蛋白质分解产物),减轻肌肉组织的疲劳。一定时间的推拿手法,可消除肌肉组织中"纤维变性"的形成,或者在"纤维变性"已经形成之后,减低它的发展。

(3)推拿手法对皮下脂肪组织的影响　推拿手法对脂肪组织的堆积没有直接的影响,但有计划的功能操练和推拿手法的结合,可使身体松弛的肌肤变得结实,而且可以促进血液循环。局部推拿手法与体疗运动配合,有助于减少长期堆积的多余脂肪和改善皮下脂肪组织。如果循环功能不良所导致患肢形成的软性脂肪堆积,可以借助于推拿手法而获得改善。其目的是改善血液循环以及消除的细胞内的渗透物,如氮和一氧化碳排泄。

(4)推拿手法对神经组织的影响　① 推拿手法可刺激感觉神经末梢,引起皮肤循环网络中的反射反应;② 推拿手法是作用于肢体神经通路上,可使神经路径传导延伸加强;③ 推拿手法刺激体表后,由体表末梢感受器经肢体传入神经,使周围组织兴奋性增大,提高传导性;④ 推拿手法可使肌肉放松,肌肉黏滞性减小,对卡压的神经可帮助松解;⑤ 推拿手法作用于肌肉后,使热能的作用促进血管扩张,增加局部皮肤和肌肉的营养供应,可使肌肉弹性明显好转,促进肿胀挛缩消除,并使神经组织得到营养,使失神经而致的肌萎缩得以改善。

（5）推拿手法对血管、淋巴、静脉等的影响　①推拿手法持续挤压后可增加血流和淋巴循环及静脉回流，改善肢体病变部位血液循环和淋巴循环，加速水肿和病变产物的吸收和排泄，减少肿胀；②推拿手法作用于僵硬肌肉组织时，可对肌肉的伸展性增加、促使肌肉逐渐放松（有关测定肌肉放松时，血流量比肌肉紧张时要提高10多倍，使局部组织温度增高，大大改善肌肉血液循环）。采用松弛推拿手法将有益于患肢的血供，由于周围血管的扩张，降低了循环阻力。

2. 中国传统医学理论依据

推拿对筋伤的作用（人体软组织如血管、肌肉、肌腱、韧带、筋膜、关节囊、神经）治疗关键在于"通"，"通则不痛"。

（1）舒筋通络　①推拿直接放松肌肉的机制有三个方面：一是加强局部循环，使局部组织温度升高；二是在适当的刺激作用下，提高了局部组织的痛阈；三是将紧张或痉挛的肌肉拉长从而解除其紧张痉挛，以消除病痛；②推拿可以消除导致肌肉紧张的病因，其机制有三个方面：一是加强损伤组织的循环，促进损伤组织的修复；二是加强循环的基础上，促进因损伤而引起的血肿、水肿的吸收；三是对软组织有粘连者则可以帮助松解粘连。舒筋通络可使紧张痉挛的筋肉放松，气血得以通畅，因此可以说松则通，通则不痛。

（2）理筋整复　人体软组织中的肌肉、肌腱、筋膜、关节囊、神经等受到外界的暴力影响和机体内在因素造成损伤，如撕裂、滑脱、移位（肌腱滑脱症、腰椎间盘突出症）关节功能障碍、嵌顿、受压，通过推拿手法使受损组织理顺复位、舒筋通络、活利关节、缓解疼痛、消除压迫，使软组织得到改善和恢复到正常的生理功能。

（3）活血化瘀　人体软组织受损后，会出现肿胀和疼痛。由于血管受损、血离脉管、经络受阻造成气血受阻、流通不畅，在推拿手法作用下，加强了局部的血液循环，畅通气血运行，促进局部瘀血吸收而起到"活血化瘀"的疗效，促进受损组织修复。

3. "动""通则不痛""松"在推拿手法中的运用

"动"是推拿手法治疗的特点，在展示手法过程中，对患者来说"动"包括三个方面：一是促进肢体组织的活动，二是促进气血的流动，三是肢体关节的被动运动。中国医学"通则不痛"的理论，在伤筋的推拿治疗中可具体化为"松则通""顺则通""动则通"三个方面（实际上这三者是不能分割的，相互转化）"松""顺""动"三者有机结合在一起，互相关联。"松"中有顺，"顺"中有松，而"动"也是为了软组织的"松"和"顺"。这三者结合起来可达到"通则不痛"的要求，从而起到治愈病痛的目的。

（七）推拿手法技巧要求

推拿医生手法直接作用于机体、对获得被操作者的效果，手法熟练程度，及如何应用是需要非常重视的。一个合格的专业推拿医生，需要经过严格的专业训练，和经过一定时期的手法练习和临床实践，并能够掌握各种手法技巧应用自如，对每一个被操作者设计出完整推拿步骤，以取得理想效果。

1. 推拿医生最重要的是需要过硬的熟练技巧

运用手法时了解自己每一个动作的作用和达到的目的。各种手法技巧能够有持续的一定时间，保持正确的动作，操作手不感到疲劳。

2. 操作时动作要有节奏

保持需要的速度，能自由展开各种动作，要有连续性和稳定感。

3. 手法运用时要有力度感

对每一个被操作者的身体实际情况，以及不同部位，保持一定的力量，根据需要而增减。

4. 保持柔和性

做到手法轻重、柔软、均宜得当，给被操作者（患者）带来无痛苦状态。

5. 加强平时做各种动作的手部操练习

加强手部灵活性和指部力量，以适应各种人体体魄，取得最佳效果。

6. 熟悉人体的肌肉结构

采用手法时，根据肌肉状态随时加以变化，选择的力量和操作运用时都必须与之适应。

7. 正确认识推拿手法的各种技巧方法和流派

吸取精华为原则，相互取长补短，促进推拿事业在上肢（手）功能康复医学中的发展。

作为一名训练有素的专业推拿医生，手法的技巧会给康复、健康带来最大保健，更需要真正了解推拿手法的临床疗效，这样才能给被操作者在身心方面取得最大益处。

三、推拿手法示意图

1. 双手按揉法（图6-7）

手法：用双手掌侧紧贴患肢自近端逐渐向远端按揉。

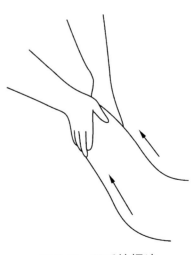

要求：操作过程中要紧贴皮肤，带动肌肉旋转360°。压力、频率要均匀，动作要灵活，一般速度，每分钟120次，尤其在神经通路处要柔软，稍带刺激感，以活跃神经细胞。

图6-7　双手按揉法

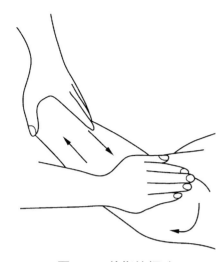

图6-8 单指按揉法

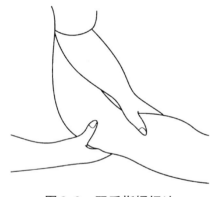

图6-9 双手指揉捏法

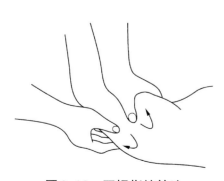

图6-10 双拇指按转法

作用：

• 促进血液循环,缓解肌肉,韧带痉挛。

• 增强肌肉,韧带的活动能力。

• 消肿止痛,松解粘连,活跃神经细胞。

2. 单指按揉法(图6-8)

手法：用单手指(或用大鱼际肌)自近端逐渐向远端按揉。

要求：操作过程中要紧贴皮肤,带动肌肉旋转360°。压力、频率要均匀,动作要灵活,一般速度,每分钟120次,尤其在神经通路处要柔软,稍带刺激感,以活跃神经细胞。

作用：

• 促进血液循环,缓解肌肉,韧带痉挛。

• 增强肌肉,韧带的活动能力。

• 消肿止痛,松解粘连,活跃神经细胞。

3. 双手指揉捏法(图6-9)

手法：用双手指腹着力于治疗部位,做轻柔缓和的环旋转动,挤拿上提的动作。

要求：操作时揉捏相配合运用,动作柔和深透。

作用：

• 增加局部静脉与淋巴管回流,促进肢体消肿。

• 紧绷的肌肉纤维可以得到松弛。刺激神经通路活跃神经细胞。

4. 双拇指按转法(图6-10)

手法：用双手拇指腹着力于治疗部位,逐渐用力下按,并做轻柔缓和的环旋运动。

要求：在按法的基础上,增加缓慢的环转揉动,紧按慢移。

作用：

• 促进动、静脉循环,消除静脉充血现象。

• 刺激神经末梢,引起皮肤循环网络中的反射反应,活跃神经细胞。

• 促进皮肤肌肉放松,消肿疼痛。

5. 双手掌心拍击法（图6-11）

手法:用手掌心叩击体表治疗部分。

要求:五指伸直并拢,掌指关节微屈,掌心虚空连续不断而有节奏地拍打体表治疗部位。

作用:

• 改善局部皮肤温度,局部血管扩张。

• 改善局部营养反应,促进新陈代谢,使变性组织得到改善。

• 刺激神经干加快神经细胞传导。

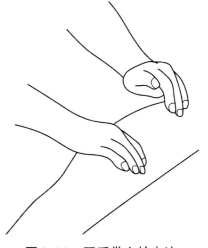

图6-11 双手掌心拍击法

6. 双手侧击法（图6-12）

手法:双手尺侧掌指部和小鱼际作有节奏地自上而下地纵叩、击打体表治疗部位。

要求:手指自然伸直,动作宜轻快而有节奏,紧击慢移。

作用:

• 解除肌肉痉挛。

• 加速淋巴回流,消除肿胀。

• 避免在组织间内形成纤维组织炎和肌肉挛缩。

• 刺激神经干加快神经细胞传导。

7. 双拇指分推法（图6-13）

手法:用双手拇指螺纹面自一定部位向两旁作分向推动手法。

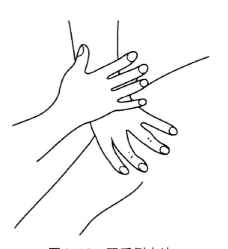

图6-12 双手侧击法

要求:分推操作时,双手拇指螺纹面紧贴治疗部位,分别向两旁作分向推动,用力要均匀、动作要柔和、协调,分推时可做弧形移动。

作用:

• 使皮肤、肌肉、肌腱组织结构之间消除或预防粘连（如手内在肌挛缩和屈肌腱粘连）。

• 活利关节。

• 活跃神经细胞,预防消除神经粘连。

8. 拳掌叩击法（图6-14）

手法:双手握空拳,腕关节伸直,用拳掌平击治疗

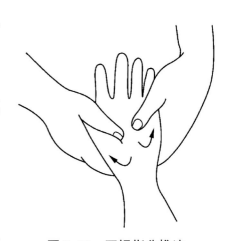

图6-13 双拇指分推法

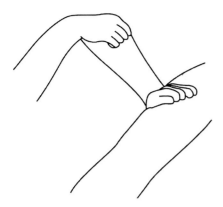

图6-14 拳掌叩击法

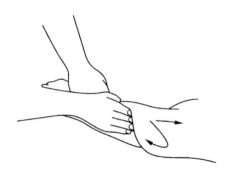

图6-15 多指平推法

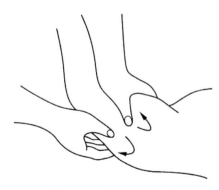

图6-16 拇指平推法

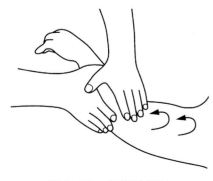

图6-17 多指按揉法

部位。

要求：动作要有节奏，整个拳掌平稳接触治疗部位。

作用：

• 促进循环系统的功能，局部皮肤发红（引起局部血管扩张）。

• 皮肤温度增高，肌肉组织产生反射性的刺激与收缩。

• 对皮肤感觉迟钝有改善。

• 促使神经传导变得更通畅。

9. 多指平推法（图6-15）

手法：用第2～第5指指端附着于一定部位，自远端向近端作单方向直线移动的手法。

要求：操作时要贴紧皮肤，稳定向上直线移动。

作用：

• 能增高肌肉的兴奋性。

• 促进血液循环。

• 理顺肌肉、肌腱。

• 刺激神经路径，并使神经路径传导加强。

10. 拇指平推法（图6-16）

手法：用拇指桡侧缘，辅用示指附着于一定部位，自远端向近端作单方向直线移动的手法（或按经络、神经干与肌纤维平行向上推进）。

要求：操作时要贴近皮肤，稳定向上直线移动。

作用：

• 能增高肌肉的兴奋性。

• 促进血液循环，理顺肌肉、肌腱。

• 刺激神经路径，并使神经路径传导加强。

11. 多指按揉法（图6-17）

手法：用多指指腹（螺纹面）（第2～第4指）紧贴患肢自近端逐渐向远端按揉。

要求：操作过程中紧贴皮肤，带动肌肉旋转360°。压力、频率要均匀，动作要灵活，一般速度每分钟120

次，尤其在神经通路处要柔软，稍带刺激感，以活跃神经细胞。

作用：

- 促进血液循环，缓解肌肉，韧带痉挛。
- 增强肌肉，韧带的活动能力。
- 消肿止痛，松解粘连，活跃神经细胞。

12. 拇指示指按揉法（图6-18）

手法：用拇指示指指腹（螺纹面）紧贴患肢自近端逐渐向远端按揉。

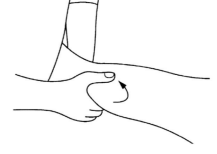

图6-18　拇指、示指按揉法

要求：按揉过程中要紧贴皮肤，带动肌肉旋转360°。压力、频率要均匀，动作要灵活，一般速度每分钟120次，尤其在神经通路处要柔软，稍带刺激感，以活跃神经细胞。

作用：

- 促进血液循环，缓解肌肉、韧带痉挛。
- 增强肌肉，韧带的活动能力。
- 消肿止痛、松解粘连，活跃神经细胞。

13. 拔伸旋转法（图6-19）

手法：用拇指、示指捏住患指处，两手同时用力做相反方向拔伸运动，并做环转摇动。

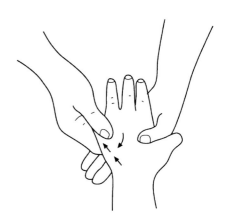

图6-19　拔伸旋转法

要求：在拔伸法操作的基础上，同时配合关节的左右旋转摇动。

作用：

- 活利关节，对扭错的肌腱神经和移位的关节有整复的作用。
- 僵硬的关节得到松弛，促进关节组织的活动达到修复。

14. 捻法（图6-20）

手法：用拇指与示指捏法治疗部位作快速的捻搓动作。

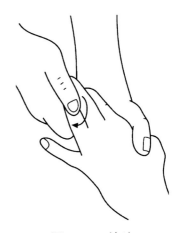

要求：用拇指、示指螺纹面夹住治疗部位，作对称如捻线状的快速来回捻搓，动作灵活、连贯，轻快柔和，紧

图6-20　捻法

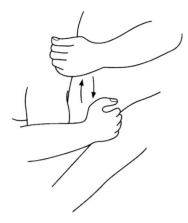

图6-21　双手扣敲法

捻慢移。

作用：

• 用于指关节，理筋通络（对指间关节僵硬，关节活动不利）。

• 消肿，止痛有缓解作用。

• 刺激调节末梢神经。

15. 双手扣敲法（图6-21）

手法：将双手握成宽松的拳头，并将手臂抬高，利用重力落下，以空心拳扣敲所需部位。

要求：动作要有节奏，快、慢可根据所需刺激程度而调整。

作用：

• 促进循环系统的功能，局部皮肤发红（引起局部血管扩张）。

• 皮肤温度增高，肌肉组织产生反射性的刺激于收缩。

• 皮肤感觉迟钝有改善，促使神经传导变得更通畅。

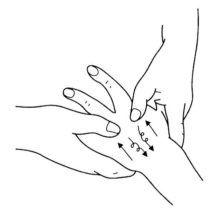

图6-22　双手拇指旋推法

16. 双手拇指旋推法（图6-22）

手法：用双拇指螺纹面附着于治疗部位作螺旋形推动手法。

要求：用拇指的螺纹面附于治疗部位作螺旋形推动。

作用：

• 在手背部促进血液循环。

• 缓解局部皮肤感觉迟钝。

• 加快神经路径的传导，产生松弛，减轻紧张。

• 局部皮肤温度增高，加速血液循环。

17. 拇指摩法（图6-23）

手法：用拇指指腹放于体表治疗部位作环形的有节奏的摩动手法。

要求：动作轻柔，操作时不带动局部肌肤。

作用：

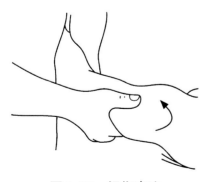

图6-23　拇指摩法

- 改善皮肤纤维出现的粘连。
- 刺激表面微血管的扩张。
- 加强皮肤弹性,消除水肿。
- 促进神经细胞活跃。

18. 双手搓摩法(图6-24)

手法:用手掌面着力于治疗部位或夹住肢体作交替搓摩动作。

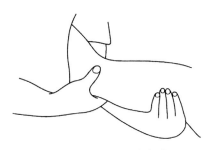

图6-24　双手搓摩法

要求:搓摩动作要快,但移动要慢,施力要均匀,并紧贴治疗部位,动作要连贯。

作用:

- 防止组织粘连,松弛关节。
- 放松肌肉,松解粘连,活跃神经细胞。
- 促进血液循环。

19. 拇指按揉法(图6-25)

操作手法:用拇指螺纹面吸定于前臂部侧面由下往上作轻柔缓和的按揉,动作要协调和节律,一般速度每分钟120次左右。

部位:上肢部作用:舒筋通络、活血祛瘀、消肿止痛。

20. 指推法(图6-26)

操作手法:用指着力于前臂部位进行单方向的直线移动推动,需紧贴体表,用力稳妥缓慢均匀,由前臂部往上臂部。

部位:上肢部。

作用:舒筋活血、消肿止痛(提高肌肉兴奋性,促进上肢部血液循环)。

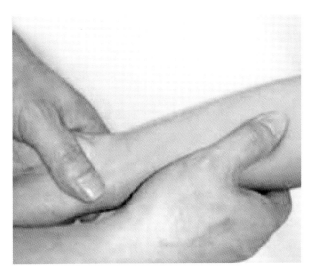

图6-25　拇指按揉法

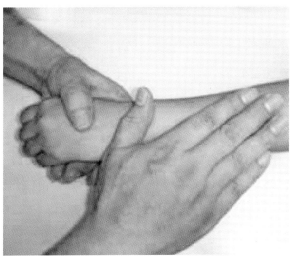

图6-26　指推法

21. 按揉法（点法）（图6-27）

操作手法：用拇指按揉曲池穴100～200次或点穴要有酸胀感为宜。

部位：肘部（曲池穴）。

作用：消肿止痛、活利关节、祛风散寒。

22. 按揉法（点法）（图6-28）

操作手法：用拇指按揉手三里穴100～200次或点穴要有酸胀感为宜。

部位：前臂上部（手三里穴）。

作用：舒通经络、活血消肿、开通闭塞（尤对上肢麻痹、肌肉萎缩、神经损伤有效）。

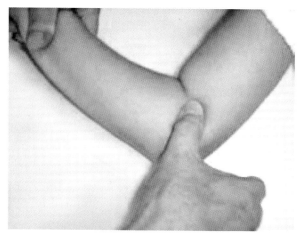

图6-27　按揉法（点法）

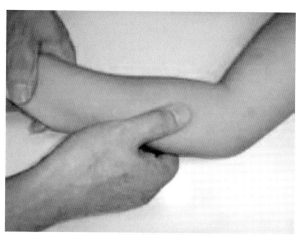

图6-28　按揉法（点法）

23. 按揉法（点法）（图6-29）

操作手法：用拇指在手部合谷穴上进行按揉。动作缓和，协调。100～300次点法时由轻至重，有酸胀感觉为宜。

部位：手部（合谷穴）。

作用：活血行气、开窍止痛、舒经通络（止痛为首选穴位）。

24. 按揉法（点法）（图6-30）

操作手法：用拇指在前臂部外关穴上，进行按揉。用力均匀，平稳柔和。点法时，由轻至重，有酸胀感为宜。

部位：前臂部（外关穴）。

作用：舒通经络、消肿止痛、祛风散寒（对上臂瘫痪、神经麻痹、腕管综合征等有效）。

25. 拇指、示指揉捏法（图6-31）

操作手法：用拇指、示指和中指夹住前臂部，由下而上往返，相对用力揉捏，均匀而有节律性。

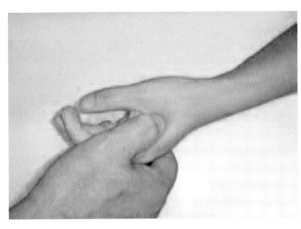
图6-29 按揉法(点法)

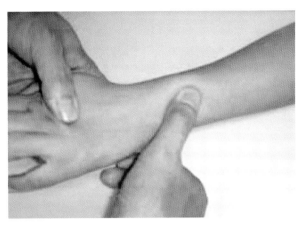
图6-30 按揉法(点法)

部位:前臂部。

作用:舒经通络、行气活血、消肿止痛。

26. 指捻法(图6-32)

操作手法:用拇指、示指螺纹面在手指部位,两指相对搓揉动作,做100～300次。

部位:手指部。

作用:理筋通络、活利关节、消肿止痛。

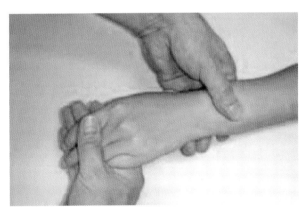
图6-31 拇指、示指揉捏法

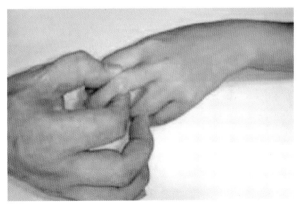
图6-32 指捻法

27. 分指放松法(图6-33)

操作手法:用双手分别握住患者两手指,相对拉开并合拢3～5次,示指、中指、环指、小指,分别反复操作。用力稳妥、均匀。

部位:指部。

作用:活利关节、消肿止痛、舒筋通络(用于手指、手掌部肿胀、手指麻痹)。

28. 虎口扩大牵引法(图6-34)

操作手法:用双手分别握住患者拇指和指部,进行扩大牵引。用力均匀,逐渐拉开,

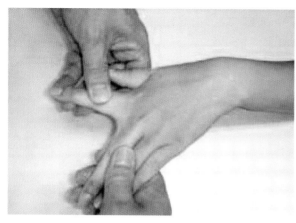

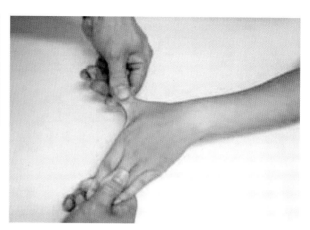

图6-33　分指放松法　　　　　　　　图6-34　虎口扩大牵引法

然后并拢,反复50次左右。

部位:指部。

作用:舒筋通络、松解粘连、活利关节(用于虎口挛缩及肌肉萎缩)。

29. 手腕松动法(图6-35)

操作手法:一手握住腕部,另一手捏住指部作上下运动,逐渐拉开。用力均匀、平稳、反复做50次左右。

部位:手腕部。

作用:活利关节、理筋通络、活血消肿。

30. 交叉手指振动法(图6-36)

操作手法:一手与患者手指交叉,另一手握住前臂,产生震颤动作,振动要有力,频率要均匀,振动5～10 s前稍作停顿,反复10次左右。

部位:手指部。

作用:消肿通络、祛风散寒、活血止痛(用于前臂麻木不适、腕管综合征)。

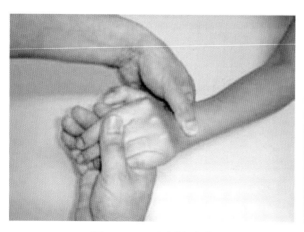

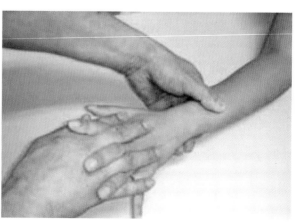

图6-35　手腕松动法　　　　　　　　图6-36　交叉手指振动法

第七章

上肢（手）骨、关节损伤的康复

一、概论

手、腕部部骨关节损伤十分常见，无论是日常生活中，生产劳动中，意外事故中还是战争环境中，均能见到手的骨与关节损伤。由于手部功能的特殊性，若诊断、治疗、康复不及时或有差错，则容易导致畸形及功能障碍。因此，应十分重视手、腕部骨与关节损伤的诊断、治疗和康复。

（一）病因与分类

1. 病因

手、腕部骨与关节损伤包括骨折、脱位及韧带损伤。外伤是骨关节损伤的重要因素。在某些病理情况下，也可以发生骨折与关节的慢性损伤。

2. 分类

（1）根据有无暴力作用，可将手、腕部骨折分为外伤性骨折和病理性骨折两类。外伤性骨折常由直接暴力或间接暴力作用在骨与关节上，导致手、腕部骨出现多种类型的骨折。在某些病理状态下，如掌骨、指骨的内生软骨瘤，在没有明显暴力因素作用下，也可发生骨折，出现疼痛、肿胀、功能障碍以后，经X线摄片发现骨折，为病理性骨折。再如在类风湿关节炎患者，由于受的关节囊遭受类风湿改变而变得松弛，可发生慢性脱位，为病理性关节脱位。

（2）根据损伤的骨关节是否与外界相通，分为开放性骨关节损伤和闭合性骨关节损伤。由于手、腕部软组织较少，一旦受到较强大的暴力作用，常可使骨折、关节脱位暴露于伤口，是为开放性骨、关节损伤，易导致伤口感染及附加损伤。较轻微的暴力或病理性因素所导致的骨折，软组织损伤程度较轻，损伤的骨、关节不与外界相通，为闭合性骨关节损伤，附加损伤较少，预后较好。

（3）根据损伤部位，可分为单纯骨折、单纯关节脱位及合并骨折的关节脱位。

单纯骨折：可发生在掌、指骨的骨干部及关节端。根据暴力作用的机制不同，可发生横形、斜形、螺旋形、粉碎形骨折。有时关节端的骨折其骨折线可累及关节面，但不一定发生关节脱位。

单纯关节脱位：常因纵向暴力引起关节囊及韧带损伤而致关节脱位，可发生在指间关节、掌指关节或腕掌关节。

合并骨折的关节脱位：骨干骨折合并同一手指的关节脱位较少见，但在复杂暴力作用时，则有可能在骨干骨折的同时，出现同一手指的关节脱位。有时在同一暴力作用下，可使关节面发生骨折合并关节脱位，如手指的旋转牵拉伤，常有关节内骨折及关节脱位。

（二）骨与关节损伤的特点

1. 骨折愈合阶段

骨折愈合是骨连续性的恢复，最后完全恢复原有骨机构和性能，是骨再生的过程。骨折临床愈合的标准：① 骨折断端局部无压痛。② 局部无纵向叩击痛。③ 骨折断端局部无异常活动。④ X线照片显示骨折线模糊，有连续性骨痂通过骨折线等。⑤ 外固定解除后，上肢向前伸手持物 1 kg 达 1 min 者。⑥ 连续观察 2 周，骨折断端不发生畸形。骨折愈合的基础是骨膜成骨细胞再生。

骨折愈合阶段一般可分为 6 期，即撞击期、诱导期、炎症期、软骨痂期、硬骨痂期和塑形改建期。

撞击期：从受力的一刹那开始，直到能量消除为止，时间短暂。骨与周围软组织损伤程度与能量吸收大小密切相关，高能量高速度损伤所致的骨折越严重。

诱导期：主要表现为血肿形成，骨折断端的骨细胞、破损的骨膜和周围细胞发生坏死。骨折后，骨的营养动脉及其分支和周围肌肉遭受撕裂，有不同程度出血，其严重程度与骨折类型、骨的解剖部位和移位大小有关。

炎症期：伤后早期即开始，直至软骨细胞和骨细胞出现。局部炎症反应表现为血管扩张、血浆渗出、水肿及炎性细胞浸润，并有破骨细胞开始清除死骨。随着血肿内红细胞的破坏，纤维蛋白渗出，血肿逐渐被清除，并很快机化为肉芽组织，继而形成纤维性骨痂。

软骨痂期：血肿已机化，骨折端充满细胞成分，且有明显新生血管，破骨细胞继续清除残留死骨。邻近骨折端部位有骨膜下新骨形成，在断端间隙也开始有成软骨细胞出现,以软骨样组织代替纤维血管性间质。

硬骨痂期:骨折后一方面在断端附近的骨膜及骨内膜开始增生、肥厚,并有血管侵入,以膜内骨化方式成骨;另一方面,在骨折断端之间和被掀起的骨膜下,由血肿机化形成的纤维血管性肉芽组织大部分转变为软骨,以软骨内骨化方式成骨。来自骨外膜的膜内骨化及部分软骨内骨化而包绕骨折外围的新生骨称外骨痂;来自骨内膜两种骨化而包绕骨皮质内层的新生骨称为内骨痂。随血肿机化,其纤维组织亦逐渐经软骨内骨化,最后与内、外骨痂相连,形成桥梁骨痂。至此完成原始骨痂。此一过程大约需8～12周完成。

塑形改建期:再生的骨根据力学原则及人体的需要不断进行改建,即不断有破骨细胞吸收和成骨细胞形成新骨。如果骨折对位对线良好,骨折处可完全恢复原状,髓腔亦重新畅通,不留任何骨折痕迹。

从组织学和细胞学的变化来看,骨折愈合亦可分为三期,即血肿机化演进期、原始骨痂形成期、骨痂改造塑形期。

(1)血肿机化演进期　骨折局部出现的创伤性反应,形成血肿,来自骨外膜、髓腔和周围软组织的新生血管伸入血肿,大量间质细胞增生分化,血肿被吸收、机化而演变为骨样组织。这一过程大约在2～3周内完成。

(2)原始骨痂形成期　骨折端附近的外骨膜增生,新生血管长入其深层,开始膜内骨化,髓腔内的内骨膜也同时产生新骨,但较慢。而填充于骨折断端间和剥离的骨膜下,由血肿机化而形成的纤维组织大部分转变为软骨,经增生变性而成骨,即软骨内骨化。X线片可以看到骨折骨干四周包围有骨痂的阴影,这个过程需要4～8周完成。

(3)骨痂改造塑性期　这个时期主要是将原始骨痂期所看到的骨痂改造成永久性的骨痂,并且这种骨痂是具有骨的正常结构。新生骨小梁逐渐增加,排列渐趋规则。经死骨吸收,新骨爬行替代,原始骨小梁被改造为成熟的板状骨。这一过程需要8～12周完成。

概括而言,骨折的愈合是个漫长的过程。在这一过程中的种种干扰会使得愈合期延长,甚至停止。其中最重要的干扰是骨折端之间的活动,活动度愈大,经软骨成骨的成分越多,愈合越困难。只有可靠的固定,外加针对性的康复训练,才能有利于功能的康复。

2.关节修复过程

关节的构成包括相应骨骼的关节面、关节囊、韧带以及不同关节的关节内组织。通过关节的肌肉则是维持该关节的动力因素。关节损伤包括上述组织的各种损伤,它可以是单一的,但往往是复合的,例如手部关节脱位则至少包括关节囊及韧带损伤。关节损伤的修复过程因损伤的组织不同而异,但至少不短于6周,为保障损伤组织的顺利修复,显然也需要固定,对损伤关节而言,最早的关节功能活动为伤后3周。

3.运动功能的恢复过程

在临床上具体表现为肌力的恢复和关节运动范围的恢复。无论骨折还是关节损伤，相关的肌肉和关节不可避免地会出现功能障碍，即使这些肌肉和关节本身并无直接的损伤，但肌肉废用性萎缩和关节粘连都会出现。通过治疗和功能锻炼使得这些损伤的肌肉、关节恢复到可达到的程度，其过程甚至更长于骨折愈合（临床愈合期）和关节修复的过程。

（三）影响骨折愈合的因素

1.全身因素

（1）年龄　婴幼儿生长发育迅速，骨折愈合较成人快，老年人则需时间更长。

（2）健康状态　患者一般情况不加，如营养不良、糖尿病、钙磷代谢紊乱，恶性肿瘤等疾病时，可使骨折愈合延迟。

2.局部因素

（1）骨折的类型和数量　螺旋形和斜形骨折，断端接触面大，愈合快；横形骨折断端接触面小，愈合较慢。多发骨折或一骨多段骨折，愈合较慢。

（2）骨折部的血液供应　这是决定骨折愈合快慢的重要因素。手部腕骨如舟骨血液供应来源单一，一旦发生骨折很容易造成骨不愈合。

（3）软组织损伤　营养骨痂的新血管大部分来源于周围软组织内的脉管系统，骨折断端周围的软组织损伤严重时，破坏了由其而来的血液供应，从而影响骨折的愈合。因此，骨折时周围软组织的失血管化是骨折延迟愈合的一个重要诱因。

（4）感染　开放性骨折若发生感染，可导致化脓性骨髓炎，如有死骨形成及软组织坏死，则影响骨折愈合。

（5）软组织嵌入　两骨折端之间若有肌肉、肌腱、骨膜嵌入，则骨折难以愈合甚至不愈合。

3.治疗方法不当

包括反复多次手法复位、不适当的切开复位、过度牵引、固定不确实、清创不当、不适当的功能锻炼等。

（四）临床表现和诊断

手、腕部骨关节由于部位表浅，损伤后一般不难诊断。在诊断中不仅要做出有无骨折、脱位的诊断，更重要的是要做出损伤性质、类型、以为方向及程度等的详细诊断，作为选择治疗和康复方法的依据。

1. 病史

在病史中，要注意损伤暴力和大小，作用方向，受暴力的部位，现场急救方法，环境因素等。

2. 症状与体征

受伤部位出现畸形、假关节活动，骨摩擦感是掌、指骨骨折最常见的体征。当关节端撕脱骨折合并关节脱位时，伤指出现畸形，关节弹性固定及功能障碍。当有病理骨折时，则仅有局部疼痛、肿胀、压痛和功能障碍。

3. 辅助检查

对怀疑有骨折、脱位者，均应常规进行正位、侧位、斜位X线摄片，以明确骨折脱位的类型及移位方向。在常规X线诊断有困难时，可加照正常手作为对比。必要时，可结合CT平扫、MR等检查明确细微的骨折和软组织损伤情况。

4. 病理检查

怀疑为病理性骨折时，必须在术前或术中，取活体组织做病理检查，以明确病理性质和类型。

5. 合并伤的诊断

手、腕部解剖结构复杂，在遭受暴力作用时，不仅骨、关节易导致损伤，可同时合并多种组织结构损伤，如神经、血管、肌腱和韧带等。一个完整的手、腕部骨与关节损伤的诊断，不仅要重视骨折、脱位的诊断，还必须作出合并伤的正确诊断，才不会在治疗时遗漏某些损伤而影响预后。

（五）骨与关节损伤的常见并发症

1. 肌腱损伤

手指的屈、伸肌腱和指骨贴近，手指掌骨骨折时很容易发生肌腱损伤，桡骨远端骨折时也会引起腕伸肌腱断裂。一旦肌腱损伤，手指屈伸动作的完成可受限。

2. 神经损伤

手指骨关节损伤时引起神经损伤的机会较少，但发生腕骨脱位时可引起正中神经压迫，患者可出现手掌桡侧的麻木，电生理检查可判断有无正中神经损伤。

3. 骨折延迟愈合

是指骨折经过治疗，超过通常愈合所需要的时间（4～8个月），骨折断端仍未出现骨折连接，成为骨折延迟愈合。X线片显示骨折端骨痂少，多为云雾状排列紊乱的刺激性骨痂，轻度脱钙，骨折线仍明显，但无骨硬化表现。

骨折延迟愈合除患者营养不良及全身性疾病等因素外，主要原因为骨折复位后固定不确实,引起骨折端的异常活动,或骨折端存在剪力和旋转力以及牵引过度所致的骨端分离。骨折延迟愈合表现为骨折愈合较慢,但仍有继续愈合的能力和可能性,针对原因适当处理,纠正存在的不合理因素,骨折仍可达到愈合。

4.骨折不愈合

是指骨折经过治疗,超过通常愈合时间,再度延长治疗时间(一般为骨折8个月后),仍达不到骨性愈合,也称为骨不连。典型X线片表现为骨折线清晰可见,骨折断端间有宽的间隙,两断端萎缩光滑、硬化,骨髓腔被致密硬化的骨质所封闭。临床上认为骨折端硬化和隋强闭塞是骨不愈合的先兆,骨折处可有假关节活动。骨折不愈合意味着骨折修复过程的停止,骨折端仅以软骨或纤维组织相连。

5.骨不连

骨折正常修复过程完全停止,不能形成骨性连接即骨不连。临床表现为患肢持续性疼痛、局部肿胀、压痛、不稳定、无力并有异常活动或假关节形成。X线表现为骨折端硬化,髓腔封闭,骨痂无或稀少,骨折断端间隙增大。

6.关节强直

关节强直是手部骨折和脱位十分常见且对功能有很大影响的并发症,可以出现在手的任何关节,但以指间关节和掌指关节僵硬多见。

7.骨性关节炎

手指经关节面骨折,关节脱位固定较长时间后容易引起骨性关节炎。

(六)骨与关节损伤基本治疗原则

手、腕部骨与关节损伤的治疗方法应根据正确、完整的诊断作出选择,并依照一定的原则有序进行。

1.急救

(1)挤压伤的急救

由重物或机器所导致的挤压伤,现场急救时,不要用暴力拖出伤手,应迅速搬开重物,或拆开机器取出伤手,不能"开倒车"退出伤手,避免加重损伤程度。伤手取出后,采用简单的外固定,迅速送往医院进一步检查。

(2)开放损伤的急救

应注意以下几点:未经清创的暴露骨端不能复位;出血的伤口以无菌纱布加压包扎止血,尽量不使用止血带止血;骨折脱位需用外固定后,迅速转送医院进一步处理;手部包扎时应露出指端,便于观察血运循环;若为单指损伤,只需固定和包扎伤指,可采用相邻健指固定伤指的方法,有利于减轻疼痛及减少附加损伤。

（3）闭合性关节损伤的急救

严重成角畸形的闭合骨折容易刺破皮肤，形成开放骨折。急救时可牵拉伤指，减少畸形，用相邻健指或夹板固定，送往医院进一步检查。

2. 早期整复

手部发生骨折或脱位后，应尽最大可能进行早期复位。骨骨折获得良好复位后，可以恢复肢体的长度和外形，增加固定的稳定性，防止周围软组织挛缩，有利于功能活动和骨折的愈合。若肿胀十分明显，或创口污染严重有发生感染可能者，可在3～5 d后再作复位。

骨折复位分解剖复位和功能恢复两个标准。有移位的骨折经过整复，骨折断端达到完全对位和对线，没有移位和成角畸形，称为解剖复位。如果骨折断端对位不完全，或对位较差，有轻度成角畸形，但骨折愈合后不会影响肢体功能，称之为功能复位。

3. 良肢位固定

（1）良好的肢体固定位置　骨与关节损伤修复后，肢体的固定位置应在肢体的功能位，其中尤其需注意腕关节置于20°～30°的背屈位，拇指置于对指位，掌指关节置于半屈曲位。当然手部不少骨折、脱位需采取较为特定的固定位置，如掌指关节脱位或掌骨颈骨折复位后应将掌指关节固定于较明显的屈曲位，有背侧成角或移位的桡骨远端骨折，需固定腕关节于掌屈位。骨折复位后需要固定，只有固定牢靠，才能保持骨折不再移位，并有利于骨折的愈合，有利于功能的恢复。

（2）合理选择固定方法　大多数手、腕部闭合性骨与关节损伤可采用手法复位、外固定方法治疗，一般都能获得良好效果。在有些情况仍需要采用切开复位内固定方法治疗，骨折内固定是指需通过手术方法达到骨折复位，并用内固定器材固定骨折断端。常用内固定方法有交叉克氏针固定、单根克氏针固定、微型加压钢板螺钉固定等。

骨折外固定支架的应用是在近10年多的手外科临床上引起较广泛注意，在X线透视下装置和调整外固定支架可使骨折有良好整复并起到较为可靠的固定作用，其优点是有利于骨折附近关节及骨折关节的早期活动。

骨折和脱位整复后，既要牢固固定骨折或脱位关节，又要尽可能早期活动邻近关节。腕关节损伤的固定一般远端不超过掌指关节，允许掌指关节活动，手指发生骨折时仅作患指固定，其他手指仍然能自由活动。

4. 早期运动

指骨、掌骨的血供均很充分，指骨、掌骨骨折愈合常需4～5周，故一般外固定的时间不宜超过5周，腕骨骨折愈合时间为5～6周，一般6周后可以去除外固定，开始积极的早期活动。单纯关节脱位者需固定3周左右，去除外固定后即可开始主动的关节活动训练。

尤其值得提出的是,手部关节结构较全身其他任何部位均密集,外固定容易导致关节僵直的发生,因此提倡在过去认为闭合复位可以治疗的部分骨折,可考虑和采用经皮克氏针贯穿固定或外固定支架治疗手指和掌骨骨折,其优点是在这些固定保护的基础上,可尽早开展掌指、指间关节活动训练。

5. 防治关节强直

手部关节强直的防治是骨与关节损伤处理中需要重视的问题。预防关节强直的关键在于早期处理损伤、良好的固定位置、合适的时间、早期功能锻炼。与腕关节相比,手的指间关节和掌指关节更容易出现强直。由于掌指关节的侧副韧带在伸直位时最短,故在伸直位固定掌指关节很容易引起关节囊和侧副韧带挛缩,导致关节强直。掌指关节发生挛缩后不容易纠正,故应避免在伸直位固定掌指关节。

一旦手部关节强直,需立即行积极的治疗,关节强直的病理变化是关节囊及其周围韧带的弹力纤维在过长时间固定后失去拉伸性能。在伤后2～4月后,弹力纤维的伸展性还能在较大程度上恢复,故强调发现关节挛缩后及时进行康复治疗,包括装着支具、使用系列矫形器、手的主动与被动活动、持续被动活动训练及手术松解治疗等。

关节内骨折引起关节软骨损伤及关节疼痛和僵硬。如果X线检查提示有关节面损害,要限制关节活动,无关节损害的骨折出现关节疼痛和僵硬,能通过热疗减轻疼痛,恢复关节活动,骨折愈合后进行抗阻练习。

(七)骨与关节损伤的康复方法

根据骨与关节愈合的过程,康复治疗分为早期和后期两个阶段。

1. 早期——骨与关节损伤固定期

肿胀和疼痛是骨与关节损伤复位固定后最主要的症状和体征,持续性肿胀是骨折后致残的最主要原因。因此,早期治疗的目标主要是消除肿胀、缓解疼痛。

(1)抬高患肢 有助于肿胀消退,术后把肢体抬高,应将患肢位于心脏水平线以上,坐位时举手,肘部搁在桌面上,卧位时,患肢垫在枕头上。

(2)冰敷 给予冰袋或冰敷,敷在患处10～15 min,不能接触伤口避免感染,同时鼓励患手作静力性收缩。

(3)主动运动 主动运动有助于静脉和淋巴回流,是消除水肿的最有效、最可行和花费最少的方法。

伤肢近端和远端未被固定关节需进行各个轴位上的主动运动,必要时给予助力。每次10 min左右,每天3～4次。注意逐渐增加关节活动度,以免影响骨折端的稳定,上肢应注意肩关节外展、外旋,前臂旋前、旋后,手指掌指关节屈曲运动,老年患者防止肩关节僵硬和粘连的发生。当骨折复位基本稳定,软组织基本愈合时,骨折固定部位需进行该部位肌肉有节奏的等长收缩练习,以防止废用性肌萎缩,并使得骨折端挤压而有利于骨折愈合。每次练习10 min,每天3～4次。

手部关节内骨折,当骨折愈合后常会留有严重手功能障碍,为减轻障碍的程度,尽早开始功能锻炼,可促进关节软骨面的修复塑形,也可减轻关节内粘连。一般在固定3周外固定支架装置后,在保护下可进行受损关节的被动运动或不负重的主动运动,逐步增加关节活动度范围,运动后继续外固定支架维持中。

(4)物理治疗 改善肢体血液循环、消炎消肿、减轻疼痛、减少粘连、防止肌肉萎缩以及促进骨折愈合。

A. 激光、红外线、光浴等光辐射可消炎消肿。

B. 蜡疗、中药熨敷等传导热疗可改善局部血液循环,均可促进骨折断端愈合。继蜡疗后被动运动或主动运动,有利于肢体功能恢复。

C. 超短波、短波、磁疗等可使成骨再生区代谢过程加强,纤维细胞和成骨细胞提早出现,此法可在石膏外进行,但有内固定时禁用。

D. 超声波、音频、中频治疗可松解粘连,软化瘢痕。

E. 水中运动或漩涡流浴,可改善局部血循环,有利于消肿,有创面时禁忌。

2. 后期——骨与关节损伤愈合期

骨与关节损伤的后期目标主要是消除残存的肿胀,软化瘢痕,牵伸挛缩的纤维组织,增加关节活动范围,增加肌力,改善手部的协调性和灵活性。

(1)恢复关节活动度

A. 被动运动:骨与关节损伤后,由于肿胀、疼痛、不良肢位等不良因素,常常导致关节挛缩和畸形,这时需要做患肢各关节的全范围各轴向的被动运动,轻柔牵伸挛缩组织,以保持受累关节的正常活动范围。

B. 自主运动和助力运动:当肢体刚去除外固定时,可先采取主动自主运动,结合助力运动,随着关节活动度的增加可减少助力,动作应平稳、缓和、有节奏,不引起明显疼痛为宜。

C. 主动运动及抗阻运动:受累关节进行各运动轴方向的主动运动,尽量动作到位,运动幅度逐渐增加。当能够主动完成动作时,可利用阻力或专门器械有效的发展肌力,有助于患肢恢复。

(2)恢复肌力

A. 当肌力1级即肌肉出现微弱的收缩,被动运动结合主观的自主用力,可试图引起瘫痪肌肉的主动运动。

B. 当肌力恢复小于2级或2级肌力的时候加作助力运动,患肢尚无足够力量完成主动运动时,由医务人员、患者本人的健侧肢体或利用器械提供力量来协助患肢进行的一种运动,助力要与主动用力配合一致,避免以助力代替主动用力,应遵循主动运动为主,助力运动为辅的原则。

C. 当肌力出现3级肌力及以上的时候增加患者的主动运动和抗阻运动,即在没有辅助情况下完成主动训练,或借助阻力或器械以最大力量做全幅度的肌肉收缩运动来增加肌力。

D. CPM训练(持续被动运动训练) 利用器械使关节进行持续缓慢的被动运动,使挛缩组织慢慢牵拉、延伸,使组织愈合。可防治肢体制动引起的并发症,如关节挛缩、结缔组织萎缩、组织愈合不良、静脉血栓形成等,还可促进关节软骨修复,减轻术后肿胀,消除关节粘连,改善关节活动度。它可以广泛应用于四肢骨折、关节囊切除或松解术后,人工关节置换术后等方面,在现代骨科康复学中有极为重要的意义。

(3)物理治疗

A. 激光、红外线、热敷照射改善局部血液循环。

B. 局部紫外线照射,可促进钙质沉积和镇痛。

C. 蜡疗平整伤口,增加皮肤延展性,可作为手法治疗前的辅助治疗。

D. 中频、超声波软化瘢痕,松解粘连。

(4)支具和矫形器应用 关节挛缩严重时,可在治疗期间间歇性使用支具或矫形器固定患肢,以减少纤维组织的弹性回缩。随着关节活动度的改善,支具和矫形器也应做出相应的调整。

(5)作业治疗和职业前训练 为了恢复ADL能力及工作能力,可根据患者骨与关节损伤的具体功能情况,从日常生活活动、手工操作劳动和文体活动中选出一些针对患者功能和技能恢复的相关治疗。

二、前臂远端骨折

前臂远端骨折主要指桡骨远端骨折,尺骨远端的孤立性骨折可见,常以尺骨茎突骨折的形式出现,但更常见的是作为桡骨远端骨折的伴发骨折。桡骨远端骨折是上肢最常见的骨折,占全身骨折的10%～15%。目前,桡骨远端骨折仍然是损伤形式多样、远期疗效并不确切的复杂骨折。骨折的复杂性和功能恢复不满意主要取决于桡骨远端关节面独特的解剖学结构、功能学要求,以及骨折与邻近诸关节韧带损伤的相关性。桡骨远端骨折在任何年龄组均可见到,老年人由于存在骨质疏松,发生率高于青年或中年人。常见于行走时或从自行车、摩托车上跌倒手撑地,下雨或下雪致路滑也成为发生桡骨远端骨折的原因之一。

（一）分类

1. 人名命名的桡骨远端骨折

Abraham Colles 首先描述了关节外的桡骨远端骨折，Colles 骨折是具有骨折背侧粉碎、背向成角、背侧移位和桡骨短缩的关节外骨折。

John Rhea Barton 在1838年描述了一类桡骨远端骨折并存在腕关节半脱位的损伤。Barton 骨折指有移位、不稳定的经关节桡骨远端骨折脱位，腕骨随桡骨远端骨折片一起发生移位。Barton 骨折可以是掌向移位或背向移位。

Robert William Smith 在1847年描述了桡骨远端骨折发生断端掌向移位的一类骨折。Smith 骨折指桡骨远端骨折发生远侧骨折片和腕向掌侧移位的损伤，又称反 Colles 骨折。Thomas 又将 Smith 骨折分成三类型，即 I 型：关节外骨折有掌向成角和掌向移位；II 型：经关节骨折有掌向成角，远侧骨折片和腕一起掌向移位；III 型：关节外骨折有远端骨折和腕的掌侧移位。II 型 Smith 骨折基本上是掌向 Barton 骨折。

Chauffeur 骨折指桡骨远端发生经关节斜形骨折，使包括桡骨茎突在内的三角形骨片和桡骨远端分离。

2. 桡骨远端骨折的 AO 分型

（1）A 类 关节外骨折，包括：

A1 型：孤立的尺骨远端骨折；

A2 型：桡骨远端骨折，无粉碎、无嵌插；

A3 型：桡骨远端骨折，粉碎、嵌插。

（2）B 类 简单关节内骨折，包括：

B1 型：桡骨远端矢状面骨折；

B2 型：桡骨远端背侧缘骨折；

B3 型：桡骨远端掌侧缘骨折。

（3）C 类 复杂关节内骨折，包括：

C1 型：关节内简单骨折（2块），无干骺端粉碎；

C2 型：关节内简单骨折（2块），合并干骺端粉碎；

C3 型：粉碎的关节内骨折。

（二）临床表现和诊断

桡骨远端骨折在临床上常常有外伤史，典型主诉是摔倒后手撑地。发生桡骨远端骨折后表现有桡骨远端的疼痛、肿胀、前臂和腕部不愿意活动或活动时疼痛,腕活动度减少,前臂旋转功能受限。无移位骨折可以不表现出前臂远端的畸形,压缩骨折造成短缩、移位的骨折也可没有明显畸形。约有2/3的桡骨远端骨折发生明显的畸形,主要有向掌侧和向背侧成角两种形式:典型的Colles桡骨远端骨折背侧成角畸形,由于在侧位上手和腕部与枪刺刀形状相似,又称为枪刺刀畸形。桡骨远端骨折容易形成向桡侧的移位,在正面观看畸形的手和腕部与锅铲或餐叉相似,因此又称为锅铲畸形或餐叉畸形。对于Smith骨折,可在腕背部扪及骨折近断端向背侧突起,掌侧饱满可扪及骨折远端。

桡骨远端骨折的诊断和分型依赖于X线正侧位片,根据X线做出诊断并不困难,但是在进行诊断时必须明确骨折的移位方向和程度、骨折的分型和伴发损伤(如尺骨茎突骨折、远端尺桡关节损伤、腕关节不稳、腕骨韧带损伤、腕管综合征、肌腱断裂等)。必要时可借助腕关节CT和MR做出进一步诊断。

(三)基本治疗原则

1. 无移位的骨折

直接作石膏固定,方法是将腕部置于功能位,用石膏托或夹板固定5～6周,行X线摄片,显示骨折有愈合表现可拆除石膏作功能锻炼。

2. 手法复位

对于有移位的骨折应先行复位,再作固定,根据Colles骨折和Smith骨折不同骨折位置,先拔伸,再掌倾或背倾,再尺偏,达到复位效果,复位后将腕部固定在掌屈尺偏位或背伸尺偏位,两周后恢复关节功能位。

3. 手术治疗

对于:① 不容易手法作复位者;② 复位后不稳定、发生再错位的患者;③ 粉碎性骨折较大骨片有分离或对位不加者;④ 经关节面骨折,关节面不平整超过1 mm者,宜行手术治疗。

(1)闭合复位经皮克氏针固定术 对于闭合状态下能取得复位但复位不稳定、不作内固定会再发生错位者,在C臂机下作经皮穿针内固定。术后需加用石膏托固定,6周左右经X线证实骨折愈合后拔除克氏针、拆除石膏托。

(2)骨折外固定支架固定 对于闭合复位不满意、预计用持续牵引较好复位者,可作外固定支架固定,此方法的另一优点是固定期间允许患肢其他关节活动。安装外固定支架后需纠正骨折的短缩、成角和旋转畸形,如有较小未复位骨折片,可以加用克氏针固定。术后可加用石膏托固定保护1～2 d,外固定支架固定时间一般为6周。待明确骨折愈合后可拆除外固定支架后进行康复锻炼。

（3）切开复位内固定术　适用于闭合复位不满意，作外固定或经皮克氏针固定仍不能复位者，常为骨片较大的粉碎骨折，尤其是经关节面骨折，可行骨折切开复位并以钢板和螺钉固定。术后用短臂石膏托2～6周，如6周后骨折愈合可开始活动锻炼，钢板可到术后1～2年再取出。

（4）桡骨远端骨折畸形愈合截骨矫正术　对于骨折发生畸形愈合背侧成角大于20°，或桡偏成角大于10°，或缩短畸形超过0.5～1 cm者，应做手术截骨矫正，从髂骨取松质骨或带皮质的楔形骨块植入到桡骨远端截骨处，再用T形钢板作内固定。

随着对桡骨远端骨折治疗要求的提高，关节面的整体性恢复越来越引起重视，部分学者使用关节镜下的经关节骨折复位，在镜下直视以确认骨折在关节面处已恢复完全，同时关节镜的检查还可以同时了解伴发的腕部韧带和远端尺桡关节及TFCC损伤情况。

另外，桡骨远端骨折伴发的尺骨茎突骨折近年来也引起重视。尺骨茎突是腕尺侧多根韧带及TFCC的附着点，对于有移位的尺骨茎突骨折，有学者主张作克氏针固定，或克氏针加张力带固定，这样可以减少尺骨茎突发生骨不连的机会，并有利于TFCC和腕尺侧韧带发挥正常功能。

（四）康复治疗

1. 康复目标

早期：保护桡骨远端骨折手法复位或手术复位后的位置，维持骨折断端位置稳定，减轻局部疼痛及炎症反应，促进骨折早期恢复，避免骨折断端移位。

后期：恢复腕关节活动功能，避免肩肘关节及掌指、指间关节僵硬，加强肘部肌肉力量及上肢活动度恢复。

2. 康复方法

（1）愈合期（骨折固定期）

A. 消除水肿、疼痛控制：一般桡骨远端骨折手法整复或手术复位后疼痛较轻，一般患者能够忍受，适当给予非甾体抗炎药，同时抬高上肢，作向心性按摩。

B. 物理治疗：可予以激光、红外线等改善血循环，消炎止痛；超短波、短波等促螺钉进骨再生，紫外线促进骨折愈合。

C. 在复位固定后的当天和手术处理后次日开始应用悬吊带胸前位悬吊上肢，避免早期上肢活动引起的断端再次移位。

D. 固定3 d内，患肢以制动休息为主，可适当配合做肩部及手部肌肉收缩功能训练。

E. 固定早期（3 d至1周），可行肩关节各项练习，手指屈伸、对指、对掌主动练习，逐

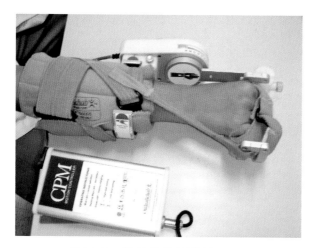

图7-1　腕关节掌屈背伸CPM

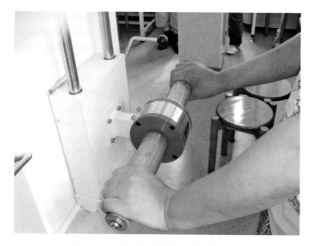

图7-2　腕关节掌屈背伸练习

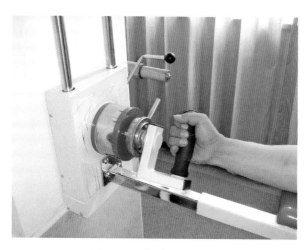

图7-3　前臂旋转练习

日增加动作幅度及用力程度。

F. 及时检查手指血循及运动，查看石膏及支具或夹板的松紧程度，避免影响上肢的血液循环，避免骨突出而出现压疮。

G. 第2周起，进行肘关节屈伸、肩关节前后、左右摆动和水平绕圈运动，手握拳作屈腕静力性收缩练习及手部屈伸指、分合指等动作。

H. 3～4周起，在固定范围内腕部适当行屈伸活动，幅度不宜过大，力量不宜过强，并同时加强握拳、伸指、对指、对掌、手指内收外展等抗阻练习。

（2）康复治疗期（外固定解除后）

A. 解除外固定的时间一般为4～6周，当解除石膏外固定或外固定支架，开始腕关节的主动活动练习，包括掌屈、背伸、尺偏、桡偏，逐渐增加训练（图7-1，图7-2）。

B. 6周后，增加前臂旋转主动练习，加强腕关节尺侧、桡侧主动练习（图7-3）。腕关节背伸抗阻练习和腕关节屈曲牵引。

C. 8周后，增加前臂旋前、旋后牵引，练习强度以患者耐受量为宜。

D. 腕关节6～8周后，拍片证实骨折线模糊，断端明显骨痂形成后，可用逐渐增加腕关节屈伸活动范围和抗阻训练，若腕关节功能受限，可用手法进行腕关节松动术，增大腕关节活动度。

E. 8～12周后，腕关节可达到正常范围。

F. 治疗期间可以采用物理治疗，中频增加肌力，蜡疗软化粘连组织，CPM增加关节活动度等。

G. 利用健手帮助患侧腕部练习,是一种简便而有效的方法,如以两手掌相对练习腕背伸,两手背相对练习掌屈或利用墙壁或桌面练习背伸和掌屈等方法都是行之有效的练习。

H. 作业治疗:从日常生活活动和职业劳动中有针对性地选择一些作业活动进行训练,如锤子将钉子钉入木板,练习梳头等。

腕关节的功能是手的各种精细活动的基础,因此要特别重视。早期及时的康复训练一般不会留下明显的后遗症,因此正确的系统的康复方法是恢复腕关节的重要条件。一般4～6周后去除外固定开始不负重功能训练,6～8周后开始牵引、抗阻训练。

三、腕骨骨折

腕骨骨折十分常见,常发生于跌倒手撑地,上肢向前方伸出,地面的反冲力通过大小鱼际传递使腕骨或桡骨下端发生骨折。

(一)舟骨骨折

舟骨骨折发生频率在腕部仅次于桡骨远端骨折,舟骨骨折最常发生在成年男性,常造成舟骨腰部骨折。损伤常发生在腕背屈位跌倒手撑地,常常由于腕部疼痛、肿胀被误诊为"腕部扭伤"。

1. 损伤机制

舟骨骨折的损伤机制是由于外在压力使舟骨结构破坏而破裂。舟骨在发生骨折时所承受的是挤压力而非牵张力。由于舟骨为腰部细缩的腰果样,横跨两排腕骨,远端为相互之间无明显相对活动的大小多角骨和第一、第二掌骨底。而在近端为桡骨远端宽大的关节面。在受到挤压后舟骨只能在力学上最为薄弱的腰部发生断裂。在形成舟骨骨折时,除在同一平面上挤压作用为主造成舟骨骨折外,还有旋转或剪切伤力的作用。

2. 分类

1984年Herbert提出结合骨折解剖、稳定性和病史进行的分类,对骨折预后情况指导意义较为明确。

(1)A型稳定的新鲜骨折

A1型:舟骨结节骨折;

A2型:腰部不完全性骨折。

（2）B 型不稳定新鲜骨折

B1 型：远端斜形骨折；

B2 型：腰部完全骨折；

B3 型：近侧极骨折；

B4 型：经舟骨月骨周围骨折脱位。

（3）C 型延迟愈合

（4）D 型不愈合

D1 型：纤维性愈合；

D2 型：假性愈合。

发生在舟骨中 1/3 的骨折十分常见。此部位发生的骨折以愈合率低和易发生延迟愈合、不愈合而著称，这和以下三个方面有关：① 从解剖学上这一区域比较细狭，血供不丰富，又没有可能得到关节液提供的营养。② 从力学上来看，此区域为近远排腕骨之间固定而起联系作用的骨结构，腕部受力和运动时此处最易受扭曲伤力。③ 这一部位的骨折常伴有腕关节不稳定，在诊断和治疗舟骨骨折时，对腕部不稳定一并加以纠正。舟骨发生骨折时由于桡侧腕部的支撑作用被破坏，腕部发生塌陷，腕中央列由于承受过多的压力而发生弯曲变形，使月骨背屈，容易形成背侧镶嵌不稳定畸形，少数情况下，亦可以形成掌侧镶嵌不稳定畸形，同时也有可能伴发舟月骨间分离。

3. 临床表现和诊断

舟骨骨折表现有腕部外伤史，腕受伤时手撑地、腕部疼痛、活动痛、肿胀，在解剖学鼻烟窝处有压痛应怀疑舟骨骨折。对于症状不典型的陈旧性舟骨骨折，尤其是不稳定性骨折或有舟月分离者，可作舟骨移动试验来帮助诊断。

确诊舟骨骨折需经过 X 线摄片检查，摄后前位、侧位、两个斜位片是诊断舟骨骨折的基本投照方向。舟骨骨折可以在损伤初期 X 线片上没有阳性表现，如临床症状和体征上怀疑舟骨骨折，可嘱患者 2～3 周内腕关节避免活动或用支具固定，2～3 周后再摄片，舟骨骨折处的骨吸收后可以使骨折线更清晰，有助于判别骨折。CT 片可以立体反映骨折情况和腕骨排列异常情况，对治疗原则的确定和方法选择有较大意义。作 MRI 检查在舟骨缺血性变化时比较敏感，可显示出骨折线、骨缺血和愈合情况。

4. 治疗原则

早在 1911 年 Destot 就对腕舟骨骨折作出描述，以后的文献中也不乏大宗病例总结及对损伤机制的实验探讨，从固定体位、时限到固定范围，从手术到非手术，无一不存在分歧，有些甚至相互矛盾。但从总的方面来看，新鲜的稳定骨折以管型石膏外固定为宜，一般固定 8～12 周，将腕关节固定于背伸 30°，稍作尺侧偏斜，拇指对掌位，前臂中立位，石膏近端达肘下,远端达近侧掌纹,拇指达近节中部。等X线片上显示骨折愈合才去除外固定,只要固定得当和及时,通常可获得良好的愈合。

新鲜的移位或成角畸形骨折,或者新鲜骨折伴有腕部不稳定,在手法复位或将腕置于一定位置下不能纠正者,或者能纠正但仅以石膏外固定不能保持者,应该作开放复位、克氏针或螺钉骨固定。

骨折移位或腕部的损伤并不局限于舟骨本身,尤其可能存在韧带损伤,应作手术治疗。

对于症状明显的延迟愈合,可继续外固定,经过一段时间非手术治疗后若出现骨硬化、无菌性坏死或骨端囊性变化,需作手术。

对于骨不连者,可用自体植骨术或加用Herbert钉内固定。

并发桡腕关节炎时,若有症状如腕关节疼痛明显,可行腕关节融合术,无症状则不需要治疗。

5. 康复治疗

康复目标:保护腕舟骨骨折复位或手法复位后的位置,维持骨折断端位置稳定,减轻局部疼痛及炎症反应,促进骨折早期愈合,恢复腕关节活动功能。

康复方法:

(1)愈合期

A. 物理治疗:复位固定后或手术处理后需抬高上肢,24 h后,估计出血停止后,可予以激光、短波、超短波、磁疗等促进骨折愈合,若肿胀明显可外加冰敷。

B. 次日开始做肩肘关节各项主动运动,具体方法为屈伸肘关节及活动肩关节,包括肩关节内收、外旋、前屈、后伸、外展、上举下垂等活动。

C. 3 d后可慢慢开始做手指屈伸、对指、对掌主动练习,逐日增加动作幅度及用力程度。

D. 固定3周内,应3～4 d复查一次固定情况,避免影响上肢的血液循环,里面骨突出而出现压疮。

E. 3周后,增加屈指、对指、对掌的抗阻练习,避免腕关节屈伸活动。

(2)康复治疗期

A. 物理治疗:可选用红外线、蜡疗等软化关节,减轻粘连。

B. 腕关节固定6～8周后,适当进行腕关节的静力性屈伸活动,禁止尺偏、桡偏。

C. 8～12周以后,如拍片证实骨折线模糊,有连续性骨痂通过骨折线,即骨折临床愈合,可解除外固定,开始腕关节的屈伸主动练习。

D. 再4～5 d后增加前臂旋转主动练习,腕关节尺侧、桡侧主动练习。

E. 12周后确定骨折愈合后,逐渐增加背伸抗阻练习和腕关节屈曲牵引。

预防延迟愈合和不愈合是舟骨骨折康复过程中的重要事项,出现延迟愈合和不愈合的因素多与骨折位置、舟骨循环情况、腕部不正当活动有关，治疗时应增加腕部固定时间，减少腕部活动，禁止腕部桡偏、尺偏动作。

（二）其他腕骨骨折

1.类型及相应治疗概述

（1）月骨骨折　月骨骨折十分少见，目前将月骨骨折分成五类：月骨掌侧极骨折，是月骨骨折中最常见的；小块条状边缘骨折；背侧极骨折；矢状骨折；横形骨折。月骨骨折基本上无须手术治疗，仅作石膏托固定腕关节于功能位6周即可，但是如果月骨掌侧极发生骨折并有移位，可作切开复位固定。

（2）三角骨骨折　三角骨骨折常常和其他腕部损伤一起发生，单独发生在三角骨的骨折十分少见。损伤的机制是腕关节的旋转或扭曲运动，尤其在摔倒时手撑地，腕关节处于背屈和尺偏位置，钩骨撞击三角骨形成剪切力造成三角骨体部或皮质骨折。

三角骨骨折有两种类型，第一种类型为背侧皮质骨骨折，由撕裂、剪切或撞击力造成，撞击力可能是其中最重要的致伤原因。斜位或侧位片能较明确显示三角骨撞击骨折，对这类骨折作石膏管型或支具固定6周左右可以愈合。三角骨背侧皮质的骨折即使不能愈合，也常常不出现症状。三角骨体的骨折，累及三角骨体的主要血供来源，此型骨折较少累及背侧骨皮质，作CT或MRI能清楚显示骨折，X线平片可能延误诊断或漏诊。

（3）豌豆骨骨折　豌豆骨很少发生骨折，损伤机制是小鱼际处直接暴力撞击，反复创伤也可以导致骨折。大约半数的豌豆骨骨折伴发上肢其他损伤，常被遗漏；另一个被漏诊的原因是常规X线平片上豌豆骨骨折不易看清。较好显示豌豆骨的X线片是在前臂旋后斜位或腕管位的摄片。骨扫描或CT检查有助于诊断豌豆骨无菌性坏死。豌豆骨骨折的治疗以管型石膏固定为主，骨折容易愈合。

（4）大多角骨骨折　单纯大多角骨骨折很少见，此骨折常和其他骨折同时发生，尤其是第一掌骨及桡骨的骨折。损伤机制有直接暴力或间接暴力损伤，大多角骨嵴的骨折多继发于直接暴力或腕横韧带撕脱，大多角骨体部骨折可能由第一掌骨的纵向直接撞击或者拇指外展，轴向或剪切伤力引起；或者是拇指过伸，大多角骨被撞压至舟骨或桡骨茎突上引起。自行车运动员易发生大多角骨骨折。

无移位的体部或边缘大多角骨掌骨骨折常用包含拇指在内的管型石膏固定4～6周。有移位的体部骨折应作切开复位，在准确复位后用螺钉或克氏针作内固定。大多角骨嵴的骨折有两种类型：第一型发生在基底部，外固定后即可愈合，第二型在尖部很少能愈合。对后者有症状者作尖部小骨片的切开复位。

（5）小多角骨骨折　小多角骨骨折少见，因被从大多角骨、头状骨、第二掌骨而来的坚韧的韧带结构和腕掌关节的骨性结构所保护,不易发生骨折。小多角骨骨折为直接暴力作用于第二掌骨的长轴所致,此骨折常常和第二掌骨的背侧脱位有明显联系或者为轴向腕掌关节脱位的一部分,小多角骨和第二掌骨向背侧脱位较多见。小多角骨向掌侧的脱位或骨折脱位可以发生。在有其他腕部损伤时,普通X线平片常常不能显示小多角骨骨折,最容易显示骨折的是CT检查,无移位的孤立性小多角骨骨折常用非手术疗法来治疗。有移位的骨折应该做复位和固定:如果骨折片较小,作闭合复位和管型石膏固定就足够;较大骨片需要作切开复位和内固定。

(6)头状骨骨折　头状骨骨折常和其他腕骨骨折同时存在,或者头状骨的体部或颈部单独损伤引起。孤立性头状骨骨折常常无移位,腰部骨折常引起无菌性坏死,骨不愈合较为常见,往往需要进一步处理,如腕中关节融合术、骨移植、切除关节成形术。头状骨骨折后常有残留症状,但对腕功能无太大影响。诊断头状骨骨折依靠X线和CT检查,作骨扫描也有助于诊断。

(7)钩骨骨折　钩骨骨折有两种类型:钩骨体骨折和位于钩骨钩部的骨折。这两种类型的骨折临床表现区别不大,主要表现为腕尺侧的疼痛、局部肿胀、压痛,压痛常位于钩骨体的背侧突起部分。钩骨钩部骨折极易漏诊,在钩骨钩部有深在而边界不清的疼痛时应该怀疑,尤其患者为高尔夫球、网球、篮球等运动员时,这些运动员在击球时疼痛加剧,压痛在手掌钩尖部或钩骨尺侧缘,小指外展抗阻力时有明显不适感。

对于怀疑钩骨体骨折者应作X线检查明确诊断,除正侧位外,加拍斜位片,CT也有助于诊断。钩骨体骨折可以伴有第三、第四掌骨底的骨折,成为尺侧轴向腕部不稳定的一个部分。孤立性钩骨体骨折常比较稳定,作石膏外固定4～6周后可能会症状消失。如果骨折有移位,可以作切开复位、克氏针固定。

2.康复治疗

(1)骨折后固定

A.早期复位和制动可以减轻不适和肿胀。

B.定期查看石膏及支具或夹板的松紧程度,避免影响上肢的血液循环,避免骨突处出现压疮。

C.腕部不能过屈于尺偏,以减少正中神经在腕部的压迫。

D.对于固定良好的骨折,一旦肿胀和疼痛减轻,即可开始未固定关节的全范围主动活动,以减少水肿和防治废用性肌肉萎缩。

E.宜于早期手指活动,制动一般是腕关节功能位,石膏或支具远端至远侧掌横纹,可以容许所有掌指关节充分活动。

F.悬吊常常妨碍整个上肢的活动和静脉回流,结果造成肩—肘—手综合征,一般建议少用。

G. 在腕关节固定时,建议患手频繁高举过头顶及手指反复主动握拳,可防止其他关节僵硬,也可促进肿胀消退。

（2）物理治疗

A. 骨折早期及愈合过程,为促进血肿吸收、消肿、镇痛,促进骨痂生长,在出血静止后,可选用超短波、短波、紫外线、直流电钙离子导入、氦氖激光等治疗。

B. 骨折愈合后,为减轻水肿、促进关节功能恢复,可选用红外线、中频、蜡疗、漩涡浴、超声波等疗法。若关节僵硬,可选用CPM持续被动训练仪等改善关节活动范围。

C. 为防止肌肉萎缩,可选用低频脉冲电刺激疗法。

（3）慢性肿胀的治疗

手骨与关节损伤后,尤其骨折后难免长时间的制动,结果总是伴有关节的肿胀和僵硬,处理可从以下几个方面。

A. 间歇性加压：使用弹性袖套45 min,压力8.8 kPa,加压30 s,间歇30 s,所述参数因人而异,可促进静脉和淋巴回流。

B. 向心性按摩：促进水肿及粘连组织活动,按摩后,嘱患者完成手勾拳、握拳的肌腱滑动练习,能促进完全的肌腱滑动。

C. 主动训练：除去石膏外固定或拆除内固定后立即开始腕关节的主动活动,包括前臂旋转、腕关节屈伸、尺桡偏运动。

（4）腕关节僵硬的处理

A. 关节松动术：当腕关节主动运动不能达到全关节范围的活动或活动范围不再增加时,则增加辅助运动,辅助运动的极限是适度疼痛。

B. CPM持续被动训练：包括腕关节掌屈、背伸CPM,前臂旋前、旋后CPM训练。

（5）恢复腕关节协调和灵活度　作业疗法能增加腕部主动活动范围、肌力及耐力,优势手损伤后,鼓励书写、穿衣和自我进食。

四、手部骨折（掌骨、指骨骨折）

手部骨折包括第一至第五掌骨与指骨发生的骨折。根据Danish报道,在手部骨折中,掌骨骨折的发生率为32%,近节指骨为17.3%,中节指骨为5.7%,末节指骨为45%。

（一）病因

外伤是掌指骨骨折的主要原因。当第一掌骨遭受纵向暴力或扭转暴力时,力的传导使掌骨干发生骨折。由于大鱼际肌及拇长屈肌的牵拉，使骨折端向桡、背侧成角畸形，拇指呈内收位，并可发生旋转畸形。第二至第五掌骨骨折常由挤压暴力或手指的扭转暴力引起。挤压暴力导致多数掌骨粉碎性骨折，且易发生移位。手指的挤压暴力或扭转暴力，或牵拉暴力，均可发生掌、指骨骨折、指间关节或掌指关节损伤，并可导致掌骨的螺旋形或斜形骨折。单一掌骨骨折由于有相邻掌骨骨间肌的固定作用，多不发生明显移位，但可发生向背侧的成角畸形。

在某些病例情况下，如掌、指骨的内生软骨瘤，遭受很轻的外力作用时，也可发生骨折，为病理性骨折。大多数情况下骨折移位不明显，畸形不严重。

（二）分类

1. 掌骨骨折

（1）第一掌骨骨折 可发生在掌骨颈、掌骨干和掌骨基底。骨折类型可以是横形、斜形、螺旋形或粉碎骨折。临床上以第一掌骨基底部骨折最常见。按X线表现，第一掌骨基底部骨折可分为以下类型。

Ⅰ型：掌骨基底骨折合并第一腕掌关节半脱位或全脱位，又称Bennett骨折脱位。由于纵向和扭转暴力沿第一掌骨干作用于掌骨基底，大鱼际肌、拇长展肌和拇长屈肌的牵拉，产生桡侧方向的力，使掌骨基底发生骨折脱位。又由于第一、第二掌骨间掌侧和背侧斜韧带对第一掌骨基底的牢固附着，使骨折的近折块留在原来的位置。

Ⅱ型：掌骨基底粉碎性骨折合并第一腕掌关节半脱位，又称Rolando骨折。与Bennett骨折不同的是掌骨基底骨折部呈粉碎性，可表现为T型或Y型。

Ⅲ型：骨折线不进入关节内，在第一掌骨基底发生斜形骨折。骨折线由桡侧远端斜向尺侧近端，为ⅢA型；若骨折线由桡侧近端向尺侧远端，为ⅢB型。

Ⅳ型：为发生在儿童的第一掌骨基底部骨折，骨折部位常在近端干骺端尺侧，骨折线通过骺板，但很少发生脱位。

（2）第二至第五掌骨骨折 根据X线片表现，可分为掌骨基底骨折、掌骨干骨折、掌骨颈骨折和累及关节的骨折。

2. 指骨骨折

（1）近节指骨骨折 以指骨骨干骨折居多，多由间接暴力所致。间接暴力通常是在手指过度伸直时发生，而直接暴力打击于手指背侧也可造成骨折。骨折多数为横形、斜形次之。开放性骨折以粉碎性多见。

（2）中节指骨骨折 中节指骨骨折较近节指骨骨折机会少。直接暴力打击可引起横断骨折，间接暴力可引起斜形或螺旋形骨折。

（3）远节指骨骨折　远节指骨位于手的最远端，损伤机会较多，其骨折发生概率占手部骨折的首位。骨折多由直接暴力所致，如挤压、砸伤等，多呈粉碎性骨折。

无论是掌骨或指骨骨折，骨折线进入关节内，导致关节软骨损伤或关节囊、韧带损伤，均有可能发生关节不稳定及创伤性关节炎的可能。

（三）临床表现和诊断

根据受伤病史、损伤部位出现疼痛、畸形、肿胀、压痛、假关节活动、功能障碍等，临床诊断不困难。在常规的正位、侧位、斜位X线片上，可明确骨折的类型及移位程度，对选择治疗和康复方法极有帮助。

手部骨与关节位于皮下，骨折和脱位所致的手部畸形明显可见。掌骨骨折常出现手背隆起；第四、第五掌骨骨折可出现手指尺偏畸形。掌、指骨骨折若伴有旋转移位，则出现手指轴线发生改变，当手指屈曲时，表现为骨折的手指靠在邻指背侧；第一掌骨基底部骨折除可见桡、掌侧成角畸形外，还可见拇指呈内收位。末节指骨骨折可见到甲床破裂，甲根部翘起。临床上常可根据这些体征做出骨折、脱位的诊断。

（四）康复治疗

掌、指骨骨折治疗的基本要求是尽可能达到解剖复位，坚强而牢靠的固定和早期功能锻炼，最大限度地恢复功能。手固定的正确位置是掌指关节屈曲60°～70°，此时指关节韧带张力最高，可防止关节严重挛缩，但此位置易致手内肌挛缩，故应及早进行手内肌肌腱欠伸治疗。

1. 掌骨骨折

（1）第一掌骨骨折　对于绝大多数第一掌骨基底骨折，均可采用手法复位、外固定方法达到治疗目的。不经过关节的第一掌骨基底部骨折，复位后用石膏托或支具固定4周，陈旧性骨折的轻度移位或成角畸形对拇指功能影响不大。

Ⅰ型骨折在手法复位成功后，不易很好地维持复位位置，易再移位，应在手法复位成功后，经皮穿入克氏针固定。4～6周后复查X线，若骨折已愈合，则拔除克氏针，进行功能锻炼。若骨折端十分不稳定或手法复位失败则应切开复位，采用微型加压螺钉或多根克氏针内固定。

第一掌骨干和掌骨颈的骨折，常采用手法复位、石膏固定，可获较好的功能恢复。石膏固定应在拇指外展对掌位，其固定范围近端应达前臂远侧1/3，远端包括拇指近侧指骨。若掌骨干为粉碎性骨折并短缩畸形，手法复位难以维持骨折稳定性，可在拇指牵引情况下，采用克氏针固定。若第一掌骨干为斜形或螺旋形骨折，手法复位后也易再移位，可行切开复位,微型加压螺钉内固定或钢板螺钉内固定。

康复治疗:

A. 固定期:① 患手示指、中指、环指和小指进行主动、被动活动,开始时以被动活动为主,进行指间关节的屈伸运动。待局部疼痛逐渐改善后,以主动活动为主,每日3次,每次活动时间以局部无疲劳感为宜。② 局部按摩,对患手软组织进行揉搓挤捏,每日3次,每次以局部有明显的热感为宜。③ 局部氦氖激光照射,改善血循环,促进骨折愈合。④ 第一掌骨骨折时需用支具使指蹼(虎口)尽量分开,以防止虎口挛缩。

B. 骨折愈合后:① 拇指外展、内收、对掌及屈伸活动练习,开始时以小幅度被动活动为主,用健侧手握住拇指进行,运动幅度不宜过大,每日3次,每次20～30 min,以骨折部位不感到疼痛为限。② 1周后以主动活动为主,运动幅度逐渐增大。③ 做关节活动前,先行蜡疗(蜡饼、蜡浴)和水疗,可辅助改善关节总活动度,石蜡具有热、润滑、可塑性的作用,可软化僵硬的瘢痕和关节。

(2)第二至第五掌骨骨折 第二至第五掌骨基底部骨折常有侧方和背侧移位。采用手法复位易于成功,以石膏外固定较好。4～6周后去除石膏固定,进行功能锻炼。

第二至第五掌骨中,单一的掌骨干稳定骨折,采用手法复位后,用相邻健指固定,由于相邻掌骨附着的骨间肌对伤指的固定作用,术后可早期进行功能锻炼。对于第二至五指的多数掌骨干不稳定骨折,在手法复位成功后,可用前臂至近节指骨支具或石膏固定4～6周,指间关节可自由活动。对于第2～第5不稳定掌骨干骨折,或经手法复位失败,应采用切开复位,克氏针或微型钢板、螺钉内固定,术后早期进行功能锻炼。

第二至第五掌骨颈骨折,由于蚓状肌和指屈肌的牵拉,常会导致背侧成角畸形。多数情况下,手法复位易于成功。在局部麻醉下,掌指关节屈曲60°～70°,近节指间关节屈曲10°～15°,腕关节中立位牵引,术者由背侧向掌侧挤压骨折端即可复位,用石膏固定手指在握拳位置。4～6周后经X线摄片证实骨折基本愈合,即可拆除外固定,进行功能锻炼。对于手法复位后不稳定骨折,在手法复位成功后,采用经皮(关节外)打入克氏针行内固定。对于伤口污染不严重的开放骨折,手法复位失败的闭合性骨折,可采用切开复位,克氏针内固定或微型螺钉钢板内固定。

康复治疗:

A. 固定期,① 患手以拇指及健侧手指的被动活动为主,1周后可进行主动活动。② 术后3～5 d后进行伤指的近节指间关节和远节指间关节的被动活动,禁止掌指关节的主动和被动活动,防止骨折端剪力,影响骨折愈合。

B. 当去除支具或外固定后,① 先患指的掌指关节开始活动,先进行被动附属活动,松动关节。② 1周后继之改为主动和助力活动。③ 当掌指关节明显改善时,可开始主动抗阻运动。④伤后8周后酌情开始耐力、肌力练习。

2. 指骨骨折

在手的各个指骨中,以近节指骨发生骨折后对功能、外形的影响最为突出,远节指骨骨折对功能和外形的影响较小,但疼痛严重。

无移位的近节指骨干骨折只需用小夹板外固定4～6周后,即可开始功能锻炼。有移位的横形骨折,应手法复位,外固定,在手法复位时,特别注意矫正掌侧成角畸形、侧方移位及旋转畸形,然后屈曲掌指关节45°及近节指间关节90°,呈握拳位固定手指,即可维持复位。4～6周后,去除外固定,开始主动功能锻炼。

对于不稳定的骨干骨折,如斜形或螺旋形骨折,应先试行手法复位,若不能成功,则需切开复位内固定。指骨的斜形或螺旋形骨折,宜切开复位后微型螺钉内固定。应注意,中节指骨干骨折常由挤压伤引起;由于掌侧有指浅屈肌肌腱的附着,常导致掌侧成角畸形,且易于发生屈肌腱粘连,影响功能。

中节指骨骨折,骨折畸形依部位而异,骨折如发生于指浅屈肌腱抵止的近侧,骨折近段因指背腱膜中央腱的牵拉向背侧,呈向背侧成角,骨折远端因有指浅屈肌的附着不可移动,此种情况下,手指宜固定在伸直位4～6周。如骨折发生于指浅屈肌抵止的远侧,骨折近段因指浅屈肌的牵拉移向前,骨折远端也随之前移,呈向掌侧成角,此时,两指间关节固定于屈曲位4～6周,并辅以指端牵引而矫正。

远节指骨骨折,最常见的是粉碎性骨折,有时为屈肌腱或伸肌腱撕脱骨折,较少为横行骨折,伸肌腱撕脱骨折时,近节指间关节由于蚓状肌和指浅屈肌的牵引而过伸,末节指骨由于指深屈肌的牵引而屈曲,呈锤状指畸形,需远节指间关节伸直位支具固定6～8周。远节指骨骨折的治疗主要是软组织的处理,一般不制动,有时为了防止二次损伤而使用短支具。

掌骨、指骨的病理性骨折常见于内生软骨瘤、骨囊肿等。骨折前常无临床症状,在轻微的外力作用下,出现局部疼痛、肿胀、活动障碍,X线摄片发现骨破坏及骨折。大多数病理骨折移位不明显,这类病例骨折常需手术治疗。在彻底刮除病变组织,并送活体组织检查,明确病理性质以后,如系良性病变可取髂骨(或尺骨近端)植骨,充填骨腔,6～8周植骨可愈合。

康复治疗:

A. 固定期:① 术后第2日,开始健指的活动,若健指与患指的屈伸活动没有联动关系,则可以进行主动活动,若有联动,则以被动活动为主,每次活动应达到最大范围。② 腕关节及前臂可行主动活动。③ 待患指疼痛、肿胀开始消退,进行被动的屈伸活动。活动范围应根据骨折部位和症状进行调整。若中节、远节指骨骨折,掌指关节活动范围可大一些,若近节指骨骨折,掌指关节活动范围会影响骨折愈合,所以不宜活动掌指关节。

B. 固定去除后:① 逐渐开始指间关节屈伸练习,若骨折愈合良好,可先进行被动附属活动,继之以被动活动为主,主动活动为辅。若骨折愈合不良,活动时将手指固定保护好骨折部位,然后进行指间关节的被动活动。② 待指间关节的挛缩粘连松动后,以主动活动为主,助力活动为辅,直至各个关节活动度恢复到最大范围。③ 远节指骨骨折,指端常合并过敏,需脱敏治疗,可用不同质地的物质摩擦、敲打和刺激,并按摩指尖。④ 可采用物理治疗如超声波、中频、蜡疗等软化粘连组织,增加关节活动度。

五、手部关节损伤

手部关节包括腕骨间各关节、第1～第5掌指关节、近侧指间关节及远侧指间关节,手部关节损伤分为韧带损伤、掌板损伤和关节脱位。

(一)手指关节及韧带损伤

1. 病因

暴力作用是手部关节脱位及韧带损伤最主要的原因。所受暴力可以是牵拉暴力、侧方或后前方的挤压暴力以及扭转暴力等。当暴力作用于关节部位时,首先是关节囊及韧带接受暴力,若发生关节囊及韧带断裂,则出现关节脱位。若关节囊及韧带保持完整,则将暴力传导至关节面发生关节内骨折,进而发生骨折脱位。

2. 分类

拇指、示指、中指是手部活动度最大、功能最主要的部分,在长期工作中,易导致慢性劳损,而发生韧带及关节囊松弛,进而导致关节不稳定及半脱位。在类风湿性关节炎、痛风性关节炎患者,由于病变累及关节囊及韧带,也可致慢性关节脱位。手部关节损伤常因复合性暴力所致,因此临床表现多样。根据暴力作用的方向、大小、性质,可发生单纯韧带损伤(断裂或松弛),韧带附着处的撕脱骨折,关节掌侧脱位、侧方脱位、背侧脱位、旋转脱位、骨折脱位等。

3. 临床表现和诊断

当手指因暴力作用受伤时,关节出现畸形,患者可能已自行牵拉手指复位,而后可能出现关节不稳定、半脱位。在手部关节脱位与韧带损伤的诊断中,应注意以下几点:

(1)有手指外伤病史 伤时出现关节畸形、肿胀、弹性固定,经牵拉手指后,畸形消失,但活动受限伴有疼痛。

(2)体格检查可发现关节局限性压痛 侧扳试验张力侧疼痛加重,过度被动活动手指诱发关节畸形。

（3）手指正侧位、斜位X线摄片　可发现关节脱位，并显示其程度、移位情况，有无关节内骨折等。在侧方加压情况下行正位X线摄片可发现对侧关节间隙明显增宽，若两关节面夹角大于25°，应诊断为关节囊及侧副韧带损伤。对慢性累积性暴力所致的关节损伤，X线摄片上还可发现关节半脱位，或创伤性骨关节炎改变。

4.诊断事项

掌指关节完全性背侧脱位诊断时应注意以下几点：

（1）完全脱位的掌指关节只有轻度过伸畸形　可扪及近节指骨基底位于掌骨头背侧；近侧指间关节轻度屈曲；受累手指指尖与相邻指背可能重叠，表明手指有一定程度的旋转移位。

（2）侧位X线摄片可见近节指骨几乎与掌骨平行　仅有很少的成角。

（3）受伤手指掌侧出现皱纹　以拇指掌指关节脱位最为明显。

（4）拇指和示指　可能有籽骨或侧副韧带附着的掌骨撕脱骨片进入关节内，可由斜位或侧位X线摄片证实。

（5）这种脱位最容易发生在示指　其次是拇指和小指。

5.治疗

（1）掌指关节脱位及韧带损伤　掌指关节背侧半脱位常有部分关节面接触，只有掌板破裂，但仍然可行手法复位。证实复位成功后，在掌指关节屈曲50°～70°位固定7～10 d，然后开始功能锻炼。

掌指关节背侧完全性脱位时，由于近节指骨向掌骨头背侧移位明显，破裂的掌板及掌侧关节囊嵌入关节内，同时有侧方的伸肌腱侧腱束、蚓状肌肌腱和侧方移位的屈指肌肌腱，呈"#"形夹住掌骨头，使手法复位难以成功，应手术切开复位。

对于不合并掌骨头骨折的脱位，应术中拉开撕裂的掌板及关节囊，复位后修复破裂的掌板；作关节稳定性试验，若复位稳定，则不需外固定。若关节不稳定，则在掌指关节屈曲50°～70°位，用背侧石膏托固定3周，即可开始功能锻炼。

合并有掌骨头骨折的掌指关节背侧脱位，切除嵌入关节内的掌板，挤压近节指骨基底即可复位，用克氏针固定骨折块，在掌指关节屈曲50°～70°位固定3周后，开始功能锻炼，术后5周在控制范围内，轻柔地进行伸直运动练习，若8周后关节未达到伸直位，可用动力牵拉支具，协助关节伸展。

第2～第5掌指关节侧副韧带损伤合并关节侧方脱位少见。早期手法复位容易成功。在掌指关节屈曲50°位，固定3周即可开始功能锻炼。

拇指掌指关节由于活动度最大，发生侧副韧带损伤的机会较其余掌指关节多。若为单纯韧带损伤，在拇指掌指关节轻度屈曲位，固定3周，允许指间关节活动。若有撕脱骨折，骨折片达到关节面的10%，应手术治疗，用Bunnell抽出钢丝法缝合骨折片，更大的骨折块可用微型螺钉固定。

（2）指间关节脱位及韧带损伤　指间关节损伤的早期治疗十分重要，任何类型损伤只要得到正确的早期治疗，均可获得较好的临床效果。延误治疗（伤后3周）则治疗效果较差。

单纯指间关节脱位，行纵向牵引即可复位，伸直位固定10～12 d，开始功能锻炼。伴有侧副韧带损伤的病例，在复位后立即进行关节稳定性试验，若稳定性良好，则将手指于屈曲20°～30°位固定3周，也可将伤指相邻的健指用胶布条固定在一起，由正常手指的活动带动伤指活动，损伤的侧副韧带可自行修复。

指间关节韧带损伤以近节指间关节发生率较高，需固定2～3周，损伤关节屈曲15°～20°支具固定，背侧固定支具比掌侧的效果好，这种固定只使关节掌侧活动。3周后除去支具，使用联指弹力指套，将患指与邻指联在一起，1～2周后主动练习屈伸，但禁止任何侧向活动，直到疼痛感消失后，才可解除指套。

年轻人的桡侧副韧带完全断裂，需及时手术治疗，术中可作直接缝合或者Bunnell抽出钢丝缝合法修复。伴有撕脱骨折的侧副韧带损伤，在X线透视下，经皮穿入克氏针，待骨折片复位后，将克氏针经骨折块固定在指骨上，使侧副韧带恢复正常张力，伸直位固定4～6周。若骨折块较大，闭合穿针固定困难，行切开复位，微型螺钉内固定。术后手指伸直位固定10～12 d，开始功能锻炼。

（3）掌板损伤　掌板是位于关节囊掌侧的纤维软骨板，与关节囊精密相连，期远端厚而坚实，附着于近节指骨底缘，近段薄而松弛，呈膜状附着于掌骨颈掌侧，两侧与侧副韧带两连。掌板闭合性损伤，可予以支具固定2周，近节指间关节屈曲20°，2周后改为背侧挡板支具1～2周，以保护掌板，在支具控制范围内练习运动。

掌板损伤可合并指间关节背侧脱位。掌板损伤可发生在止点断裂、起点断裂和起点撕脱骨折。掌板撕脱骨折可影响20%～70%的关节面，因此关节不稳定。闭合性损伤一般采用关节微屈曲位固定治疗，若为掌板止点损伤，固定2周，若为起点撕脱，固定3～4周。开放性损伤，可在清创术时，直接缝合修复掌板。

手关节损伤康复注意事项：

• 所有的主动、被动活动应该轻柔缓慢，在任何情况下，活动不应该增加患者的疼痛和肿胀，活动必须在患者可接受的范围内进行。

• 控制水肿使关节损伤治疗的重要组成部分。在某些慢性关节肿胀，甚至在急性损伤期间，冰敷和弹力绑带是控制水肿的有效手法。弹力绑带应以对角线方向缠绕，从远端到近段方向,指甲应裸露在外,以便观察手指血运的变化。

● 患者以外的肢体部分必须保持主动活动,避免发生因制动而产生的关节僵硬等严重并发症。

● 关节损伤和手内在肌的解剖关系密切,一旦条件允许,应尽早进行手内在肌的训练。

● 当进行近节指间关节练习时,保持掌指关节伸直位,固定远节指间关节,有利于近节指间关节的屈伸。当进行远节指间关节练习时,固定掌指关节和近节指间关节,有利于远节指间关节的屈伸。

(二)腕掌关节脱位

1. 发病机制

拇指腕掌关节脱位多由间接暴力引起,拇指多在外展位遭暴力损伤而脱位。单纯脱位者,第1掌骨基底多向大多角骨背侧移位,若伴有第1掌骨基底部骨折,则多向外侧移位。第2～第5腕掌关节脱位常见于手外伤患者,如机器碾轧伤、滚筒伤、挤压伤等,故多为开放性脱位。因第2、第3掌骨基底背侧有强有力的桡侧腕长短伸肌附着,第5掌骨背侧有尺侧腕伸肌附着,5个掌骨之间又有坚强的韧带连接,故一旦发生脱位,常见成排掌骨向背侧脱位。有时偶尔可见第5掌骨单独发生脱位。

2. 临床表现和诊断

(1)第1腕掌关节脱位　表现为手背部肿胀、疼痛、拇指活动受限;腕背侧压痛(+),第1掌骨头叩击痛。有松脱感,在腕背侧可触及骨端隆起畸形。

(2)第2～第5腕掌关节脱位　表现为手背部肿胀、疼痛、第2～第5指活动受限。腕背侧压痛明显,沿纵轴叩击掌骨头时,有松脱感。掌骨基底部在腕背明显隆起,腕骨相对显得塌陷。

结合手部正侧位、斜位X线可以诊断腕掌关节脱位,CT可显示关节的三维情况,MR可明确周围韧带的损伤情况。

3. 治疗

(1)第一腕掌关节脱位

A. 非手术方法:复位手法:患者取坐位,局麻下,助手握其前臂,术者一手握拇指在外展位与助手对抗牵引,另一手拇指置于第1掌骨基底部,由背侧向掌侧推压,以恢复与大多角骨关节面的正常关系。固定方法:复位成功后,用支具或石膏条将拇指腕掌关节固定在轻度前屈,外展对掌位,固定3周,3周后逐渐开始功能训练,可先开始被动附属活动,继之以主动活动,包括拇指对掌对指、掌侧外展、桡侧外展、内收,若不能完成加助力运动,避免明显疼痛。

B.手术疗法:适应证为手法复位失败者或陈旧性脱位。手术方式为切开复位固定或腕掌关节功能位融合术。

(2)第2～第5腕掌关节脱位

A.非手术疗法:复位手法,即患者仰卧位,在臂丛麻醉下,前臂旋前位,助手握第2～第5指及拇指作腕掌关节牵引,术者双手环抱腕部,在与助手对抗牵引的同时向背侧端提,双拇指将掌骨基底部由背侧向掌侧用力按压,即可复位。固定方法,即用塑型夹板固定腕掌关节于功能位,并在掌骨基底部背侧加垫,增加固定力。

B.手术疗法:适应证为手法复位失败或者陈旧性脱位。手术方法为切开复位或者腕掌关节功能位融合术。

六、肩、肘关节损伤

(一)锁骨骨折

锁骨骨折是常见的上肢骨折之一,据有关统计资料表明,锁骨骨折约占全身骨折的5.98%。

【解剖生理】

锁骨是具有两个弯曲,呈"S"形的长骨,位于胸部前上方,桥架于胸骨与肩峰之间,是肩胛带与躯干的唯一骨性联系。其内侧2/3凸向腹侧,有胸锁乳突肌和胸大肌附着。锁骨由外向内逐渐变粗,内外两端各有一个关节面,分别参与胸锁关节和肩锁关节的组成。锁骨细长,部位表浅,易受到暴力而发生骨折。从锁骨的横切面来看,内侧1/3呈三角形,中1/3与外1/3交接处则变为类椭圆形,而外1/3则又变为扁平状。由于其解剖上的弯曲形态,以及不同横切面的不同形态,因此在两个弯曲交接处锁骨中1/3就形成应力上的弱点,同时该处无肌肉保护,故在锁骨中1/3处容易发生骨折。多见于儿童和青壮年。

【病因病理】

间接暴力和直接暴力均可造成锁骨骨折,但多为间接暴力所致。行路、骑车、打球或追逐嬉戏而不慎跌仆,或从高处坠下时,身体向一侧倾斜,上肢外展,肘关节或手掌先着地,或肩部外侧着地,向上传导的间接暴力从肩锁关节传至锁骨,与身体向下的重力交会成剪力,而造成锁骨骨折。

青少年和成人因间接暴力而致的锁骨骨折,多呈横断或短斜形骨折。骨折好发于中1/3,在喙锁韧带与胸锁乳突肌锁骨头抵止部之间。骨折端除有重叠移位外,内侧段可因胸锁乳突肌的牵拉向后上方移位,外侧段则由于上肢的重力和胸大肌的牵拉而前向下方移位。在幼儿多呈青枝骨折或横断骨折。由于幼儿骨质柔软,骨折后骨膜仍保持联系,在胸锁乳突肌的牵拉下,骨折端往往向上成角呈弓形。

【治疗原则】

患者受伤后,对骨折行妥善固定,保持功能位置。

【愈合期】

1. 整复固定后行患侧部位远端及对侧健康肢体有计划的康复运动。

2. 从手指、手掌、手腕前臂到肘关节,按照这个顺序由远向近,活动次数由少逐渐增多练习。

3. 姿势挺胸提肩,肩关节外展后伸,如挺胸双手交叉动作。增加活动幅度,由小到大,循序渐进,可以带动患处肌肉血管收缩、舒张、促进血液循环。

4. 预防并发症。先在康复医技人员指导下被动活动,逐渐形成主动训练,训练中手法轻柔,力度适中。

5. 正常肩关节基本功能位:外展50°,前屈20°,外旋25°,肩前屈、肩关节环转活动、两臂作划船动作等,关节功能如不能得到充分恢复,则必须保证其最有效的起码的活动范围,即以关节的功能位为中心,扩大活动范围。

6. 如果锁骨骨折伴合并伤不能立即整复的情况下,只能平卧保持复位和固定,在指导早期功能锻炼时,禁忌作肩前屈、内收等动作。定期康复功能评价,为下一步康复运动调整计划提供可靠的依据。

【康复治疗期】

1. 一般待1～2个月后骨折临床愈合,拆除固定。

2. 第1周,患肢用颈腕悬吊带挂胸前,除上述练习加强外增加向下练习:站立位躯干向患侧侧屈,同时做肩前后摆动;躯干向患侧侧屈并略向前倾,作肩内外摆动。努力增大外展与后伸的运动幅度。3 d后开始做肩关节各方向和轴位的主动运动,助力运动和肩带肌的抗阻力练习。

3. 第2周,增加肩外展和后伸主动牵伸,2周内避免做大幅度和大用力的肩内收和前屈练习。

4. 第3周,增加肩前屈主动牵伸,肩内外旋牵伸运动。

5. 可以采用物理治疗(中频干扰仪等)以增加肌力和软化粘连组织,增加关节活动度。

(二)肩关节脱位

在人体四肢关节中,肩关节脱位的发生率为最高,约占50%。本病多发生于成人,儿童则为少见。25岁以下发生肩关节脱位者,易形成习惯性脱位。

【解剖生理】

肩关节是由肩胛骨的关节盂和肱骨上端的半球形肱骨头相对应组成关节,是一个典型的球窝关节。关节盂小而浅,其面积相当于肱骨头关节面的1/3左右,关节囊宽大、薄弱而松弛(其上方附着于关节盂的周围缘,下方附着于肱骨外科颈),包绕着关节盂及肱骨头。肩关节上方有喙肱韧带加强,关节囊前下部无肌肉和韧带保护。在全身关节中,肩关节的活动范围最大,运动最灵活,结构最不稳定。因此,当肩关节遭受外力时,肱骨头易穿破关节囊而发生脱位。

【病因病理】

肩关节脱位多由间接暴力所引起,常发生于下列情况。

1. 跌倒时,上肢处于外展、外旋位,手掌或肘部着地。

2. 臂上举时,上臂上段突然受到暴力的打击。

3. 跌倒时,肩部直接着地。

根据肱骨头脱出的位置,可分为前脱位、盂下脱位和后脱位三种类型。而前脱位又可分为喙突下脱位、锁骨下脱位和胸腔内脱位三种。但最多见的是喙突下脱位,后脱位极少见到。根据脱位时间的长短和是否复发,又可分为新鲜性脱位、陈旧性脱位和习惯性脱位三种类型。

前脱位:跌倒时,上肢处于外展、外旋位,手掌或肘部着地支撑体重,外力沿肱骨头纵轴传导,肱骨头向肩胛下肌与大圆肌之间的薄弱部冲击,将关节囊的前下部顶破而脱出,形成喙突下脱位。暴力较大时,肱骨头可被推到锁骨下,形成锁骨下脱位。极个别情况,暴力过大时,肱骨头可冲破肋间隙,进入胸腔,形成胸腔内脱位,多伤及内脏器官。盂下脱位上肢处于外展、外旋上举位,暴力沿肱骨干传导,肱骨头及肱骨颈受到肩峰的阻挡,使肱骨头向下、向外,冲破关节囊的下壁而脱位。有时肱骨头可因胸大肌和肩胛下肌的牵拉,使盂下脱位转移为喙突下脱位。

后脱位:上肢处与屈曲内收位跌倒时,肘部或手部着地,暴力沿肱骨向上传导,将关节囊后壁顶破,肱骨头脱出,形成后脱位。

【治疗原则】

将移位之肱骨头牵至或靠近肩胛盂缘之后,用内旋或外旋手法,将其复位。

【愈合期】

1. 脱位整复后立即顺正筋膜肌腱,血流通畅。

2. 姿势治疗:睡眠时宜在木板床上仰卧,两肩之间垫高,上臂保持内收、内旋位,屈肘60°。

3. 用颈腕吊带或三角巾将伤肢悬吊于胸前, 并用绷带将伤肢上臂固定于胸臂2周。固定期间, 禁止肩关节外展、外旋活动。

4. 主动运动: 应每日作卧床保健操, 做深呼吸增加胸廓活动, 未受伤肢体运动和腹背肌练习等, 以防止全身并发症。卧床保健操应该使心率加快。

5. 握拳、伸指、分指、腕屈伸、腕绕环、肘屈伸、前臂内外旋等主动练习, 幅度尽量大, 逐渐增加用力程度。

【康复治疗期】

1. 接触固定后, 可开始肩关节钟摆运动逐步加强肩关节的功能活动, 同时进行推拿手法治疗, 以促进其功能恢复。

2. 采用食醋热洗伤处, 每日2次, 每次15 min, 1周为一个疗程。

3. 可以采用物理治疗 (中频干扰仪等) 以增加肌力和软化粘连组织, 增加关节活动度。

(三) 肱骨近端骨折

肱骨近端骨折是指包括肱骨外科颈在内及其以上部位的骨折。临床上较为多见, 据有关资料统计约占全身骨折的2.15%。国外资料统计占全身骨折的4% ～ 5%。

【解剖生理】

肱骨近端包括肱骨头、大结节、小结节及肱骨近干骺端组成。大小结节之间形成结节间沟, 肱二头肌长头在沟内通过。大小结节之下的部分称为肱骨外科颈。肱骨外科颈是临床上常发生骨折的部位, 由于骨折两端均有血液供应, 因此骨折易于愈合。

【病因病理】

多为间接暴力所致, 为跌倒时手掌或肘部着地, 暴力向上传导至肱骨上段, 形成剪力或扭转力, 作用于肱骨外科颈而致骨折。直接暴力, 如跌倒时肩部着地, 或遭受暴力的直接打击亦可发生骨折, 但较少见。可发生于儿童与成人, 以成人较多见。

【治疗原则】

根据骨折的各类分型进行复位, 固定。

【愈合期】

1. 一般在伤后2周内, 此时损伤部位肿胀消退, 骨痂尚未形成, 锻炼方式主要限于肢体原位不动, 自主的肌肉收缩和舒张。

2. 练习握拳、伸指及腕、肘关节活动, 练习次数由少到多, 频率由慢到快, 主要根据患者的身体状况和体力而定。

3. 手术患者术后在伤肢无痛苦的情况下, 即可开始伤肢未固定部位功能锻炼。

4. 骨折后3～4周,损伤反应消失,骨痂逐步生长成熟,开始练习肩部前屈、后伸。伴外展型骨折禁止外展,内收型骨折禁止内收。练习活动度由小到大,以患者逐渐适应为准。

5. 功能锻炼是在不影响固定的前提下,尽快恢复患肢肌肉、肌腱、韧带等软组织的舒缩活动,防止肌肉萎缩、关节粘连、骨质疏松、关节僵硬等并发症发生。

【康复治疗期】

1. 骨折愈合坚固,解除固定,进行全面锻炼,直到功能恢复。练习动作如画圈,向前弯腰,使上臂自然下垂,活动上肢,顺时针或逆时针在水平面画圈,将患侧手置于背后。

2. 用健侧手托扶患侧手去触摸健侧肩胛骨(肩内旋);举臂摸头后部(肩外展外旋);反臂摸腰部,即用患侧手指背侧触摸腰部;患侧手摸过面部,去触摸健侧耳朵(肩内收、肩外旋);划船动作。

3. 在患者无痛苦的情况下,可积极开展全身及伤肢肘腕功能锻炼,以利骨折愈合。

(四)肱骨干骨折

肱骨干骨折一般是指肱骨外科颈以下2 cm至肱骨髁上2 cm之间的骨折。约占全身骨折总数的1.31%。可发生于任何年龄,但多见于成人。

【解剖生理】

肱骨干为管状骨,是指肱骨外科颈以下至肱骨内、外髁以上部位,分上、中、下三段,上段轻度向前、外侧突出,横切面为圆柱形;下段稍向前弯曲,横切面为三角形;中段为肱骨干较细的部位,横切面亦为圆柱形,骨皮质最坚密,弹性较小,为骨折好发部位。桡神经由腋部发出,经肱骨上、中段内、后侧,转至肱骨下段外侧,肱骨中段外侧面有三角肌粗隆,粗隆后下方有一桡神经沟,为桡神经下行径路,在肱骨中、下1/3段桡神经与肱骨干相接触,肱深动脉与之并行,故该处骨折易并发桡神经损伤。

【病因病理】

肱骨干骨折临床较为常见,多为直接暴力所致,如重物撞、挤、压、打击常使肱骨上、中1/3发生骨折,多数为横形或粉碎性骨折,或为开放性骨折。间接暴力亦可引起肱骨骨折,如跌倒时,手或肘部着地,暴力经前臂或肘部传至肱骨,在肱骨下段发生斜形或螺旋形骨折,旋转的间接暴力常可使肱骨中、下1/3发生螺旋形骨折(如被机器扭转、拧腕较力等)。

【治疗原则】

按不同的骨折分类进行复位及固定。

【愈合期】

1. 患者所处体位,肘部屈曲90°,前臂稍旋前,吊带悬挂于胸前。

2. 骨折固定后2周内，练习指、掌、腕关节活动，并做上臂肌肉的主动舒缩练习，禁止做上臂旋转活动。

3. 固定2～3周后练习肩、肘关节活动；伸屈肩、肘关节，如健侧手握住患侧腕部患肢向前伸展，再屈肘后伸上臂。

【康复治疗期】

1. 解除外固定后，行肩、肘全面锻炼；如肩关节环转，肩内旋屈肘肩外旋，上臂旋转肩外展、内旋、后伸等动作。

2. 上肢、肩部的各种运动，如高滑轮运动、肩梯或摸墙练习、肩肘活动器练习，以增强肩肘的功能为主。

3. 任何练习都不应引起剧痛，不应急于施行手法牵拉，有时练习可产生轻微疼痛，但停止活动后，疼痛消失。

（五）肱骨髁上骨折

肱骨髁上骨折，系指肱骨远端内、外髁上方的骨折，多发生于10岁以下儿童，5～8岁为发病高峰。约占儿童全身骨折的26.7%，肘部损伤的72%，有关新鲜骨折脱位的临床统计资料表明，肱骨髁上骨折占7.48%。

【解剖生理】

与肱骨干相比较，髁上部处于疏松骨与致密骨交界处，后有鹰嘴窝，前有冠状窝，两窝间仅有一层极薄的骨片，承受载荷的能力较差，因此，不如肱骨干坚固，是易发生骨折的解剖学因素。

【病因病理】

肱骨髁上骨折多发生于运动伤、生活伤和交通事故。由于所遭受的暴力不同，导致骨折发生不同的移位，可分为伸直型和屈曲型。

伸直型：此型约占95%。系由间接暴力所致，跌倒时手着地，同时肘关节过伸及前臂旋前，地面的反作用力经前臂传导至肱骨下端，致肱骨髁上部骨折。

屈曲型：此型约占5%，多由直接暴力所引起，系肘部关节屈曲位，肘后着地，外力自下而上，尺骨鹰嘴窝直接撞击肱骨髁部，使之髁上部骨折。

【治疗原则】

按不同的骨折分类进行复位及固定。

【愈合期】

1. 经临床复位及固定后当日开始作手的握伸拳练习。

2. 第2 d增加腕部的屈伸练习和患肢的三角巾胸前悬挂位的肩部前方左右摆动

练习。

3. 1周后增加肩部主动练习,包括肩部的屈伸、内收、外展、耸肩,并逐日增加其活动幅度。

4. 增加活动指与腕的抗阻练习。

【康复治疗期】

1. 增加关节活动范围的主动练习,包括肘屈伸、前臂内旋和外旋。

2. 恢复肘关节活动度的练习,伸直型骨折着重恢复屈曲活动度;而屈曲型骨折着重增加肘关节伸展活动度。

3. 伸直型骨折应增加肱二头肌及旋前圆肌的静力性等长收缩练习,避免肱三头肌和旋后肌收缩。屈曲型骨折则应增加肱三头肌静力性等长收缩练习。

4. 1周后伸直型骨折应增加伸肘活动度练习和肱三头肌抗阻练习;屈曲型增加屈肘活动度练习及肱二头肌抗阻练习。

5. 2周后可增加肘部各有关肌群的抗阻肌力练习和前臂内外旋的练习。

(六)肱骨外髁骨折

肱骨外髁骨折又名肱骨外髁骨骺骨折,肱骨外髁骨骺分离。常见于5~10岁的儿童,其发病率仅次于肱骨髁上骨折。据对9 427例儿童肘部损伤统计,其中肱骨外髁骨折629例,占总数的6.7%。

【解剖生理】

肱骨外髁骨折的骨折块常包括肱骨小头与肱骨滑车之桡侧壁,肱骨下端桡侧干骺端骨折片以及肱骨外上髁骨骺。Ingerosoll(1965年)观察了6个月~14岁儿童的肘关节X线片,发现肱骨下端关节面系由2个骨骺带发育而成的,其结构不依照骨化中心的解剖排列,首先发育的较大的骨化中心是肱骨外髁骨骺,它最后发育成肱骨小头与滑车的桡侧壁。较小的内髁可有两个或两个以上的骨化中心,它最终发育成滑车的尺侧一半或尺侧的2/3,此发现解答了肱骨外髁骨折经常经过滑车桡侧柱的疑问。

肱骨外髁骨折属于Salter-Harris骨骺损伤的第Ⅳ型,是关节内骨折。在愈合和生长方面有潜在的问题。若处理不当常发生各种畸形和并发症,造成肘关节的功能障碍。

【病因病理】

肱骨外髁骨折多由间接暴力所致。跌倒时手部先着地,若肘部处于轻度屈曲外展位,暴力沿前臂向上传递至桡骨小头,撞击肱骨外上髁而发生骨折;若肘部处于伸直位且过度内收,附着于肱骨外髁的前臂伸肌群强烈收缩而将肱骨外髁撕脱。肱骨外髁骨折后,由于伸肌群的牵拉,骨折块可发生翻转移位。

【治疗原则】

肱骨外髁骨折是一关节内骨折,又是一个很不稳定的骨折,可采取闭合复位或手术治疗。

【愈合期】

1. 经手法复位后骨折愈合期的康复计划基本与肱骨髁上骨折伸直型类似,手法整复后的第3周或第4周可以考虑每日取下外固定,做肘关节屈伸主动运动。

2. 手术复位内固定后,外用石膏托固定。

术后第1 d,作握拳、伸指、分合指、对指、对掌的主动活动。

术后第2 d,增加屈腕的主动活动。

术后第5 d,增加耸肩;站立位的肩部前后、左右摆动;肱二头肌静力性收缩运动。

术后第2周,增加肩部的主动屈伸、内收、外展,并且逐日增加主动运动的幅度,肱三头肌静力性收缩运动。

术后第3周,去除外固定,若尚需继续外固定的则要每日定时取下外固定,进行肘关节不负重的屈、伸练习。

【康复治疗期】

去除石膏外固定后应增加进行以下练习。

术后第3周,主动肘关节屈伸练习,助力肘关节屈伸练习。肘关节屈曲位的牵引练习。

肱二头肌抗阻力练习。

术后第4周,主动和加助力的前臂内旋、外旋练习。肘关节伸展位的牵引练习。肱三头肌抗阻力练习。

术后第5周,增加前臂内旋与外旋的抗阻力肌力练习。前臂有内旋与外旋关节活动范围障碍时,可做前臂内旋和外旋位的牵引练习。

(七)肱骨内髁骨折

肱骨内髁骨折,系指累及肱骨内髁包括肱骨滑车及内上髁的一种较为少见的损伤。以少年和儿童多见,实际上是一种肘关节的骨骺骨折,与肱骨外髁形成互为对称的"影像"损伤。

【解剖生理】

肱骨内髁骨折属于关节内骨骺骨折,肱骨内髁骨折块包括肱骨滑车,通常占肱骨下端尺侧的2/3关节面,有的骨折块为单纯滑车而不含肱骨内上髁。

【病因病理】

以间接外力所致占大多数。如摔倒后手掌撑地,外力沿前臂传导至肘部,尺骨鹰嘴关节面与滑车相撞击而致骨折。也可以是肘部屈曲位着地并伴有使肱骨下端内翻地应力而致损伤,此时尺骨鹰嘴与滑车相撞而骨折。至于尺骨鹰嘴与滑车相撞的具体方式还可能是由于尺侧的旋转,尺骨鹰嘴半月切迹在水平方向上将肱骨滑车内侧半撞下。

【治疗原则】

肱骨内髁骨折同样是一关节内骨骺骨折,同样可以采取手法复位或手术治疗。

【愈合期和康复治疗期】

肱骨内髁骨折、肱骨内上髁骨折或骨骺分离的康复治疗步骤与肱骨外髁、肱骨外上髁骨折或骨骺分离基本相同,但肌力练习应先着重肱三头肌,早期肱二头肌的肌力练习要慎重。

(八)肘关节脱位

肘关节脱位,常为后脱位,多见于青壮年,儿童与老年则少见。

【解剖生理】

肘关节是肱桡关节、肱尺关节和近端桡尺关节的总称。这三个关节共同包在一个关节囊内,系一铰链关节。关节囊的前壁和后壁薄而松弛,两侧增厚,分别形成桡侧副韧带和尺侧副韧带,桡骨头由环状韧带将其固定于尺骨上。肘关节的稳定,主要依靠肱尺关节的解剖关系。正常情况下,肘关节只能依靠肱尺和肱桡关节来完成其屈、伸活动,不允许侧方运动。因此,肘关节脱位也常发生在这两个关节。

肘部三点骨凸标志,是指肱骨内、外髁及尺骨鹰嘴突。正常人肘关节伸直时,肱骨内、外髁及尺骨鹰嘴突三点呈一直线,称为肘直线;屈肘90°时,此三点成为一个顶角向下的等腰三角形,因此又称为肘三角。肘三角对于鉴别肘关节脱位与肱骨髁上骨折有重要临床意义。当肱骨髁上骨折时,肘三角无变化;肘关节脱位时,尺骨鹰嘴离开正常位置,肘三角随之发生改变。

肘关节前面,由于尺骨冠突比鹰嘴突短,加之前面仅有肱前肌附着,同时由于鹰嘴突甚为突出,可阻止肘关节向前移位,故肘关节后脱位的发生率较高。

【病因病理】

肘关节脱位,多由间接暴力所致。如跌倒时,肘关节过度后伸,手掌着地,鹰嘴突尖端骤然撞击肱骨下端的鹰嘴窝,在肱尺关节处形成一种有力的杠杆作用,使止于冠突上的肱前肌肌腱及关节囊的前壁撕裂,在关节前方缺乏筋膜与肌肉阻止的情况下,肱骨下端向前移位,桡骨头及尺骨冠突同时滑向后方,即形成临床上常见的肘关节后脱位。由于暴力作用的方向不同,尺、桡骨上端除向后移位外,有时还可向侧方移位,甚至可形成分叉状移位。侧方移位者多合并尺、桡侧副韧带撕裂或撕脱伤,有时可伴有尺骨冠突部骨折。肘关节前脱位,多伴有尺骨鹰嘴部骨折,但临床较少见。

【治疗原则】

手法将脱位整复后,即应顺正肘部筋膜和肌肉,疏通伤肢。屈肘90°,用三角巾把前臂悬吊于胸前固定1~2周。严重脱位,手法整复后,功能位石膏固定3周,以利于关节囊的修复。

【愈合期】

术后第2 d,开始手部与肩部的主动运动。

第2周,增加手指与肩部的抗阻肌力练习;腕部屈伸的静力性收缩练习;肱二头肌静力性收缩练习。

【康复治疗期】

外固定解除后,增加主动练习肘关节屈曲、伸展及前臂旋转活动,腕屈伸抗阻力练习、肱二头肌抗阻力练习。第3周以后,开始前臂旋转抗阻力练习,开始做肱三头肌抗阻力练习。肘部屈伸和旋转的自助练习。肘部屈伸位和旋转的关节活动范围牵引。

切忌注意严禁重力推拿手法或暴力的被动活动,以防止骨膜下血肿演变为骨化性肌炎,在功能锻炼的同时,可配合用热醋或中药熏洗伤处至愈。可以采用物理治疗(中频干扰仪等)以增加肌力和软化粘连组织,增加关节活动度。

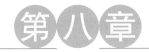

上肢（手）神经损伤的康复

　　上肢（手）周围神经损伤给患者带来了痛苦，尤其是臂丛神经损伤严重影响了患者的日常生活和工作，造成社会及家庭的负担，因此对其进行积极的治疗、使其早日康复极为重要。

　　由于重手术、轻康复的医疗观点造成功能障碍也是十分常见的现象。一方面缺乏对患者功能锻炼的具体指导，另一方面患者也习惯于依赖医生的治疗（如手术、药物），认为一切取决于医生技术的好坏。由于缺乏手术前手术后正确的功能锻炼和康复，即使最好的手术也未必会给患者带来最好的效果。

一、神经损伤

　　上肢周围神经损伤，分为神经传导障碍、神经痛和神经疾患。主要是某些部位由于受到外伤、中毒、缺血、颈部手术、骨折、医源性损伤、受压、感染、常出现于上呼吸道感染后、营养代谢障碍等一系列引起的疾病，可分为外伤引起的如车祸、牵拉伤、产伤、刀刺伤、其他等使周围神经、神经干或某分支等外力作用而发生损伤，亦可由于炎症引起神经炎。神经废用时导致神经传导功能丧失，也有在神经无形态学改变受伤，功能可在 $1 \sim 3$ 个月内自行恢复。可采用营养神经药物（如甲钴胺、维生素 B_1、维生素 B_6、地巴唑），或用理疗、神经肌肉电刺激仪，如桡神经卡压受伤时，导致腕下垂，可用伸腕伸指支具佩戴，助于神经修复。

　　上肢周围神经损伤在康复医学的主要任务是配合手术在术前术后的康复治疗，重要的是在周围神经损伤的早期与恢复期都应及早加入，康复治疗的基本任务是消除或减轻病痛和刺激神经再生，保持关节和恢复关节正常活动度，防止肌肉萎缩、关节僵硬、增强肌力、促使神经细胞再生和恢复运动与感觉功能,降低因神经伤残的功能的最低障碍。所以我们坚信"手术与康复的结合才是伤后肢体功能恢复的重要保证"。

二、臂丛神经损伤

臂丛神经及各分支损害均可造成上肢运动、感觉障碍,影响到手功能。手术前后的康复治疗是否系统规范直接影响到手术的疗效,因此康复综合治疗对于恢复肢体功能有着极其重要的作用。

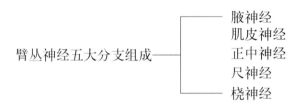

臂丛神经五大分支组成——
- 腋神经
- 肌皮神经
- 正中神经
- 尺神经
- 桡神经

(一)臂丛神经损伤的主要症状

臂丛神经损伤的原因很多,以上肢牵拉伤或过度伸展损伤为主,可分为臂丛神经的完全损伤或部分损伤。

临床上可分为上干损伤(C5 ～ C6 神经根)

上干与中干损伤(C5 ～ C7 神经根)

下干损伤(C8 ～ T1 神经根)

上干损伤引起腋神经和肌皮神经及部分桡神经功能障碍及上臂、前臂外侧有感觉障碍。

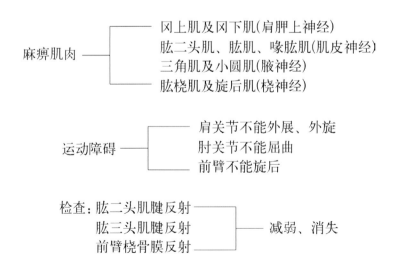

麻痹肌肉——
- 冈上肌及冈下肌(肩胛上神经)
- 肱二头肌、肱肌、喙肱肌(肌皮神经)
- 三角肌及小圆肌(腋神经)
- 肱桡肌及旋后肌(桡神经)

运动障碍——
- 肩关节不能外展、外旋
- 肘关节不能屈曲
- 前臂不能旋后

检查:肱二头肌腱反射
肱三头肌腱反射 —— 减弱、消失
前臂桡骨膜反射

腋神经损伤:主要为三角肌麻痹、肩关节不能外展。

肌皮神经损伤:屈肘无力。

桡神经损伤：腕下垂、垂指畸形，各伸肌瘫痪，手背感觉障碍。

上干和中干损伤（C5～C7神经根）

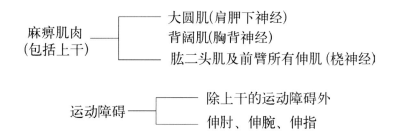

下干损伤（C8～T1神经根）

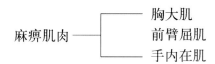

损伤接近中线影响到交感神经，出现霍纳症。

臂及前臂侧皮神经感觉障碍。

全臂丛损伤（臂丛神经束从C5～T1有不同程度损伤）

全臂丛损伤（包括根性全臂丛损伤、臂丛不全损伤）

麻痹肌肉：肩胛带以下全部肌肉。

整个上肢瘫痪及感觉障碍，腱反射消失、肌肉萎缩、自主神经功能障碍，出现霍纳症。

（二）臂丛神经损伤的机制及病理变化和康复

臂丛神经属于周围神经——所产生的疾病是指周围运动、感觉和自主神经的结构和功能的障碍。

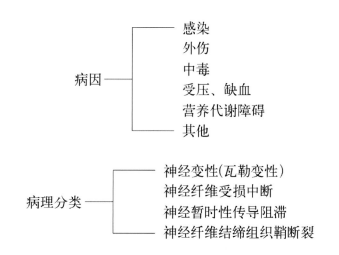

【病理产生现象】

主要病理改变为瓦勒变性,神经纤维受损中断,其远端轴索和髓鞘自近而远发生变性、碎裂,为雪旺细胞和巨噬细胞吞噬破坏和轴索变性及节段性脱髓鞘。当轴索断裂后,远端瓦勒变性,如果神经膜并未消失,局部雪旺细胞增殖,3周内形成一个空腔的管鞘——神经膜管,近端轴索形成轴芽,以每日 $1 \sim 2$ mm 生长速度进入神经膜管向远端生长。如再生受阻 $6 \sim 9$ 个月后,神经膜管由结缔组织的压迫而萎缩,所以重视早期康复配合治疗尤为重要。

▲ 神经再生是恢复功能的最基本基础。

▲ 运用电诊断仪和肌电图对臂丛神经损伤康复和评定及预防有着重要作用。

【康复基本要求】

1. 肌电图

2. 电刺激仪

神经肌肉治疗仪、神经肌电促通仪、中频仪(以低中频为主)等。

3. 针灸推拿

4. 手功能操练

5. 体疗

负重、渐进性手功能训练。

6. 营养神经药物

甲钴胺、维生素 B_1、维生素 B_6、地巴唑等。

7. 手术前手术后的康复治疗

或根据手外科医生的医嘱进行康复治疗。

(三)臂丛神经损伤后的手功能康复

臂丛神经及各分支损害均可造成上肢和手部运动、感觉障碍,影响到手功能,因此康复综合治疗对恢复肢体有着极其重要的作用。

1. 第一期(早期)损伤后 $1 \sim 3$ 个月(至手术前)

(1)明确诊断　对各种病因引起的手功能运动感觉障碍和出现的其他症状,如炎症、水肿、神经麻木、肢体挛缩疼痛、关节活动不利等。

(2)康复要求　针对病因:抗感染消除炎症,加速水肿吸收,减少神经受压,促进神经再生,活利关节,止疼痛,适当对肢体渐进运动,包括被动运动、预防肌肉萎缩、减轻挛缩状况。

(3)治疗措施　抗生素药物,活血消肿药,营养神经药物,理疗(红外线、激光、低频电疗仪、神经肌肉治疗仪、神经肌电促通仪、推拿等)。

外固定支架(塑型夹板),动力支架,石膏,夹板。

手功能多样训练器等。

定期检查肌电图,以观察神经修复状况。

(注:以上为术前康复)

2. 第二期(中后期)亦称术后期3～6个月后

(1)在早期术前,或经过康复治疗过程中,炎症、水肿已消退,但尚未完全恢复肢体功能,或出现肌萎缩现象,感觉运动神经尚未恢复正常传导功能,肢体挛缩加重,各关节出现僵硬状况等其他异常情况。

(2)康复要求 对第一期(包括术后)后出现的上述症状,需要的是防止肌肉萎缩和增强肌力,改善关节僵硬和肢体挛缩及瘢痕异常情况(如虎口挛缩使虎口活动变狭),加快刺激神经传导功能,促进神经细胞再生,使手功能及早康复。

(3)治疗措施 营养神经药物、物理疗法可促进局部血液循环、改善局部营养和促进神经细胞活跃、修复再生,辅助手功能恢复的神经肌肉电刺激等康复仪器。加强肢体关节被动活动的手法推拿,使关节舒松,减少粘连和僵硬,帮助瘫痪肌肉通过电刺激和推拿增进肌肉弹性。选择性刺激神经干、促进传导加快,运用各种手功能体疗器材,用牵引和渐进性抗阻力法使挛缩肢体拉开,增大活动度和加强肌力以及配合术前术后选择性各种训练,以适合肌腱、肌肉转移和代偿等需要。用矫形器如伸腕、伸指、动力支架,各种塑型夹板保持肢体良好位置和预防肢体变形。

注:对每一个臂丛神经损伤的患者需指导和设计一整套有利于患肢恢复的康复训练计划,并且是行之有效的促进功能恢复和增进患者战胜伤残,重建功能的勇气,从上肢神经所支配的各块肌肉和肩、肘、腕、掌指关节从被动运动——主动运动——渐进性抗阻力运动——至恢复功能(手部的精细动作训练和感觉训练同样至为重要)。

(四)臂丛神经损伤各种手术后的特殊训练方法

1. 神经松解术

(1)术后支具固定 固定时间请遵从手术医师指导,适当活动固定范围以外各关节。

(2)拆除支具后,逐步开始恢复正常关节活动。

(3)适当辅以理疗 低中频电刺激。

要点:循序渐进,短期内避免剧烈运动。

2. 神经吻合术

(1)术后支具固定 固定时间请遵从手术医师指导,适当活动固定范围以外各关节。

（2）拆除支具后，主、被动活动支具固定范围内各关节（健肢辅助或家人协助）。

（3）适当辅以理疗　低中频电刺激，如神经肌电促通仪等。

要点：拆除支具后即刻开始训练，循序渐进，关节活动要到位（在康复师指导下）。

3. 神经移位术

（1）术后支具固定　固定时间请遵从手术医生指导，适当活动固定范围以外各关节。

（2）拆除支具后，被动活动支具固定范围内各关节（健肢辅助或家人协助）。

（3）适当辅以理疗　低中频电刺激。

（4）不同神经移位术后功能训练方法见表8-1、表8-2（仅列举最常用神经移位术，其他神经移位术请按手术医生要求进行训练）。

表8-1　供区神经移位术后功能训练法

供 区 神 经	辅 助 动 作
副神经	耸肩
膈神经	深吸气
健侧C7	健肢内收或推墙
肋间神经	深吸气
桡神经肱三头肌肌支	伸肘
尺神经部分束	屈腕
正中神经部分束	屈腕屈指
肌皮神经肱肌肌支	屈肘

表8-2　受区神经移位术后功能训练法

受 区 神 经	目 标 动 作
肩胛上神经	肩外展
上干	肩外展、屈肘
腋神经	肩外展
桡神经肱三头肌肌支	伸肘
正中神经内侧头	屈腕、屈指
桡神经主干	伸肘、伸腕、伸指
桡神经深支	伸腕、伸指
肌皮神经肱二头肌肌支	屈肘

注：在供受区神经之间连线即可得到神经移位术后功能锻炼的方法。举例：副神经移位至肩胛上神经，功能锻炼的方法为一边做耸肩动作，一边想象患肩外展并被动完成这一动作。

要点：术后1月开始训练，每个动作每日至少1 000次。神经恢复时间长，需有信心，持之以恒进行训练方有成效。

4. 功能重建术

由于不同患者的损伤情况有所区别，所以行功能重建术时，所选动力肌肉不同，在此无法一一列举各种功能重建术后的功能训练方式。故仅将共同特点及功能训练要点在此罗列。

（1）肩外展功能重建术　肩外展支具固定（固定时间请遵从手术医师指导），去除支具后主动收缩动力肌以完成肩外展动作（如斜方肌移位时即为耸肩时肩外展，详询手术医师)。

（2）肘以下各关节功能重建术　支具固定（固定时间请遵从手术医生指导），去除支具后主动收缩动力肌以完成所需重建的关节动作（如前臂屈肌群止点上移屈肘功能重建术即为屈腕时屈肘，详询手术医生）。

要点：重建后的动作与原有动作有区别，需努力适应方能运用自如。

三、上肢腋神经损伤

（一）腋神经的组成及支配范围

腋神经由臂丛的上干、中干、下干后股组成后束，其感觉支分布在上臂三角肌区域的皮肤。主要支配肌肉及其对应功能如下：

小圆肌——肩部外旋

三角肌——肩部外展、内收

（二）腋神经损伤的临床特点（图8-1）

1.肩部骨折与脱位的并发症（肱骨外科颈骨折）、牵拉伤、压迫性拉伤、枪击刀刺伤。

2.腋神经损伤时，三角肌麻痹、肩不能外展、上臂三角肌萎缩、肩部失去圆隆状。

3.根据损伤程度不同，可出现各种异常的肌电图及神经电生理表现。

4.手术（根据病情和肌电图的各方面反应状况，由手外科医生决定手术）。

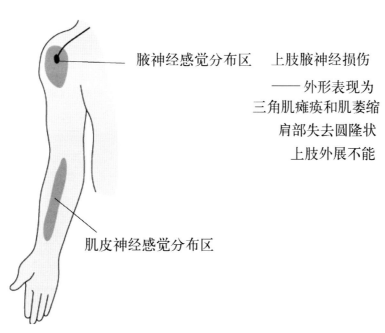

腋神经感觉分布区　　上肢腋神经损伤

　　　　　　　　　　——外形表现为

　　　　　　　三角肌瘫痪和肌萎缩

　　　　　　　　肩部失去圆隆状

　　　　　　　　　上肢外展不能

肌皮神经感觉分布区

图8-1　上肢腋神经感觉分布区

（三）腋神经损伤后的手功能康复治疗

1. 营养神经药物。

2. 理疗（神经肌肉电疗仪、神经肌电促通仪）选择上肢各神经损伤电疗部位。可选择本书有关章节：臂丛（1）、臂丛（2）、肩三角肌运动中点、肩三角肌运动止点、肩三角肌运动前点、肩三角肌运动后点、肩展臂点。

3. 手功能体操训练，选择手功能重建康复体疗。

• 肌电图随访，一般3个月为一期，可了解病情的发展状况选择有关康复治疗。

• 1～3个月经过康复部门物理治疗和体疗无效，由手外科医生决定手术等情况。

• 术前术后采用电疗法和体疗法促进神经细胞活跃、传导、神经修复、神经再生，防止肌萎缩、关节僵硬、消肿、止痛等。

附：腋神经损伤功能重建术后的康复

手功能康复训练

手术3 d后在拔除引流管（条）后，在石膏固定的情况下，做肩外展活动，也就是使移位的肌肉收缩，每日至少500～1 000次，分5～6次完成。术后6周将肩上举外展位适当放下15°～20°，在这个角度以上训练上举外展动作，每日500～1 000次，分5～6次完成。1周后再放下15°～20°，再在这个固定角度以上训练外展动作，每日500～1 000次，分5～6次完成。1～2周后，再放下20°左右，训练1～2周后完全拆除固定。

以上每日坚持作肩外展上举训练500次以上分5～6次完成。

四、上肢肌皮神经损伤

（一）肌皮神经的组成及支配范围

肌皮神经由臂丛的上干、中干前股联合成外侧束组成，其感觉支分布在前臂外侧皮肤（掌侧），主要支配肌肉及其对应功能如下：

肱二头肌——屈肘、前臂旋后

喙肱肌——上臂前举、内旋

肱肌——屈肘

（二）肌皮神经损伤后的临床特点（图8-2）

1. 肩部有外伤史，上肢过度牵拉或过度伸展或锁骨骨折、肩关节脱位、产伤、枪弹伤、刀刺伤或颈部手术等。

2. 屈肘功能障碍，肱二头肌有萎缩、前臂外侧皮神经分布区域感觉障碍，常常表现在前臂桡侧一狭长区。

3. 肌电图表现，根据损伤程度不同，可出现各种异常肌电图和神经电生理表现。

4. 手术（根据病情和肌电图的各方面反应状况，由手外科医生决定手术）。

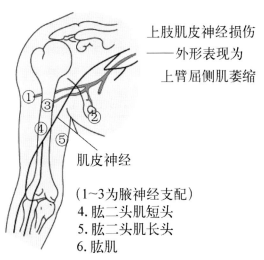

上肢肌皮神经损伤
——外形表现为
上臂屈侧肌萎缩

肌皮神经

（1~3为腋神经支配）
4. 肱二头肌短头
5. 肱二头肌长头
6. 肱肌

图8-2　肌皮神经解剖图

（三）肌皮神经损伤后的手功能康复治疗

1. 营养神经药物。

2. 理疗（神经肌肉电疗仪、神经肌电促通仪）选择上肢各神经损伤电疗部位。可选择本书有关章节：臂丛（1）、臂丛（2）、上臂中1/2处外侧、肱二头肌运动点、肱骨中部前内面（喙肱肌运动点）。可采用氦氖激光照射臂丛（1）、臂丛（2）部位。

3. 手功能体操训练，选择手功能重建康复体疗。

▲ 1～3个月经过康复部门物理治疗和体疗无效，由手外科医生决定手术等情况。

▲ 术前术后采用电疗法和体疗法促进神经细胞活跃、传导、神经修复、神经再生，防止肌萎缩、关节僵硬、消肿、止痛等。

▲ 肌电图随访，一般3个月为一期，可了解病情的发展状况选择有关康复治疗。

附：肌皮神经损伤屈肘功能重建术后的康复

▲ 手功能康复训练

术后用石膏托外固定前臂屈肘110°位，4～6周后去除石膏，在此之前可以活动手指功能防止僵硬。去掉石膏固定后，不可立即将前臂被动放在伸直位，避免前臂重力作用损伤肌腹，逐渐开始功能训练。依靠肱三头肌的收缩逐渐使肘关节伸直，依靠移位后的尺侧腕屈肌主动收缩，使肘关节屈曲。术后6周，开始在前臂负重情况下进行功能训练（可以参考本书体疗康复有关章节，理疗参考有关部位选择。）。功能训练时间需2～3个月。随着时间的延长，肘关节的屈伸活动度亦随之增加，其肌力亦相应增加。3～6个月以后，肌力可达到Ⅳ级，活动度可达90°～120°。

五、上肢正中神经损伤

（一）正中神经的组成及支配范围（图8-3）

正中神经由臂丛的上干、中干的前股外侧束与下干的前股内侧束合成。其感觉成分支配拇指、示指、中指及环指桡侧部分的掌面及示指、中指、环指桡侧的一半和指背近侧指间关节的远端。主要支配肌肉及其对应的功能如下：

旋前圆肌——屈肘、前臂旋前

桡侧屈腕肌——屈肘、屈腕、腕桡侧外展

掌长肌——屈腕、紧张腱膜

指浅屈肌——屈第2～第5指近侧指关节

指深屈肌——屈第2～第5指远侧指关节

拇长屈肌——屈拇指指间关节

旋前方肌——前臂旋前

拇短展肌——拇指外展

拇短屈肌——屈拇指掌指关节

拇对掌肌——拇指对掌

示指蚓状肌——屈示指掌指关节及伸示指指间关节

中指蚓状肌——屈中指掌指关节及伸中指指间关节

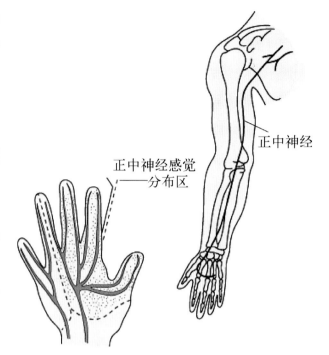

图8-3　正中神经支配范围

（二）正中神经损伤后的临床特点

1. 皮肤相应区域感觉丧失，尤其手掌面的桡侧3指半皮肤感觉障碍。

2. 前臂不能旋前。

3. 前臂桡侧屈腕肌、掌上肌、拇长屈肌功能障碍。

4. 拇外展肌及大鱼际肌萎缩。拇指不能掌侧外展和对掌对指，大鱼际肌萎缩。

（三）电生理表现

1. EMG　拇短展肌呈轴索性损害表现。

2. CMAP　① 完全损伤：拇短展肌不能记录到CMAP（复合肌肉动作电位）。② 不全损伤：拇短展肌CMAP潜伏期延长，波幅下降。

3. SNCV　① 完全损伤：示（中）指的SNAP缺失。② 不全损伤：示（中）指—腕的SNCV（感觉神经传导速度）减慢，SNAP波幅下降。

（四）正中神经损伤后的康复治疗

1. 营养神经药物

2. 理疗（神经肌肉电疗仪、神经肌电促通仪）选择上肢各神经损伤电疗部位。可选择本书有关章节：臂丛（1）、臂丛（2）、指深屈肌运动点、指浅屈肌运动点、拇长屈肌运动点、屈腕肌肌力康复点、拇指对掌肌运动点、拇短屈肌运动点。

3. 手功能体操训练，选择手功能重建康复体疗。

▲ 肌电图随访，一般3个月为一期，可了解病情的发展状况选择有关康复治疗。

▲ 1～3个月经过康复部门物理治疗和体疗无效，由手外科医生决定手术等情况。

▲ 术前术后采用电疗法和体疗法促进神经细胞活跃、传导、神经修复、神经再生，防止肌萎缩、关节僵硬、消肿、止痛等。

附：正中神经损伤功能重建术后的康复

▲ 手功能康复训练

术后用石膏托或支具固定前臂背侧，腕关节轻度屈曲位，拇指和手指于屈曲位固定3～4周。撤除外固定后，应积极进行拇指伸屈、外展、内收以及拇指对掌功能锻炼和精细动作操练（参考本书体疗康复训练示意图，理疗参考有关部位选择）。

六、上肢尺神经损伤

（一）尺神经的组成及支配范围

尺神经来源于臂丛下干前股形成的内侧束。其感觉分布在小指、环指尺侧半，单一感觉分布在小指远端一节半手指。主要支配肌肉及其对应功能如下：

尺侧屈腕肌——屈腕、手内收

指深屈肌——屈第2～第5指各节指骨，屈掌指关节、屈腕

掌短肌——屈腕

外展肌　　↘　　　↗外展屈小指

对掌肌→小指→使小指对掌

屈　　肌　　↗　　　↘　屈小指关节

小指蚓状肌→屈掌指关节、伸指关节

环指蚓状肌

拇收肌——拇指内收、屈曲

拇短屈肌深头——屈拇指、掌指关节

骨间肌———→骨间掌侧肌——使示、环指节向中指靠拢，区掌指关节，伸指间关节
　　　　　↘骨间背侧肌——使示、环指离开中指、外展，屈掌指关节，伸指间关节

(二)尺神经损伤后的临床特点(图8-4)

1. 损伤常由玻璃切割及刀割外伤史,肘关节外伤牵拉史,常伴有肱骨内上髁骨折。

2. 尺神经损伤时,屈腕能力减弱,小鱼际萎缩,骨间肌萎缩,第一背侧骨间肌最为明显。发生"爪形手"畸形,夹指试验性阳性。

3. 尺神经在腕部损伤时,尺侧手掌及1个半手指掌面感觉消失或减退;在前臂远侧1/3以上损伤时,因手背支累及而致尺侧手背及1个半手指背面感觉障碍。

4. 手术(根据病情和肌电图的各方面反应状况,由手外科医生决定手术)。

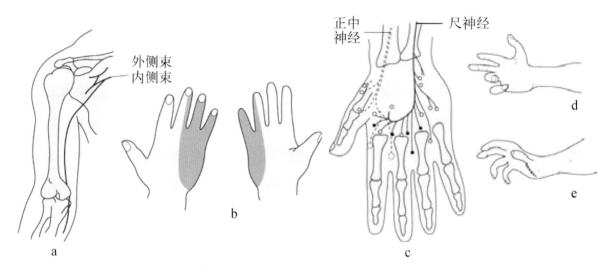

图8-4　上肢尺神经损伤后临床特点
a.臂丛内侧束与外侧束　b.尺神经感觉分布　c.尺神经由臂丛内侧束延续而来
d.尺神经损伤外形表现为"爪形手"　e.尺神经麻痹时的手的外形

(三)电生理表现

1. EMG　骨间肌、小指展肌轴索性损害;无主动运动募集反应或募集反应减弱。

2. CMAP　① 完全损伤:小指展肌不能记录到CMAP。② 不全损伤:所获CMAP之潜伏期延迟,波幅下降。

3. SNCV　① 完全损伤:小指刺激,腕部不能记录到SNAP。② 不全损伤:小指—腕之SNCV减慢,波幅下降。

(四)尺神经损伤后的手功能康复治疗

1. 营养神经药物。

2. 理疗（神经肌肉电疗仪、神经肌电促通仪）选择上肢各神经损伤电疗部位。可选择本书有关章节：臂丛（1）、臂丛（2）、尺侧屈腕肌、尺侧屈腕运动点、小鱼际肌运动点、拇收肌运动点（可采用动力支具固定环小指）。

3. 手功能体操训练，选择手功能重建康复体疗。

▲ 肌电图随访，一般3个月为一期，可了解病情的发展状况选择有关康复治疗。

▲ 1～3个月经过康复部门物理治疗和体疗无效，由手外科医生决定手术等情况。

▲ 术前术后采用电疗法和体疗法促进神经细胞活跃、传导、神经修复、神经再生，防止肌萎缩、关节僵硬、消肿、止痛等。

附：尺神经损伤功能重建术后的康复

▲ 手功能康复训练

尺神经损伤通常无须重建屈指功能，只有在尺神经和正中神经同时损伤时，才需要进行屈指功能重建。术后用前臂背侧石膏或支具将患者于腕关节轻度屈曲位，拇指和手指于屈曲位固定3～4周。撤除外固定后应积极进行拇指伸屈、外展、内收以及拇指对掌功能锻炼（参考本书体疗康复训练示意图，理疗参考有关部位选择）和精细动作操练。

七、上肢桡神经损伤

（一）桡神经的组成及支配范围

桡神经是由臂丛上干、中干、下干的后股组成的后束的直接延续。其感觉分支分布在手背的桡侧3/4和拇指背侧，同时也支配示指、中指和环指桡侧一半，向远端直至近节指间关节的近侧部分。主要支配肌肉及其对应功能如下：

肱三头肌——伸肘

肱桡肌——屈前臂

桡侧伸腕长肌——伸腕、腕桡偏

桡侧伸腕短肌——伸腕

肘后肌——协助伸肘

旋后肘——前臂旋后

指总伸肌——伸腕、伸指

小指固有伸肌——伸腕、伸小指

尺侧伸腕肌——伸腕、腕内收

拇长伸肌——伸拇指

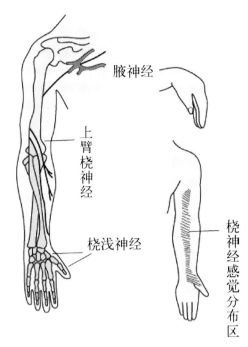

拇短伸肌——伸拇指、掌指关节

示指固有伸肌——伸示指

拇长展肌——外展拇指

图8-5 桡神经分布

(二)桡神经损伤后的临床特点(图8-5)

1. 多见于外伤(刀砍打击伤)或肱骨骨折,挤压牵拉伤。

2. 桡神经损伤时,根据损伤水平,① 前臂肌肉瘫痪(伸肌),典型体征为:腕下垂及垂指畸形,肘关节不伸直,上臂伸肌萎缩,肱桡肌萎缩,掌指关节不能伸直。② 皮肤感觉障碍,感觉障碍为第1第2掌骨之间皮肤最为明显。

3. 肌电图可见异常。

4. 手术(根据病情和肌电图的各方面反应状况,由手外科医生决定手术)。

(三)桡神经损伤后的手功能康复治疗

1. 营养神经药物。

2. 理疗(神经肌肉电疗仪、神经肌电促通仪)选择上肢各神经损伤电疗部位。可选择本书有关章节:臂丛(1)、臂丛(2)、肱三头肌(长头运动点)、伸肘点、肱三头肌(内侧头运动点)、肱桡肌运动点、桡侧腕长伸肌运动点、尺侧腕伸肌运动点、拇长伸肌运动点。可用伸腕伸指支具外固定或用动力型伸腕伸指外固定。

3. 手功能体操训练,选择手功能重建康复体疗。

▲ 肌电图随访,一般3个月为一期,可了解病情的发展状况选择有关康复治疗。

▲ 1～3个月经过康复部门物理治疗和体疗无效,由手外科医生决定手术等情况。

▲ 术前术后采用电疗法和体疗法促进神经细胞活跃、传导、神经修复、神经再生,防止肌萎缩、关节僵硬、消肿、止痛等。

附:桡神经损伤功能重建术后的康复

▲ 手功能康复训练

术后腕关节处于伸展位,掌指关节伸直位,用掌侧石膏托或支具固定3周(动力型)。在固定期间主动进行指间关节活动,撤除外固定后,进行腕关节主动功能锻炼和掌指关节及指间关节活动。可以参考本书体疗锻炼章节,理疗参考有关部位选择。

八、指神经损伤

指神经损伤最常见的原因是切割伤，也可见于碾压伤和撕脱伤。指神经损伤后，其近端会产生创伤性神经瘤，少数患者出现顽固性的疼痛。痛性神经瘤产生的原因与神经断端处在有张力、血供差的瘢痕床及无髓和细的有髓神经纤维比例增高有关。

1. 临床表现

指神经损伤后，其相应的支配区域出现感觉障碍，Tinel征阳性。痛性神经瘤主要见于截指残端，呈灼性神经痛的表现。

2. 诊断要点

手部外伤史；手指相应区域出现感觉障碍及Tinel征阳性；可有灼性神经痛的表现。

3. 治疗原则

（1）指神经断伤后均应行手术修复 手术时根据神经缺损状况采用神经直接修复或神经移植。由于感觉神经断裂后其末梢的变性程度较运动神经为轻，因此，指神经的修复时限可大大延长，通常数年后仍有修复机会。

（2）康复治疗 指神经损伤后术后针对致病因素，消除炎症水肿，促进局部血液循环，减少神经损害，防止手指挛缩变形，促进神经再生，防止肌肉萎缩，保持良好的体位，用夹板固定功能位，随时保持肢体抬高。促进瘢痕挛缩采用蜡疗、中频等有利于手指的功能训练，增加手指的灵活性。

（3）残端痛性神经瘤的防治 在作手指残端处理时，为避免痛性神经瘤的产生，应注意将神经残端埋入血供丰富的软组织床内，并尽可能预防感染的发生。

九、胸廓出口综合征

臂丛神经及锁骨下动静脉在颈肩部胸廓出口区域受到各种先天或后天继发因素压迫所致的手及上肢酸痛、麻木、乏力、肌萎及锁骨下动静脉受压症状等一系列临床综合征候群通称为胸廓出口综合征（TOS），又称臂丛神经血管卡压综合征。通常临床上将其分为：下干型、上干型、全臂丛型及血管受压型，以下干型最多见，又称典型型臂丛神经血管受压征。

（一）下干型臂丛神经血管受压征

1. 临床表现

好发于20～40岁的女性。患肢酸痛不适、无力、怕冷、麻木。手尺侧及前臂内侧感觉障碍,手指分开合拢无力,精细动作受限,手内肌萎缩。

2. 诊断要点

颈肩、臂及手不明原因的麻痛、无力。手及前臂内侧皮肤麻木。手部精细动作受限、手内肌肉萎缩、肌力减退,夹纸力减弱。手尺侧及前臂内侧刺痛觉改变。特殊试验可呈阳性(Adson征、Eden征、Wright征、Root征、肋锁挤压试验等)。辅助检查:X线片示C7横突过长颈肋等骨性异常,亦可正常。EMG示锁骨上下神经传导速度异常,尺神经NCV < 50 ms、F反应异常等。手内肌萎缩要与肘管综合征、腕尺管综合征等鉴别。

(二)上干型臂丛神经血管受压征

1. 临床表现

好发于40 ～ 60岁的中老人。颈肩部酸痛不适,患侧肢体无力、麻痛。肩外侧、前臂及手桡侧感觉障碍。

2. 诊断要点

颈肩、臂及手麻痛、无力。肩外侧、前臂及手桡侧针刺痛觉改变。肩外展、外旋屈肘肌力下降。肩部外侧、胸锁乳突肌后缘中点局封后症状体征减轻或消失。辅助检查:EMG示臂丛神经上干神经卡压。颈椎X线片可能正常,亦可能有颈椎增生性改变。鉴别诊断:该病往往合并颈椎病,应注意鉴别。

(三)全臂丛神经血管受压征

上干型臂丛神经血管受压征+下干型臂丛神经血管受压征即为全臂丛神经血管受压征。

(四)血管受压型臂丛神经血管受压征

1. 临床表现

单纯血管受压型臂丛神经血管受压征比较少见,往往同时合并有神经受压征。血管受压型分为动脉受压型和静脉受压型,动脉受压型临床表现为患肢怕冷、无力、脉搏细弱,甚至可以看到患肢较健肢细小,患侧手掌苍白。静脉受压型表现为肢体充血,上肢下垂时患肢明显充血,呈紫红色。

2. 诊断要点

四肢怕冷,显著无力,可能有患肢较健肢细小。患肢脉搏细弱、无力。肩、肘、手部肌力明显下降。可同时有肢体感觉减退。特殊试验可呈阳性(Adson征、Eden征、Wright征、Root征、肋锁挤压试验等)。如系锁骨下静脉受压则表现为患肢充血,甚至呈紫红色。

辅助检查：EMG可表现为正常或上肢神经传导速度减慢。颈椎X线片同下干型臂丛神经血管受压征。血管造影可见锁骨下动脉在第一肋处狭窄，或呈动脉瘤样改变。锁骨下静脉在第一肋处狭窄。

3. 治疗原则

一般症状较轻，主要采用保守疗法。可采用颈部痛点封闭治疗。可理疗治疗如神经肌电促通仪、干扰中频仪等。对患者进行生活指导以消除患者的不安和避免使症状恶化的动作（如持物或上肢上举），其次通过体位训练纠正患者的不良姿势，不良姿势的改善可使肋锁间隙扩大及臂丛神经松弛；其他可进行肩胛带周围肌肉的强化训练，以提高肌肉的持久力。如保守治疗无效，则必须进行手术治疗。

4. 预防

尽量避免长时间靠单侧睡觉；避免手臂过分地往后上牵拉；特别是检查发现有锁骨出口处结构变异的患者，更应注意避免锁骨周围的组织损伤。

十、肩胛上神经卡压综合征

肩胛上神经卡压综合征是由于肩胛上神经在肩胛切迹处受压而产生的一组临床症状。

1. 临床表现

曾有患侧上肢外伤史，包括跌倒患侧手撑地，以后逐渐出现背部不适。肩外展无力。肩外旋无力或受限，特别是开始30°外展时无力。冈上、冈下肌肌萎缩。肩胛切迹处压痛明显。

2. 诊断要点

颈肩部酸痛，冈上、下肌肌萎缩，肩外展无力，上臂交叉试验阳性。肩胛切迹处压痛明显。EMG示：肩胛上神经传导速度减慢。肩胛切迹处局封后症状缓解，肩外展肌力恢复。

3. 治疗原则

（1）康复治疗　早期、症状轻可用局封和理疗治疗，如神经肌电促通仪、干扰中频仪等。通过体位训练纠正患者的不良姿势，不良姿势的改善可使肋锁间隙扩大及臂丛神经松弛；其他可进行肩胛带周围肌肉的强化训练，以提高肌肉的持久力。

（2）手术治疗　适应证为保守治疗无效；冈上、下肌肌萎缩；肩胛上神经传导速度减慢。

十一、肩胛背神经卡压综合征

肩胛背神经从C5神经根发出后穿过中斜角肌的起始部纤维腱性组织，在此处受压而产生肩胛背神经卡压综合征。

1. 临床表现

常见于中年女性。肩背部不适、酸痛，亦可伴有上前胸壁、侧胸壁或腋下不适上肢无力等典型体征。T3、4棘突旁2～3 cm处或胸锁乳突肌后缘中点有明显压痛点。

2. 诊断要点

沿肩胛背神经行径有压痛，胸锁乳突肌后缘中点及T3、4棘突旁2～3 cm处压痛最明显。按压该痛点可感同侧手发麻。可合并有胸廓出口综合征（TOS）。颈部痛点局封，症状可消失。

3. 治疗原则

（1）康复治疗　早期、症状轻可用局封和理疗治疗，如神经肌电促通仪、干扰中频仪等。也可采用针灸、推拿中医方法，如颈椎、胸椎的夹脊穴，肩髃、曲池、手三里、外观、合谷等，采用按揉、点穴、拔伸上肢关节，压痛点弹拨法。

（2）手术治疗　适应证为保守治疗无效；症状重可考虑手术减压。

十二、肘管综合征

肘管综合征是尺神经在肘部尺神经沟内受压所产生的一组症状，是第二常见的周围神经卡压综合征。

1. 临床表现

手尺侧及尺侧一指半感觉异常，麻木不适，麻痛感或蚁走感。

2. 体检

尺神经支配区感觉障碍，尺神经支配手内肌萎缩，爪形手畸形。亦可有尺侧屈腕肌、尺侧屈指深肌肌萎缩、肌力减弱。

3. 特殊试验可呈阳性

Froment征、Waternburg征、屈肘试验、肘部Tinel征等。

4. 诊断要点

● 手尺侧及尺侧一指半感觉减退或异常，前臂内侧感觉正常。

● 拇收肌萎缩、骨间肌萎缩，爪形手畸形。

● 肘部陈旧性骨折。

● 肘部尺神经滑脱、增粗或压痛。

● EMG示：尺神经在肘部卡压。

表8-3　临床分型及治疗原则

程度	感　　　觉	运　　　动	爪形手	肌电（肘部NCV）	治疗
轻	间歇性振动觉敏感	主觉无力 灵活性差	-	> 40 m/s	保守
中	间歇性刺痛觉减退	捏握力差，手指内收 及外展受限	-	40～30 m/s	手术 （减压）
重	持续性2PD异常	肌萎缩+ 内收、外展不能	+	< 30 m/s	手术 （前置）

5. 康复治疗

早期如症状较轻，为软性卡压，可用理疗（神经肌肉电刺激、电脑中频、中药熏蒸），针灸等以改善局部血液循环，解除粘连、改善局部机械卡压症状。

6. 手术治疗

如为骨性卡压，保守治疗无效时，则可行手术松解或尺神经前移或切除肱骨内髁解除卡压情况，然后再行理疗等康复治疗。

7. 预防

平时注意加强身体锻炼；肘部外伤后注意及时、正确地处理，以免破坏肘部正常结构；睡觉时注意上肢的摆放，避免长时间压迫肘内侧部。

十三、桡管综合征

桡神经在肱骨桡神经沟出口处受压产生的一组症状称为桡管综合征，也称为上臂桡神经卡压综合征。

1. 临床表现

可能有上臂剧烈活动史。伸指伸腕无力、受限，直至垂腕、垂指。虎口背侧感觉减退。

2. 诊断要点

伸腕、伸指、伸拇不能；虎口背侧感觉异常；上臂中下段外侧有一显著压痛点，且向手背放射；EMG示桡神经在上臂段传导速度减慢。

3. 治疗原则

（1）康复治疗　急性期可采用局部封闭治疗，常用曲安奈德。也可佩戴伸腕伸指支具，以制动避免产生疼痛加重的各种动作。可局部用神经肌电促通仪等理疗，也可用针刺疗法。如保守治疗无效且电生理诊断为阳性，则采用手术治疗，术后经过必要的处理后,尽快加入神经肌电促通仪理疗以促进神经功能的恢复。

（2）手术治疗　适应证为保守治疗无效；伸腕伸指无力或不能；电生理提示桡神经上臂段卡压。

（3）预防　肱骨或肘关节附近损伤,应及时正确地处理,以免因结构异常或由于产生炎症反应而造成神经损伤。

十四、腕管综合征

腕管综合征是最常见的周围神经卡压综合征。是指正中神经在腕部受压而造成的手部桡侧三指半疼痛、麻木及进行性的大鱼际肌萎缩。

1. 临床表现

40～60岁,女性好发,优势手。手部麻木,以桡侧三指为主。有夜间麻醒史,甩手后缓解。晚期可有大鱼际肌萎缩,拇对掌功能受限。

2. 诊断要点

- 手部桡侧三指麻木,有夜间麻醒史。
- 手桡侧三指半感觉障碍。
- 晚期大鱼际肌萎缩,拇对掌功能障碍。
- 特殊试验可呈阳性（Phalen征、反Phalen征、止血带试验、腕部正中Tinel征）。
- EMG示腕部正中神经受压。

表8-4　临床分型及治疗原则

	麻　木	感　觉	肌萎缩	对掌受限	2PD	肌电（LT）	治　疗
轻	+	−	−	−	< 4 mm	< 4.5 ms	保守
中	++	痛觉减退	+	−	> 4 mm	> 4.5 ms	手术
重	+++	痛觉消失	++	+	> 10 mm	> 10 ms	手术

3. 康复治疗

急性期可采用局部封闭治疗,常用曲安奈德。也可使用支具或腕托将腕关节制动于中立位,同时可进行理疗如干扰电、电脑中频、激光等。针灸或推拿手法也有利于减轻局部炎性水肿,减少机械卡压机会。

4. 手术治疗

反复发作,保守治疗难以缓解者需行手术治疗。

5. 预防

有糖尿病及其他内分泌疾病的患者，平时尽量避免腕部的过分劳动，特别是屈腕用力；腕部的外伤应及时治疗，以免日久破坏腕管的正常结构。

十五、腕尺管综合征

尺神经经过豌豆骨及钩骨钩部进入手掌，此部位的卡压称为腕尺管综合征。

1. 临床表现

环小指麻木，感觉减退或消失。手指无力，尤以对捏功能及精细动作差。尺神经腕背支支配手背尺侧感觉正常，而环指尺侧小指掌侧感觉异常，小鱼际肌、骨间肌萎缩，环小指呈爪形手畸形伴手指分开、合拢受限。

2. 诊断要点

手尺侧一指半感觉减退，手背尺例感觉正常。小鱼际肌、骨间肌萎缩，环指、小指爪形手畸形伴手指分开、合拢受限。特殊试验可呈阳性（Froment 征、夹纸试验、Tinels 征等）。EMG 示：尺神经在腕部卡压。

3. 治疗原则

（1）康复治疗　适应证为早期病例（只有感觉障碍者）；给予神经营养药、制动、局封、物理治疗，增强肌力、促进神经再生。急性期可采用局部封闭治疗，常用曲安奈德。也可佩戴支具，以制动避免产生疼痛加重的各种动作。可局部用神经肌电促通仪等理疗，也可用针刺疗法、水疗等。如保守治疗无效且电生理诊断为阳性，则采用手术治疗，术后经过必要的处理后，尽快加入神经肌电促通仪理疗以促进神经功能的恢复。

（2）手术治疗　适应证为手尺侧麻痛，环指尺侧半及小指针刺痛觉减退或丧失者。骨间肌、小鱼际肌群肌萎缩，爪形手形成者。电生理提示尺神经腕部卡压者。保守治疗无效，或患者坚决要求手术者。

第九章

上肢（手）软组织损伤的康复

一、肩部滑囊炎

肩部是人体运动范围最大，最灵活的部位。由5个功能性关节与其相应的关节囊组成，并有大量滑囊，如肩峰下滑囊，肩胛下肌滑囊，胸大肌、背阔肌和大圆肌及肱骨结节间沟两侧的滑囊、喙突下滑囊、前锯肌下滑囊、肩峰上滑囊等。其中肩峰下滑囊最具临床重要性。

肩部滑囊炎以肩峰下滑囊炎最多见。肩峰下滑囊亦称三角肌下滑囊，为人体最大的解剖滑囊，位于肩部两层肌肉之间，外层为三角肌和大圆肌，内层为肩袖，它能保证肱骨大结节顺利地在肩峰下进行外展活动。正常肩峰下滑囊与盂肱关节囊肩有肩袖相隔。肩袖完全破裂时，则两者常相互贯通。

肩峰下滑囊炎多非原发，而是继发于邻近组织的病变。常见的病因有劳动过度、慢性劳损、冈上肌腱炎等，也有风湿病所致者。

【临床表现及诊断要点】

急性起病者，肩部广泛疼痛，肩关节运动受限制，活动时疼痛加重。肩关节前方有压痛，可触及肿胀的滑囊，X线检查常为阴性。

慢性起病者，疼痛多不剧烈。疼痛部位常在三角肌正点，肩关节外展内旋时疼痛加重，夜间疼痛严重可影响睡眠，检查时压痛常在肱骨大结节部位。

【治疗原则】

肩峰下滑囊炎的治疗主要是止痛，防止滑囊粘连和恢复肩关节的功能。急性期可冷敷，悬吊前臂。疼痛严重者应用外展支架保持肩关节外展90°位。局部痛点可用行封闭。

慢性期应作理疗、体疗、针灸、推拿和药物治疗，局部可行封闭治疗。长期顽固性疼痛而非手术治疗无效时，可行肩峰下滑囊清理及肩峰成形术，多能取得良好的效果。

二、肱二头肌腱鞘炎

肩关节周围有许多滑动的肌腱通过，它们好发创伤性无菌性炎症，其中以肱二头肌长头的腱鞘炎或腱滑膜炎最为常见。

解剖上肱二头肌长头腱起自肩胛骨的盂上结节，经结节间沟出关节囊，在结节间沟内被腱滑液囊包裹，后者与肩关节囊相连，是肩关节滑膜向外突出形成的。这一解剖结构的炎症即称为肱二头肌长头腱滑膜炎，常简称为肱二头肌腱鞘炎。

病因主要为变性和外伤，临床上多在外伤或劳损后发病。如投掷运动、棒球和网球运动后常急性发病，多因未做好准备运动而引起。某些工作需要反复活动，导致肌腱慢性损伤，发生创伤性炎症。40岁以上的中年人，长期磨损致退行性变者更易发生肱二头肌腱鞘炎。

【临床表现及诊断要点】

急性期时肩前部疼痛，主要位于肱骨结节间沟处，可牵涉至三角肌止点或二头肌肌腹，有时难以指出确切部位。夜间疼痛明显，可以影响睡眠。肩活动受限，患者常将上臂置于体侧，避免旋转活动。

特征性的体征是沿二头肌腱通过盂肱关节及结节间沟处有剧烈的压痛。二头肌腱的正确定位法是，屈肘90°，肩外旋30°，此时肱二头肌腱面向正前方，主动或被动牵张肌腱均可产生疼痛。抗阻力屈肘旋后时，肩部前内侧疼痛，表明肱二头肌腱及其腱鞘受影响，但试验阴性并不表明二头肌腱滑动机制未受影响。三角肌、斜方肌、斜角肌，有时前臂肌也可有不同程度的肌痉挛，与疼痛有关。

症状可以是急性的，特别在有急性损伤时，也可以是亚急性或慢性的，或由急性转为慢性。后者疼痛和功能减退常可耐受，唯在过度使用上臂或有轻微创伤时加剧，此时功能障碍加重，可以维持较长时间，且保守治疗无效。

有些患者病变进展迅速，活动进一步受限，但无冻结肩表现，手术探查肩峰下间隙时可见二头肌腱与喙肱韧带处关节囊相粘连，有时在经受突发外伤后，疼痛可减轻，活动范围显著增加，实际上是二头肌腱在其肩关节的出口处近侧发生断裂引起。所有患者应作二头肌腱沟的X线检查，可以发现有沟变浅、狭窄、沟底或侧面有骨赘形成等，这些表现常伴有二头肌腱滑膜炎。

【治疗原则】

局封：急性期可采用局部封闭治疗，常用曲安奈德。

理疗:早期可采用激光照射、冲击波疗法、中药离子导入、超声波、干扰电等;也可配合针灸针刺肩髎、肩髃、肩井、风池等穴。急性期注意局部休息,避免产生疼痛症状的姿势;急性期过后应进行牵拉性练习以防肌腱及周围组织粘连,同时进行力量恢复性练习。另外,可与推拿手法相配合,以揉、捏、搓、滚等手法施与局部及周围肌群,以活血通络,消肿止痛,忌暴力,恢复期可用揉、弹、拨、摇肩、牵抖手法松解粘连,恢复功能。康复治疗对大部分没有并发症的患者有效。

急性期主要是休息,可以应用吊带,限制各种引起疼痛的活动。口服镇痛消炎药和皮质类固醇局部注射常有效。一旦疼痛缓解需马上开始主动活动,最好在体疗医生指导下,进行有规律的训练,以防止冻结肩的发生。

康复保守治疗3～4月仍无进展者,需行手术治疗,手术目的是保证二头肌腱滑动装置在结节间沟内活动,最常态用的方法是将二头肌腱长头起点转移到喙突或结节间沟处。

三、肱骨外上髁炎

肱骨外上髁炎又称"网球肘",是肘关节外侧前臂伸肌起点处的无菌性炎症引起的疼痛。疼痛的产生常常是由于前臂伸肌重复用力引起的慢性撕拉伤所造成的。

【临床表现及诊断要点】

多数发病缓慢,症状初期,患者只是感到肘关节外侧酸痛,自觉肘关节外上方活动时疼痛,疼痛有时可向上或向下放射,感觉酸胀不适,不愿活动。手不能用力握物,握锹、提壶、拧毛巾、打毛衣等运动可使疼痛加重。

一般在肱骨外上髁处有局限性压痛点,有时压痛可向下放散,甚至在伸肌腱上也有轻度压痛及活动痛。局部无红肿,肘关节伸屈不受影响,但前臂旋转活动时可疼痛。严重者伸指、伸腕或执筷动作时即可引起疼痛。

网球肘的诊断主要根据临床表现及查体,主要表现为肘关节外侧的疼痛和压痛,疼痛可沿前臂向手放射。

【治疗原则】

急性期可采用局部封闭治疗,常用曲安奈德。也可采用理疗如激光、冲击波、电脑中频等,也可冰敷治疗,通常在2～3天后可改用热敷治疗或中药熏蒸,或使用消炎镇痛药物、局封等。

可配合针灸推拿,如温针灸及弹拨、理筋手法等。

限制以用力握拳伸腕为主要动作的腕关节活动,可佩戴专用网球肘护套,让受伤组织得到修复机会,尽量减少工作和日常生活中会引起疼痛的动作。

顽固性的肱骨外上髁炎如果严重影响患者生活质量,也可考虑手术治疗。目前常用的手术方式是关节镜下行桡侧腕短伸肌腱(ECRB)止点切断术。

四、肱骨内上髁炎

肱骨内上髁炎又称"高尔夫球手",是指手肘内侧的肌腱发炎疼痛。疼痛的产生是由于负责手腕及手指背向伸展的肌肉重复用力而引起的,患者会在用力抓握或提举物体时感到肘部内侧疼痛。

【临床表现及诊断要点】

主要症状是肘关节内侧疼痛。起病缓慢,无急性损伤史。但劳累可诱发疼痛。疼痛为持续性,呈顿痛、酸痛或疲劳痛。疼痛可放射到前臂内侧。严重时握力下降,拧毛巾时疼痛尤甚,是该病的特点之一。X线片检查能排除感染、损伤、结核及肿瘤等疾病。

【治疗原则】

急性期可采用局部封闭治疗,常用曲安奈德。也可采用理疗如激光、冲击波、电脑中频等,也可冰敷治疗,通常在2～3天后可改用热敷治疗或中药熏蒸。

可配合针灸推拿,如温针灸及弹拨、理筋手法等。

限制以用力握拳屈腕为主要动作的腕关节活动,可佩戴专用高尔夫肘护套,让受伤组织得到修复机会,尽量减少工作和日常生活中会引起疼痛的动作。

顽固性的肱骨内上髁炎如果严重影响患者生活质量,也可考虑手术治疗。

五、桡骨茎突狭窄性腱鞘炎

桡骨茎突狭窄性腱鞘炎的患者多为中年女性,以日常生活及工作中用手频率较高的职业多见,如家庭主妇、洗衣工、打字员等,抱小孩者尤为常见。男女之比为1 : 6～1 : 7。

【临床表现和诊断要点】

本病起病多较缓慢,逐渐加重,也有突然出现症状者。主诉为桡骨茎突部位疼痛,可向前臂或拇指放射,拇指或腕部活动时疼痛加剧,有时伸拇受限。体征为桡骨茎突处明显压痛,局部可有轻度肿胀,皮下有时可触及结节。具有诊断意义的为Finkelstein征阳性:嘱患者拇指屈曲置于掌心,其余手指握拳,腕关节尺偏时桡骨茎突处疼痛。

【治疗原则】

本病的治疗,在发病早期或症状较轻者,应尽量减少手部活动,如洗衣、拧毛巾等,首选支具固定,让局部得到休息。或采用局部封闭治疗,常用曲安奈德,或应用理疗如激光治疗、冲击波、双频等。

局部涂外用止痛药后轻手法推拿或针刺疗法。

症状较重者可采用腱鞘内局部封闭,症状一般可得缓解或消失。对效果不明显者可行桡骨茎突腱鞘切开术治疗。

六、屈指肌腱狭窄性腱鞘炎

指屈肌腱狭窄性腱鞘炎又称扳机指(trigger finger)或弹响指。可发生于不同年龄,多见于中年妇女及手工劳动者,亦可见于婴幼儿。前者与反复机械刺激有关;后者多属先天性所致。以拇指多见,其次为中指、环指。可以单发也可同时累及多个手指。

【临床表现及诊断要点】

成人指屈肌腱狭窄性腱鞘炎起病多较缓慢。早期在掌指关节处有局限性酸痛,晨起或工作劳累后加重,活动稍受限。

当病情逐渐发展,疼痛可向腕部及手指远端放射。但疼痛往往并不是患者的主诉,手指伸、屈活动受限且伴有弹响,或手指交锁往往是最常见的就诊原因。

检查时,局限性压痛明显,局部隆起,掌指关节平面可触及皮下结节性肿物,手指屈、伸时可感到结节状肿物滑动及弹跳感,有时伴有弹响。

【治疗原则】

急性期可采用局部封闭治疗,常用曲安奈德,或应用理疗如激光、中频、超声治疗仪等以改善血液循环,消除炎性水肿,解除粘连及卡压。严重时可佩戴支具以制动。

推拿理筋手法,在结节部按压、横向推动、纵向推按等动作,最后握住患指末节向远端迅速拉开。

如反复发作,则应采用手术治疗,切开狭窄的屈肌腱腱鞘,松解肌腱。

七、肩关节撞击综合征

肩部撞击症又称肩峰下疼痛弧综合征,是以盂肱关节外展至一定范围内即有肩部和上臂疼痛为特征的临床综合征,在此幅度以外活动时则无疼痛。是中年以上者的常见病。

【临床表现和诊断要点】

男女之比约3∶2。平均年龄为50岁。右肩是左肩的2倍。主要是上臂外侧疼痛,特别是三角肌止点处。外展上臂60°～120°时出现疼痛。常有持续隐痛,夜间尤其明显。外展疼痛的同时可以发出声响，患者自觉继续上举时有碰撞感觉。有的可抬举至180°，有的因疼痛或机械阻碍不能完成最后的外展。患者逐渐因疼痛而不敢活动上臂，常垂臂于体侧以减轻疼肩。肩外旋、内旋均明显受限。

一般虽然活动受限，但并不发生冻结肩。三角肌、冈上、冈下肌萎缩，但不如冻结肩或旋转轴完全性撕裂者明显。

压痛最明显处在肩袖及肩峰下，尤以冈上肌在大结节的止点处为最，或稍前、稍后，或在肱二头肌腱上。少数因疼痛较重而活动减少，肌肉愈趋萎缩，也有发生冻结肩者。

常规摄片可能发现钙化性肌腱炎及大结节骨折。有的有不规则的皮质下小囊肿、大结节硬化。可见二头肌腱沟不规则，有骨赘。肩锁关节、肩峰前缘或下面也可有骨增生。这些改变均非特异性。

根据病史，体检不难作出诊断。此外，从病史、X线片等还可区分不同的病因。有外伤史者提示可有冈上肌腱扭伤或大结节骨折。自发起病者可能是冈上肌腱炎、肌腱钙化或肩峰下滑囊炎。X线检查可以证实或除外骨折、钙化物沉着，后者为均质性，没有骨小梁结构，可与撕脱骨折相鉴别。

该病需与肩锁关节的疼痛弧相鉴别。前者疼痛位于肩峰下，后者由炎症等引起，疼痛在肩锁关节，疼痛弧表现在外展弧的另一时相，通常外展至大于90°时出现疼痛，继续上举时，疼痛非但不减轻，反而增加。疼痛最明显的位置是外展120°～180°。

【治疗原则】

病变早期肩部理疗或热敷，如激光、冲击波、中频等，消除炎症水肿，或口服消炎止痛类药物。急性发病时可用三角巾悬吊患肢，但注意无痛情况下活动肩关节，防止炎性组织粘连。应避免可引起肩部撞击的动作，如提举重物等。一般早期局封效果满意。对肩关节活动范围受限者，应注意肩关节功能练习，防止继发喙肱韧带挛缩，而导致冻结肩。

目前临床最为常用的手术方式是肩关节镜下对肩峰下间隙进行减压。具体手术方式包括：肩峰成形术（尤其是肩峰前角）、喙肩韧带切断或切除术以及肩峰切除术。

八、腕三角纤维软骨盘损伤

腕部疼痛和活动受限是创伤外科中一个常见症状，腕尺侧软组织损伤是其常见病因。三角纤维软骨连同其周围诸韧带结构被合并命名为三角纤维软骨复合体（TFCC），近年来，围绕其诊断和手术治疗方法开展了活跃的临床和基础工作。

TFCC损伤的基本病因是外伤和退行性变。1989年Palmer将TFCC损伤分成两大类。

第一类损伤指外伤性TFCC损伤。常由于上肢外伸位或从高处跌落手撑地、前臂猛烈旋转,以及腕关节尺侧轴向过度负重或腕尺侧牵张损伤。

分型如下:

- lA 型损伤:TFCC周边部撕裂或穿孔;
- lB 型损伤:TFCC从尺骨茎突的止点上撕裂,可伴或不伴尺骨茎突骨折;
- lC 型损伤:TFCC周边部撕裂;
- 1D 型损伤:TFCC从桡骨附着缘上撕脱。

TFCC的第二类损伤是退行性变所致。此类损伤为腕尺侧反复负重所致,属于腕尺侧撞击综合征的变形。反复腕关节受压旋转致TFCC水平部近、远侧面发生进行性退变。分型如下:

- 2A 型损伤:TFCC水平部在近侧面和(或)远侧面磨损,但未发生穿孔;
- 2B 型损伤:除水平部磨损外,还有月骨的尺侧面和(或)尺骨头桡侧面软骨破坏;
- 2C 型损伤:TFCC的水平部发生穿孔;
- 2D 型损伤:退变进展期,月骨和尺骨头的关节面出现退行性变化,TFCC水平部穿孔,月三角韧带断裂;
- 2E 型损伤:腕尺侧撞击综合征的终末期,发生创伤性关节炎,TFCC水平部通常完全消失,月三角韧带完全断裂。

【临床表现和诊断要点】

TFCC损伤以中年或老年为主,在腕部过度使用或有外伤史者多见。常有明确外伤史,但部分患者无外伤史可追溯。TFCC损伤的基本症状是尺侧腕痛。疼痛常为慢性,伴有腕部无力、酸胀、活动受限、活动疼痛等。体检可查及腕尺侧、下尺桡关节处压痛,腕部旋前、旋后、尺偏、屈伸受限,运动弧欠圆滑,手握力下降,关节弹响,以及关节松弛或僵硬。TFCC损伤可以伴有下尺桡关节半脱位及退行性关节炎、尺骨茎突骨折及其不愈合、月三角骨不稳定及尺侧伸腕肌腱脱位及肌腱炎。

TFCC损伤多数在X线平片或MRI检查中有异常表现,但部分病例在X线平片等检查上无异常。腕关节造影和腕关节镜检查是确定TFCC损伤以及了解损伤程度的重要依据。

关节镜检查是诊断的最可靠方法。腕关节镜检查可以了解TFCC水平部穿孔的大小和形状、软骨面破损的存在与否及其程度、腕内韧带(主要是月三角韧带、舟月骨间韧带)的完整性和强度,以及腕关节内滑膜炎症程度。腕关节镜检查的另一个优点是在明了损伤后做镜下的修复或清创手术。

【治疗原则】

关于TFCC损伤虽尚存许多争议,但在治疗原则和具体方法上已有一些共识。虽然损伤原因和类型不一,但起初均应尝试保守治疗。不少TFCC损伤者在保守治疗后有效,并不需作手术治疗。保守治疗包括去除病因、限制活动、理疗和药物对症治疗等,可用长臂至掌指关节屈肘135°旋后位支具固定制动,一般八周左右,同时采用激光等理疗消炎止痛。决定是否手术应根据症状、体检、X线平片、MRI和关节镜检查结果。TFCC水平损伤、尺骨附着部损伤、保守治疗无效的退变性TFCC损伤应考虑手术治疗。

九、前臂筋膜间室综合征

前臂筋膜间室综合征是指桡、尺骨骨间膜、肌间隔和深筋膜所构成的筋膜间室内的肌肉、神经和血管受致病因素的影响,血供减少,最终导致功能紊乱,继而出现的一系列症状和体征。它是前臂和肘部骨折或软组织损伤后的一种严重并发症,若不及时予以处理,将严重影响上肢功能。

【临床表现和诊断要点】

若能在发病早期作出诊断,及时给予治疗,就有可能中止濒临缺血或已缺血肌肉的病程发展,从而减轻伤残,或有可能完全恢复其功能。

1. 急性筋膜间室综合征

(1)疼痛是本征的常见症状和重要主诉,也是最早的发病信号。缺血早期即出现。其深在、广泛而剧烈,呈进行性,甚至用止痛剂也无法缓解。

(2)受累神经分布区感觉异常。这也是本征早期的重要症状之一,表现为过敏、感觉减退或消失。其两点辨别觉消失最早。

(3)手指被动牵拉痛。因肌肉缺血挛缩,手指呈半屈曲位,被动牵拉手指则引起剧痛,上述三点是早期诊断本征的最重要症状和体征。此外,受累筋膜间室肿胀、压痛、质硬,肢体苍白或发绀,桡动脉搏动消失或减弱也可作为参考。

2. 已形成的筋膜间室综合征

晚期病例,患肢功能部分或完全丧失,诊断较易。掌侧筋膜间室综合征的典型畸形是腕及指骨间关节屈曲畸形,被动活动也不能伸直,但腕掌屈时手指可被动伸直。轻、中度挛缩者,手部各关节尚有部分伸、屈活动。重度患者,腕及指骨间关节极度屈曲,掌指关节过伸,只有掌指关节轻微的过伸活动,甚至手功能完全丧失。患者前臂旋前,肌肉萎缩,肌腹质硬。

背侧筋膜间室综合征的典型畸形是前臂旋后,腕背伸,掌指关节过伸,指骨间关节半屈曲,拇指略呈外旋。掌、背侧筋膜间室综合征可同时存在,兼有两间室肌肉挛缩的特征,畸形严重。前臂肌肉缺血挛缩可同时合并手内在肌麻痹和挛缩,其畸形表现更为复杂。轻、中度挛缩以正中神经损害表现为主,尺神经损害较轻。重症者,正中神经和尺神经可同时受累。

【治疗原则】

1. 手术治疗

前臂筋膜间室综合征的正确处理应该是根据不同的病程和病理变化,采用不同的治疗方法。由于肌肉、神经的缺血、变性、坏死和再生是一个渐变过程,缺血的程度和范围不同,演变过程也不完全一样,个体间也存在着差异。总的来说是从急性、亚急性演变成慢性过程。即急性期、亚急性期(早期)和晚期。因而把握病理演变的全过程,采取相应的治疗措施是极其重要的。

(1)急性期(发病24～48 h) 以筋膜切开减压为主,解除筋膜间室内高压。如能在发病后6～8 h内恢复血运,则预后良好;若超过此时限将发生不可逆变化。故应作为一种急诊手术。手术仅需彻底切开深筋膜,因肌肉正处于变性过程中,不宜作复杂操作,否则会促使病变发展,使可逆变化成为不可逆改变。如患肢有血运障碍,应在切开筋膜同时探查血管,并采取相应治疗措施。

(2)亚急性期或早期(发病数周至3～6个月) 此期是否应对神经、肌肉减压或早期作坏死肌肉切除,尚存在不同意见。发病数周内(1～3个月),肌肉变性、坏死和再生的界限不清,早期切除坏死肌肉,有将坏死肌肉和有再生能力的肌肉同时切除的危险。另外,手术本身有碍侧支循环的建立,从而不利于肌肉的再生。故在亚急性期的早期,仍应以神经、肌肉的减压为主,以改善肌肉、神经的血供,以利其再生。随着病程的演变,变性坏死的肌肉逐渐为纤维化瘢痕组织所替代,神经受到瘢痕的压迫和绞窄,此时重点应作神经松解。

(3)晚期(6～12个月) 此期以功能重建为主,切除坏死纤维化组织,同时松解神经,然后根据动力肌腱情况进行肌腱移位,重建患肢重要功能。

2. 康复治疗

术后应积极进行康复综合治疗,包括激光、神经肌电促通仪、中频、推拿手法、手功能体疗及感觉脱敏训练。激光促进血液循环,消除肿胀;神经肌电促通仪刺激神经再生,活跃神经细胞;中频仪软化瘢痕组织,防止肌萎缩;手法推拿放松屈曲挛缩肌腱组织,防止结缔组织增生;在理疗的同时指导患者进行手功能体疗锻炼、精细动作及感觉脱敏训练,针对损伤神经所支配的各种肌肉和僵硬的关节进行被动运动、主动运动、渐进性抗阻力运动直至恢复手功能。综合康复的作用体现于加速局部血液循环、对坏死组织灌注的血液进行新陈代谢、消除炎症、刺激一定部位的神经干、活跃神经细胞、修复坏死神经细胞。同时进行脑对周围神经的重组训练,对硬化结缔组织进行软化,松弛挛缩的肌腱组织,对功能障碍的关节进行主动被动的训练。

十、第一腕掌关节骨关节炎

第一腕掌关节炎好发于50～60岁的女性,在7～10年她们的拇指发展成M畸形或内收畸形,炎症阶段可能非常疼痛以至于患者寻求治疗,也可能忍受下去直至抓握大型物体出现问题或者腕掌关节疼痛。

第一腕掌关节韧带的松弛是引起骨关节炎的重要因素。Pelligrini进行了尸体标本术后分析,观察到了深浅前斜韧带的退化和关节炎之间存在密切的关系。这些韧带完整性的丧失会导致拇指屈曲和内收运动时关节的背侧半脱位和疼痛的滑囊炎。Koff进行冰冻尸体标本的立体摄影测量证实了关节面退化开始于掌骨基底部桡侧1/4,进一步发展至掌侧1/4。在后期,对于大多角骨,软骨磨损从桡背侧1/4发展至掌侧1/4。第一腕掌关节的不稳定经过7～19年会导致一种严重的畸形,称之为M型拇指或Pollux内收畸形。早期,第一掌骨桡背侧半脱位引起Forestier征。疼痛和畸形限制了活动范围,引起了掌指关节代偿性的过伸。肌肉的挛缩关闭了第一间隙,并导致第一掌骨平行于第二掌骨。拇指指间关节屈曲以达到对捏,尺侧平行韧带超负荷,导致疼痛和不稳定。第一腕掌关节炎终末期。内收畸形或M型拇指。由于关节囊韧带的退化和拇长展肌活动引起了第一腕掌关节半脱位。

分型如下:

* Ⅰ期:正常关节面,因滑囊炎引起的关节间隙增宽。
* Ⅱ期:关节间隙狭窄,可见小于2 mm的松散小骨片或骨赘,无舟状骨、大多角骨关节炎。
* Ⅲ期:严重的第一腕掌关节破坏伴有软骨下硬化。超过2 mm的松散小骨片或骨赘,无舟状骨大多角骨关节炎。
* Ⅳ期:舟状骨大多角骨关节和第一腕掌关节均累及。

【临床表现和诊断要点】

第一腕掌关节炎患者典型的症状是拇指基底部疼痛,疼痛放射至鱼际纹和掌指关节。在对捏和大型物体抓握时疼痛加重。许多日常活动变得很难做到,比如旋转车钥匙,开果酱瓶子,缝线,切割或写字等。在早期,患者有种关节滑脱的不稳定的感觉。然后,伴随着软骨软化和舟状骨周围骨赘形成,会发生关节僵硬和背侧半脱位,导致拇指内收位。在后期,关节变僵硬,疼痛减轻。终末期会形成内收位畸形。

当炎症存在时,检查者示指压在关节掌侧会产生疼痛。近端超过1 cm的位置是舟状骨大多角骨关节,该位置的疼痛表明是全大多角骨关节炎。研磨试验通过拇指环行并轴向受压时产生捻发音和疼痛证实关节退化。当炎症早期存在时,还能用同一类试验,轴向牵拉对关节囊韧带复合体施压引起疼痛来证实。由Glickel描述的第一掌骨基底部挤压试验同样敏感。第一掌骨头被一只手的拇示指置于伸直位,另一只手的拇指按压第一掌骨基底部背侧。在此病的进展期尝试背侧半脱位的复位是特别疼痛的。另外两个疾病会和第一腕掌关节炎并存:腕管综合征和桡侧屈腕肌腱炎。这和腕关节主动屈曲时,远端腕横纹水平肌腱触诊敏感度增强有关。

【治疗原则】

1. 康复治疗

早期的第一腕掌关节炎应该用非甾体类抗炎药和夹板治疗。白天用1个短的拇指人字形夹板于拇指中立位(45°外展和前倾)和掌指关节30°屈曲位固定。这个屈曲位能明显减轻第一腕掌关节的压力。晚上用一个长的夹板固定腕关节于微伸位。固定6周后,76%的Eaton Ⅰ期和Ⅱ期病例,54%的Ⅲ期和Ⅳ期病例症状会有改善。关节内类固醇注射不应常规应用,应在炎症爆发时应用。反复注射可使关节囊韧带组织衰弱,可成为以后手术的并发症。然而Day等报道对于83%的Eaton Ⅰ期关节炎患者,夹板固定3周,关节内注射类固醇可在超过23个月减轻疼痛。

2. 手术治疗

自1970年起,有大量外科术式用于治疗该疾病。它们中大多数基于以上引用的解剖学和生物力学研究。在Eaton进展期也就是Ⅲ期和Ⅳ期,没有一个技术可以重建持久活动的,舒适的和有力的关节。在这一期,韧带结构退化,大多角骨切除会进一步减少生物力学的能力。然而,由于手内在肌和外在肌对于新关节的稳定作用,功能学结果还是可以接受的。用肌腱填塞重建韧带被寄予很大的希望。肌腱填塞的目的是用桡侧屈腕肌腱或拇长展肌腱重建前斜韧带或喙部韧带。这个做法的优点是在防止拇指向近端移动时不需匹配其有效性,因为轴向力量强大。务必记得肌腱在生物力学上并不等同于韧带。

在大多角骨切除术后,尽管大多数技术(肌腱填塞、韧带重建、内植物,全假体置换)给予了一个可靠的无痛关节,但并没有重建力量。内植物和假体确实在一段时间内达到了力量的需求,但并发症很多。对于Easton Ⅱ期、Ⅲ期和Ⅳ期关节炎,我们认为选择何种合适的治疗还有待证实。对于Ⅰ期,我们认为治疗已达成一致。

Ⅰ期常用手术方案:Eaton-Littler韧带成形术、第一掌骨切除术(±肌腱或假体填塞），第一腕掌关节去神经化。

十一、掌腱膜挛缩征

本症是一种进行性增殖性的组织纤维变性病，好发于老年人。主要累及掌腱膜与指筋膜。发病的掌腱膜出现坚韧的结节与索带，当病变蔓延至指筋膜时，手指屈曲挛缩，伸直受限。最早描述此病的是1610年Plater，1823年Cooper称其为掌腱膜挛缩。但直到1932年Baron Dupuytren才提出创伤的理论及腱膜多处切断的治法，被冠以Dupuytren挛缩症称呼沿用至今。

【临床表现与诊断要点】

本症以男性多见。发病早期，手掌内出现一个或多个皮下结节，不痛不痒或仅晨起有僵硬感，结节常在掌远侧横纹与环指纵轴之交界处，继之出现索带，延至手指时，患指屈曲挛缩。结节与皮肤粘连形成皱褶，加上索带牵扯，呈现成半月形陷凹。很多患者不是因为手指伸不直求医，而是怀疑手部"长瘤子""生癌"求诊，往往被当成纤维瘤、神经纤维瘤、脂肪瘤或腱鞘囊肿看待。本症最易侵犯环指与小指。受累手指的近侧指关节背侧常存在指节垫。手指长期屈曲者，皮肤皱褶内积聚污秽，潮湿发臭。本症也可合并跖腱膜增厚，即足底结节，此外3%患者有阴茎海绵体间隔增厚或结节增生。约半数病例双手同时或在1年内先后发病。病情进展缓急不定，有很快发展，也有许多年不变，但从无自行缓解消失。

诊断上对年龄40岁以上的男性，50岁以上的女性，尤其是60～70岁老人，手上出现皮下结节、索带，环小指不能伸直，应当怀疑到本症。通过仔细询问病史及体格检查，拍颈椎正侧位X线片，以了解颈椎有否退行变性。对于无法鉴别的纤维瘤等需做活体组织病理切片检查鉴别。由外伤与感染所遗留的手部瘢痕性挛缩，从病史上不难区分。

【治疗原则】

1. 康复治疗

病变早期，可以康复保守治疗，采用蜡疗、中频软化增生组织，激光促进血液循环等。口服大量维生素C与E，以抑制结缔组织增生。对手掌的结节、索带病变组织，局部注入确炎舒松A 1 ml及1%利多卡因液1 ml，也可用胰蛋白酶5～10 mg或透明质酸酶1 500～3 000单位，注入局部。5～7 d重复一次，可望暂时缓解症状，但极易复发。应当每3个月复查一次。局部放射治疗由于收益少，并发症多，现已不用。

2. 手术治疗

本症的主要治疗手段是手术，一般用臂丛神经阻滞麻醉，在充气止血带下操作。对掌腱膜挛缩的手术治疗,可以分为皮下挛缩腱膜切断术,掌腱膜部分切除术和掌腱膜全部切除术三种。皮下腱膜切开术操作简单,适用于手掌呈线状索引起的掌指关节挛缩,或对于屈曲挛缩严重的病例作为部分切除术的准备。术后复发率较高,因此很少单纯用此法治疗。掌腱膜全部切除,即切除全部有病变的和正常的掌腱膜及其纵隔,由于皮下分离广泛,易引起术后血肿、皮肤坏死等并发症,且与掌腱膜部分切除术相比复发率无明显区别。因此大部分作者都主张作掌腱膜部分切除术。

十二、肌腱损伤

(一)指屈肌腱损伤

根据解剖部位屈指肌腱分为如下5区:

* Ⅰ区:远节指骨的屈肌腱止点至中节指骨中部,长约1.5 cm。此区仅有指深屈肌腱通过,损伤时只造成手指末节屈曲功能障碍。

* Ⅱ区:中节指骨中部至掌横纹,即指浅屈肌腱中节指骨的止点到掌指关节平面的屈肌腱鞘的起点,亦称"无人区"。指深、浅屈肌腱共同在屈肌腱鞘内行走,指深屈肌腱于近端位于深面,随后通过指浅屈肌腱的分叉后,走向指浅屈肌腱的浅面。

* Ⅲ区:掌横纹至腕横韧带远侧缘,即指屈肌腱掌中部。此区皮下脂肪较多,指浅屈肌腱位于指深屈肌腱浅面,其近端掌浅弓动脉直接位于掌腱膜之下,肌腱在此与神经、血管关系密切,肌腱损伤时常伴有血管、神经损伤。

* Ⅳ区:腕管内,指深、浅屈肌腱和拇长屈肌腱共9条肌腱及正中神经通过其内。正中神经位于最浅层,肌腱损伤常伴有正中神经损伤。

* Ⅴ区:腕管近端的前臂区。此区除了9条指屈肌腱外,还有3条腕屈肌腱,并有正中神经、尺神经以及尺、桡动脉。肌腱损伤常伴有神经、血管损伤。

【鉴别方法】

将患指近侧指间关节固定,若远侧指间关节不能主动屈曲,则提示屈指深肌腱断裂;将患指相邻两指固定在伸直位,患指近侧指间关节不能主动屈曲,则提示屈指浅肌腱断裂;若近、远侧指间关节均不能主动屈曲,则提示屈指深、浅肌腱均断裂。

【处理原则】

1.新鲜指(拇)屈肌腱损伤的治疗原则

Ⅰ区:此区仅有指深屈肌腱通过,损伤时只造成手指末节屈曲功能障碍。晚期修复可行肌腱前移术或肌腱固定或远侧指间关节固定术。因指浅屈肌腱功能正常,如行肌腱移植,术后发生粘连,将影响指浅屈肌腱的功能,不宜采用。

Ⅱ区：此区内，如为单纯指浅屈肌腱损伤，其功能完全可由指深屈肌腱代替，不影响手指屈曲功能，不需要修复。单纯的指深屈肌腱损伤，晚期可行远侧指间关节固定术。若指深、浅屈肌均损伤，在局部条件良好，如切割伤，且技术条件许可时，应尽可能行一期修复。如失去了一期修复的机会，应争取在伤后1个月内行延迟一期修复。切除指浅屈肌腱，直接缝合修复指深屈肌腱。腱鞘根据其完整程度予以缝合或部分切除，一定要注意保留A2、A4滑车。伤后时间较长，肌腱两端不能直接缝合或有肌腱缺损者，采用游离肌腱移植进行修复。

Ⅲ区：此区内指深、浅屈肌腱损伤时，可分别予以修复，亦可仅修复指深屈肌腱。若伴有神经损伤应同时修复。

Ⅳ区：此区内多条肌腱同时损伤，可切除指浅屈肌腱，修复指深屈肌腱及拇长屈肌腱。

Ⅴ区：此区肌腱损伤常伴有神经、血管损伤。损伤的肌腱可分别予以修复，但应首先注意修复指深屈肌腱和拇长屈肌腱。有肌腱缺损时可行肌腱移植或肌腱移位，即将中指或环指的指浅屈肌腱于远端切断，将其近端移位于伤指的指深屈肌腱远端缝合。

2. 陈旧性指（拇）屈肌腱损伤的治疗原则

A. 手术治疗：肌腱因缺损或其他原因未能行一期修复，以及一期缝合失败者，则应予二期修复。常用的修复方法是肌腱直接缝合、肌腱移植和肌腱移位术。

游离肌腱移植，游离肌腱移植手术适用于手部各区域内肌腱缺损的修复。肌腱缺损部位无明显瘢痕，手指关节被动屈伸良好，手指感觉存在，则可行游离肌腱移植。年龄过大或幼儿不适宜肌腱移植手术，术后效果常不理想。

游离肌腱的来源，可用于移植的肌腱有掌长肌腱、趾长伸肌腱、跖肌腱，示指固有伸肌腱和指浅屈肌腱。

移植肌腱的张力，调整移植肌腱张力过大，手指伸直受限，张力过小，手指屈曲不完全。适当肌腱张力调整是取得肌腱移植术好功能的重要因素之一。

调节肌腱张力时，以相邻指的休息位姿势为参照，使患指的屈曲度与其相邻处于休息位手指角度相一致。

肌腱近断端在原伤口附近粘连，或受伤时间较短，断腱的肌肉本身张力尚无明显改变，移植肌腱张力，应将患指调整与邻指相一致的屈曲位为宜。

若受伤时间长，肌肉有继发挛缩，牵拉近断端感到肌肉张力较大，收缩范围少，移植腱的张力应适当放松些。即肌腱缝接后，伤指位置较休息位的邻指稍伸直些，以免术后患指伸直受到影响。

若肌肉有废用性萎缩，牵拉断腱时肌肉松弛，移植腱的张力可适当大些，以免术后手指屈曲范围减少，而且无力。

B. 肌腱两期重建手术:肌腱缺损区域有较多的瘢痕,关节被动活动较差,可行肌腱两期重建术。第一期用肌腱替代物硅胶条植入屈肌腱缺损处,待假腱鞘形成4周后行第二期手术,取出硅胶条,然后用自体肌腱移植。

C. 同种异体肌腱移植:多条肌腱缺损修复时自体肌腱移植的来源受到限制。随着同种异体肌腱移植免疫学研究的进展,经处理的异体肌腱,组织抗原明显降低,使异体肌腱移植在临床上应用成为可能。

【康复治疗】

1. 术后1~3周(根据病情及手外科医生要求)

(1)注意事项 ① 患者从手术室出来即抬高患肢,防止术后肿胀。② 未被固定的邻近上下关节要活动。③ 检查伤口处的敷料(有无出血渗液和感染)。④ 肿胀状况。⑤ 石膏外固定的位置(松、紧)。⑥ 疼痛。⑦ 手指末梢血循环情况。

▲ 如出现上述异常情况,即进行对症处理。

(2)1~3周后拆除石膏外固定,改用动力型支具,将腕掌屈在30°~40°,掌指关节屈曲在70°,将橡皮筋牵引各指末节或指甲,指间关节自然伸展,目的是将手指屈曲,但患者应尽量主动来对抗橡皮筋的拉力而将手指自然伸直,但不可被动伸展指间关节。

(3)3~4周后,可作渐进性加强屈伸运动操练,从手指的远端、近端、掌指关节有步骤地康复训练,加上理疗的配合,防止关节囊的挛缩逐渐增大关节被动运动,反复操作可增加耐力和关节活动度,充分认识早期的活动,不仅可增加关节灵活度,还可以减轻修复处与周围组织的粘连。

(4)操练时可采用掌指关节屈曲位,被动活动时要逐渐伸展指间关节,或指间关节屈曲时逐渐伸展掌指关节。但腕关节要固定于60°~70°。

2. 术后4~6周

(1)可开始进行无阻力的屈曲,伸展活动。

(2)腕关节亦可以开始主动活动,逐渐加大活动范围。

(3)被动活动可以伸展掌指关节和指间关节(但腕关节处于中立位处)。

(4)康复医技人员可在此期间对患肢进行被动的活动,使关节能达到正常的屈曲位,操作时需与患肢配合要轻柔逐渐拉开关节活动度不可粗暴手法,强制扳动以免损伤。

3. 术后6周

可加强肌力训练,进行阻抗力的运动,渐进性加强主动屈曲,被动伸腕,伸掌指关节,伸指间关节,增强肌腱的活动能力。

4. 术后8周

可进行职业康复,采用多功能康复器械,加强手部肌力。

注：3周后可开始用理疗、蜡疗、热敷、动力性支具等多种康复器具帮助防止挛缩和粘连。

（二）指伸肌腱损伤

指伸肌腱的解剖分区：根据不同部位和解剖结构，根据不同部位和解剖结构，伸指肌腱的分区有两种，一种将其分为8区，一种将其分为5区。

1. 伸指肌腱8区分区法

Ⅰ区：远侧指间关节背侧。伸肌腱帽肌腱成分在此会合成一薄的终末腱，它的活动范围仅5 mm或更少。此区的闭合性损伤可能是肌腱从止点处的撕脱或伴有小块撕脱性骨折，导致锤状指畸形，即远侧指间关节屈曲畸形。开放性损伤可伤及皮肤、肌腱和关节。

Ⅱ区：中节指骨背侧。侧腱束融合形成终末伸肌腱。斜支持带在侧腱束的外侧融合，此区内伸肌装置的破坏或粘连固定，可导致锤状指畸形或远侧指间关节屈曲功能丧失。由于远侧指间关节的关节囊完整，远侧指间关节的屈曲畸形较不明显。

Ⅲ区：近侧指间关节背侧。中央腱束和来自内在肌腱的侧腱束通过伸肌腱帽的交叉连接共同伸近侧指间关节。此区损伤，中央腱束断裂或变薄，随之侧腱束向掌侧移位，近节指骨头背侧突出，形成纽扣状畸形。侧腱束变成屈近侧指间关节，并使远侧指间关节过伸。

Ⅳ区：近节指骨背侧。此区中央腱束损伤，引起近侧指间关节屈曲畸形，但较易修复。

Ⅴ区：掌指关节背侧。伸肌腱帽将伸指肌腱保持在掌指关节背侧中央，起伸掌指关节作用。此区损伤可导致：① 伸肌腱损伤，使掌指关节伸展受限而出现屈曲畸形。特点是伸肌腱由于腱帽的连接较少回缩，易于修复。② 腱帽损伤致使伸肌腱向健侧脱位，同样也导致掌指关节伸展受限。

Ⅵ区：手背部和掌骨背侧。此区内示指和小指各有两条伸肌腱，如其中之一损伤，则不表现出症状。指总伸肌腱如在联合腱近端损伤，则伤指的伸展功能仅部分受限。此区损伤常伴有骨折和软组织损伤，可导致肌腱与骨粘连，并可并发未受伤手指关节挛缩和僵直。

Ⅶ区：腕部伸肌支持带下。闭合性损伤可见于Lister's结节处的拇长伸肌腱断裂。此区开放性损伤，修复的肌腱易于滑膜鞘内产生粘连，肌腱修复处最好不位于腱鞘内或将其鞘管切开。

Ⅷ区：前臂远端。此区内有13条伸肌腱，拇指伸肌的肌腱最短，指总伸肌的肌腱可在前臂中 1/3 内予以修复,腕伸肌的肌腱最长。

2. 伸指肌腱 5 区分区法

Ⅰ区:末节指骨背侧基底部至中央腱束止点之间。

Ⅱ区:中央腱束止点至近节指骨中点伸肌腱帽远端。

Ⅲ区:伸肌腱帽至腕背韧带(伸肌支持带)远侧缘。

Ⅳ区:腕背韧带下。

Ⅴ区:腕背韧带近侧缘至伸腱起始部。

【处理原则】

1. 新鲜伸指(拇)肌腱损伤的治疗原则

根据伸指肌腱 5 区分区法:

Ⅰ区损伤多见于锐器切割伤或闭合性戳伤,手指末节下垂不能直伸,又称为"棒球指"(mallet's finger)。戳伤所致的锤状指,常合伴末节指骨基底背侧的撕脱骨折,需拍片检查。

手术治疗:刀割伤所致的肌腱断裂,断端整齐,应一期缝合。缝合时应采取近侧指间关节屈曲,远侧指间关节过伸位,使断裂伸指肌腱断端靠拢,便于缝合。缝合后石膏或支具将伤指固定在上述位置,制动 6 周后去除此固定开始手指屈伸活动。

非手术治疗:闭合性损伤,如戳伤所致,腱断端不整齐,不宜切开行肌腱缝合。手指制动:将伤指近侧指间关节屈曲,远侧指间关节过伸,使断腱两端自行靠拢,制动 6 ～ 8周。外固定采用手指管形石膏、制动或手指支具制动。闭合伸指肌腱损伤所致锤状指,伤后 1 周内仍可按新鲜损伤处理,时间越长,效果越不理想。

Ⅱ区损伤多见于伸指肌腱的中央束最容易损伤及此部分,并常累及背侧关节囊。

手术治疗:开放性损伤均作一期肌腱缝合,术后制动腕关节于轻度背伸,掌指关节和指间关节于伸直位。4 周去外固定开始主动活动,6 周后加大活动强度。

非手术疗法:闭合性损伤用石膏制动腕关节于轻度背伸,掌指和指间关节于伸直位4 周,6 周后增加活动强度。

Ⅲ区损伤肌腱断裂,一期缝合效果好。掌指关节背侧腱帽部位损伤,注意修复腱帽结构,避免术后发生腱帽滑脱。手背部肌腱断裂,发生在联合腱近端,注意检查是否有由邻指伸肌腱通过联合腱。带动伸直伤指现象,以免漏诊。

Ⅳ区伸指肌腱位于腕纤维鞘内,肌腱断裂缝合时,需切除影响肌腱滑动的鞘管,减少肌腱修复术后粘连机会。

Ⅴ区肌腱断裂常为多发损伤。腱性部分断裂行一期缝合,肌肉—肌腱交界处或肌肉断裂,肌腱与肌腹不宜直接缝合,可采用肌腱移位方法,将断腱远端编入功能相同的正常肌腱,或与有肌肉动力的断腱缝合。

2. 陈旧性伸指(拇)肌腱损伤的治疗原则

根据伸指肌腱5区分区法:

由于某些原因,伸指肌腱损伤未得到一期缝合,可行二期肌腱修复术。断裂的伸肌腱时间短,可直接缝合。损伤时间较长肌腱断端回缩或肌腱缺损,则可采用肌腱移植或移位修复。

Ⅰ区伸指肌腱抵止处损伤,不仅表现远侧指间关节屈曲,其近侧指间关节继发性发生过伸畸形。

肌腱修复法远侧指间关节无损伤或创伤性关节炎,关节被动活动正常,仍可行伸肌腱止点重建术。

指间关节融合法适用于已有关节损伤或合并创伤性关节炎,或年龄偏大的患者。

Ⅱ区损伤:

• 中央腱束修复术,损伤时间短,单纯中央束损伤,被动伸指时两侧腱束仍可滑到手指背侧者可行中央束修复。

• 侧腱束交叉缝合术,适用于两腱束已有轻度短缩,但近、远侧指间关节被动活动尚正常。

• 游离肌腱移植修复法,适用于侧腱束损伤已不能利用,需行肌腱移植。

• 伸指肌腱近止点切断,适用于侧腱束完整,但有严重挛缩,如手指背侧烧伤后所致畸形等。

Ⅲ区手背部陈旧性伸指肌腱断裂,如损伤时间短,可直接缝合肌腱断端。肌腱有缺损,需行肌腱移植或移位术。小指、示指固有伸肌腱常作为动力腱移位之用。多条肌腱的缺损采用趾长伸肌腱或异体肌腱移植。

Ⅳ区肌腱损伤,近端回缩较多,常需行肌腱移植。如腕背韧带妨碍肌腱缝合,可将缝合点置于鞘管的远、近端,必要时可部分切除鞘管。鞘管已塌陷、破损,可将移植肌腱置于皮下。数条肌腱断裂及缺损,不宜用移植肌腱修复每条肌断腱。可将中指、环指、小指为一组,近端与动力肌腱用一条移植肌腱连接;拇指、示指各用一条肌腱移植分别与动力腱缝接,以保障拇指、示指动作的独立性。

Ⅴ区肌腱缺损较多或损伤肌肉已纤维化,可用肌腱移位,如用尺侧腕伸肌移位重建示至小指伸肌腱功能。单一肌腱缺损,可将其远端编织到功能正常的伸肌腱上。

【康复治疗】

1. 远侧指间关节的伸肌腱损伤

术后用石膏外固定或支具,将手指的远侧指间关节固定于伸直位4～6周。(近侧指

间关节不在固定范围)

2. 近侧指间关节的伸肌腱损伤

术后用石膏外固定或支具将近侧指间关节固定于伸直位4～6周,但掌指关节和远侧指间关节不在固定范围。

3. 掌指关节以上或手臂伸肌腱损伤

术后用石膏外固定或支具固定4～6周,腕关节背伸30°～45°,掌指关节0°位,但近侧与远侧指间关节不在固定范围。

6周后,待固定拆除后开始进行腕和手指的主动运动以及轻柔的腕关节和掌指关节的被动屈曲,渐进性加强和增加肌力的训练以及主动抗阻背伸运动和掌指关节的被动屈曲。

十三、锤状指

锤状指是由于近侧指间关节远端,特别是远侧指间关节处伸肌腱损伤所致的手指末节屈曲畸形。它可能是伸肌腱的终末腱断裂、从止点撕脱或伴有撕脱性骨折。

【临床表现及诊断要点】

表现为远侧指间关节屈曲,主动伸直不能而被动伸直正常;陈旧性损伤患者,其近侧指间关节可发生继发性过伸畸形。

由于常合伴末节指骨基底背侧的撕脱骨折,因此锤状指患者均需拍片检查。

【治疗原则】

1. 对于新鲜损伤患者

手术治疗:刀割伤所致的肌腱断裂,断端整齐,应一期缝合。缝合时应采取近侧指间关节屈曲,远侧指间关节过伸位,使断裂伸指肌腱断端靠拢,便于缝合。缝合后石膏或支具将伤指固定在上述位置,制动6周后去除此固定开始手指屈伸活动。

非手术治疗:闭合性损伤,如戳伤所致,腱断端不整齐,不宜切开行肌腱缝合。支具指托制动:有几种方法,常用如远侧指间关节伸直位支具固定,末节指端略背伸,制动6～8周,根据病情也可能时间更长;或将伤指近侧指间关节屈曲,远侧指间关节过伸,使断腱两端自行靠拢,制动6～8周。外固定采用手指管形石膏、制动或手指支具制动。闭合伸指肌腱损伤所致锤状指,伤后1周内仍可按新鲜损伤处理,时间越长,效果越不理想。

2. 对于陈旧性损伤患者

肌腱修复法远侧指间关节无损伤或创伤性关节炎,关节被动活动正常,仍可行伸肌腱止点重建术。

指间关节融合法适用于已有关节损伤或合并创伤性关节炎,或年龄偏大的患者。

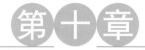

其他上肢（手）损伤的康复

一、痛性神经瘤

痛性神经瘤又称截肢性神经瘤或外伤性神经瘤，是增生性的非肿瘤性肿块。肉眼观察，神经瘤是个灰白色结节，与损伤或切断的神经近端相连续。尽管所有的神经断端都会形成神经瘤，但产生不能忍受的疼痛的神经瘤仅占约10%。常发现用相同的处理方法，在同一个截指残端，一侧发生痛性神经瘤，而另一侧却无症状，且疼痛的发生与瘤体大小无关。

【诊断要点】

在以往有过损伤的部位或神经沿途中易受摩擦、挤压的部位或截肢（指）残端出现1个或几个疼痛性结节，触痛很明显，即可诊断为痛性神经瘤。

【治疗原则】

康复治疗：除局部按摩、浸浴、理疗等对症处理外，有用酒精、5%福尔马林溶液、液态石碳酸作残端注射的，也有用血管钳碾锉残端或冷冻、电凝、烧灼残端。关键是预防痛性神经瘤的产生。在截肢（指）时用快刀将神经在远离断面的部位切断，使之回缩到正常的组织中，避免置于瘢痕组织内；或当神经断裂时，设法使两断端对合。

手术治疗：一旦有痛性神经瘤形成就有手术切除的指征。手术方式包括：神经断端肌肉或骨内植入法；神经断端套硅胶帽法；神经束膜结扎法；皮瓣覆盖神经残端法；自体神经嵌入移植法等。

二、甲沟炎

指甲除游离缘外,其余三边均与皮肤皱褶相接,连接部形成沟状,称为甲沟。甲沟炎即在甲沟部位发生的感染,是甲周组织的一种常见感染。

【临床表现及诊断要点】

感染开始时一侧甲沟发生红肿、疼痛(常呈搏动性疼痛),短时间内可化脓。感染可扩散至指甲根部和对侧甲沟,形成指甲周围炎。严重时可扩散至甲下,形成甲下脓肿。此时疼痛加剧,肿胀明显,在指甲下方可见到黄白色脓液,指甲可飘起。如不及时处理,可发展成脓性指头炎,甚至引起指骨骨髓炎,也可变为慢性甲沟炎。

【治疗原则】

早期仅有红肿、疼痛而无脓肿形成时可以选择保守治疗,包括激光局部照射、新洁尔灭溶液和酒精浸泡;口服或者静脉使用抗生素。一旦脓肿形成即需要手术治疗。可手术可根据病情选择单侧或双侧切开引流,原则是将脓肿充分引流,术中注意需放置引流条。术后需频繁换药,同时更换引流条。

三、手部化脓性感染

手部化脓性感染是手外科最常见的疾患之一,如果不能早期作出诊断,给予及时正确处理,将造成手功能不同程度的丧失,严重者甚至危及患者的生命。大的开放性损伤一般不易被忽视,由于患者及时求医,早期得到正确的治疗,可以预防感染的发生。而那些手指或手其他部位上一些小的创伤,如刺伤、戳伤、擦皮伤等,常因重视不够,放任不管,未及时治疗而酿成严重的手部化脓性感染,破坏手部重要的组织结构,导致手功能严重丧失。因为在一些情况下,细菌通过这些微小创伤的皮肤进入皮下组织潜伏起来,并不立即引起感染,当该部位以后反复受到各种不同程度的创伤时,可诱发细菌感染突发扩散。

【临床表现及诊断要点】

在诊治手部化脓性感染时,仔细采集病史,询问受伤情况,了解有无糖尿病、痛风、血液病等疾病,以及有无过度饮酒、药物滥用、药物过敏史和受伤时工作的环境是非常重要的。

检查时应注意手部深部间隙有无进行性炎症或化脓性感染。因为这些感染若不及时用手术干预,可能会造成灾难性的后果。同时也应注意整个肢体有无淋巴管炎、淋巴结炎,体温是否升高,有无休克等。

正确诊治手部化脓性感染,必须认识手部的一些解剖学特征,了解炎症经过何种途径向周围扩散。只有对这些解剖学结构熟悉,才能作出正确的诊断和治疗,采取正确的措施预防感染,同时对确定外科手术切开引流的部位和方向以避免损伤神经、血管、肌腱等重要组织是极其重要的。假如不知道手部解剖和炎症扩散的途径,轻率地切开引流,不但不能有效地排脓,而且会扩大炎症的范围,亦可造成不必要的副损伤。因此,外科医生必须了解与手部感染及扩散有关的一些解剖学特征。

手部掌面皮肤与背面皮肤结构差异较大。掌面皮肤质韧致密,角化层厚,弹性差;手背皮肤薄而松软,弹性好。因而手部掌侧的感染往往极易出现手背红肿。

手部化脓性感染的扩散,除经一般途径外,尚可沿手部的特殊解剖结构扩散:① 鱼际间隙、掌中间隙的感染,可沿蚓状肌管向背侧扩散,形成指蹼间隙感染。② 拇指化脓性腱鞘炎可致桡侧滑囊感染,小指化脓性腱鞘炎可致尺侧滑囊感染,而尺、桡侧滑囊又常常相通。其感染又可相互扩散。③ 示、中、环指的化脓性腱鞘炎可向近端破溃进入鱼际间隙和掌中间隙,引起感染。④ 手掌部的间隙和滑囊的感染、可经腕管向近端扩散到前臂掌侧间隙,造成前臂深层的感染。

【治疗原则】

对手部化脓性感染应早期、及时处理,在感染的不同时期采取不同的治疗措施。一般而言,大多数手部化脓性感染必须通过手术治疗,而不能单纯依赖抗生素药物疗法,因而往往需要切开、引流和清创。抗生素治疗只是作为手术前、后的一种辅助治疗。但是如果感染能在起病后24 ~ 48 h作出诊断,或者感染早期表现为蜂窝织炎时,全身应用大剂量抗生素,辅以制动、抬高患肢、理疗如激光以及局部药物外敷,也许可以将感染完全控制。但如果超过这个时限或感染已化脓,单纯应用抗生素治愈几乎是不可能的。

四、上肢(手)水肿的康复

因上肢创伤和疾病导致康复进展缓慢,常见的原因有急性水肿和慢性水肿。对水肿来说,只要在早期认真处理,很多问题就不难解决。包括手术前、手术后的康复护理,手的位置正确度等。

上肢(手)水肿常分为急性和慢性,在创伤期间发炎和其他疾病都会引起水肿。受伤后局部血管未发生破裂,由于神经反射,引起血管壁渗透功能增加,血管内外组织液渗透压的平衡失调,皮下组织、筋膜间隙、肌肉间的筋膜和腱鞘膜,以及关节囊的皱襞均受水肿液体的充盈。或因受伤后局部血管破裂,因出血形成血肿等。由于水肿液体浸于以上组织,或对血肿未能及时采取有效的治疗,终必产生粘连,渗出液和某些组织会粘连在一起，形成纤维化而发生挛缩，使组织层间的活动消失，如肌腱与腱鞘之间、筋膜与肌肉之间的活动能力消失，很快出现严重僵硬。根据这种情况，水肿必须尽快消除，不然将会出现恶性循环。

水肿治疗：早期治疗就可以打破这种恶性循环，这个水肿不是不可逆转的，如果水肿在早期得到控制，让它降低到最低程度，就能很快恢复活动。因此，对所有的术后和创伤后的上肢(手)的病例，还有造成的感染和炎症，都应该抬高患肢，手应该放在心脏水平线以上。或者将上肢搁在床边静脉注射架上，将肘关节放置于床边，手就能够卧位举到心脏水平线上。还可以采用支具、夹板、石膏来稳定腕关节，放在掌侧，固定范围一般不包括掌指关节，使手呈自然屈曲位，能够使手指自然运动。在抬高和固定的情况下，可于固定部位近心端作向心性手法按摩，可促进血液回流消退水肿，并可防止肌肉废用性萎缩和关节挛缩，同时结合手指的自由运动，水肿会加快消失。每日 1～2 次，每次 15 min 左右，患者可做自我按摩。还有方法在早期，只要指导患者每天数次将手放在头顶上，白天和晚间都可以这样做，水肿也会消退。抬高上肢和固定腕关节的条件下运动是防止水肿发展的关键方法。

如形成慢性水肿，则需要理疗治疗。慢性水肿的初期治疗，仍然是抬高和制动运动。也可以运用夹板、支具，间隙使用弹力绑带和加压冰敷治疗仪。

五、上肢(手)疼痛的康复

上肢疼痛是较常见的症状，很多患者来就诊后，往往得不到好的治疗，所以要了解不同原因引起的疼痛，对症处理。

很多年来，人们认为疼痛与神经卡压有关，这是一个错误的想法。其实，上肢疼痛所影响的有周围关节、肌肉骨骼系统等，这些都可以影响疼痛，如发炎、肿胀、创伤、肿瘤等慢性退行性改变，都可以引起疼痛。

那么，发生上肢疼痛的病理生理机制是由于神经与脊髓的直接外在挤压，中枢或内在的神经与脊髓的压迫，慢性劳损的退行性改变或骨与关节韧带异常的活动不稳定，并且由于颈椎痛可向上肢远端放射，也可以直接影响到神经压迫刺激到神经末梢。按不同的原因，疼痛可以沿颈部、上肢到手不同水平位。根据颈椎的神经根压迫，如发生在第五颈神经根，疼痛可能在肩周围，包括肩胛背处等。

另外，除了骨关节引起疼痛之外，上肢神经损伤后亦可发生疼痛，尤其是臂丛神经，表现为即刻或迟发性的上肢疼痛，为压榨性、挤压性以及烧灼样的绞痛，上肢自发性疼痛、触诱发痛及痛觉过敏同时存在，是一种慢性顽固性神经病理性疼痛。现代医学运用药物、康复、手术等方法治疗疼痛也取得了一定的疗效,临床实验明确指出止痛剂对心血管系统、中枢神经系统具有毒性,对消化道、肝脏、肾脏等器官、组织造成损害。外科方面,曾有人通过胸腔镜或腹腔镜行交感神经切除术,侵入性创伤小,同时保持了手术治疗的持久性和稳定性。另外一些手术方法,如神经瘤切除术、神经缝合或移植术、脊神经根切断术、脊髓前侧柱切断术、丘脑切除术、前额叶切断术、皮质切除术等在一定程度上解决了患者的疼痛,但远期镇痛效果并不理想,且费用较高,患者一般难以接受。

目前,在镇痛方面,运用较多的是物理治疗。有人曾用脊髓电刺激（SCS）神经调控方法缓解2例臂丛疼痛患者,疼痛减轻可达50%。另外,经皮神经电刺激疗法（TENS）亦有镇痛效果。刺激频率上限接近100 Hz,波宽为40～500 μs,单向或双向不对称方波,或被单方向波调制的中频电流,治疗时,电极置于触发点,或相关穴位,或运动点或病灶相应神经节段。频率选择多以患者感到能缓解症状为宜,镇痛效果佳。

另外,电针也可以镇痛。大量研究证实,低频和高频电针镇痛是由不同的中枢部位介导的。下丘脑的许多核团都对2 Hz电针有较好的响应性,没有一个核团对高频有较好的响应性。下丘脑弓状核是介导低频电针镇痛的关键部位。针刺镇痛时,脑内阿片肽释放增加,低频2 Hz电刺激可引起脑啡肽和内啡肽的释放,作用于μ受体δ受体而达到较为缓慢而持久的镇痛;而高频100 Hz电刺激时,可引起脊髓内释放大量的强啡肽,作用于κ受体而即时镇痛。韩济生等发现内啡肽抗体可阻断2 Hz电针镇痛,而不影响100 Hz电针镇痛,说明低频电针促进EM的释放,而高频电针则无效。如果要4种阿片肽全部释放,则用2/100 Hz交替出现的疏密波,从而达到最佳的镇痛效果。

推拿手法也可以镇痛。推拿手法可以促使毛细血管扩张,增加血液循环,使肌肉血液循环改善,损伤的组织可以得到改善和修复,可增快血液循环和淋巴回流,使肿胀与痉挛消除或减轻。推拿手法还可以调整神经系统兴奋与抑制,取决于手法的轻重与技巧,使之保持相对平衡,手法还可以使血液成分和代谢变化。传统推拿疗法认为通则不痛,荣则不痛,推拿后促进血液循环和淋巴回流。推拿镇痛的机制主要是推拿后对一些痛调递质（内啡肽、5-羟色胺、儿茶酚胺等）进行调节,以及通过中枢神经系统内不同水平、不同神经回路间神经元对传入和传出信号的整合产生影响。推拿施术者不受环境、仪器等诸多外界因素影响,操作简单易行,手法操作规范则不会产生毒副作用,镇痛疗效肯定,同时也可防治关节挛缩和肌肉萎缩,促进神经再生。

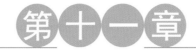

第十一章

上肢（手）损伤新思路、新发展

一、周围神经损伤与大脑重塑的相关理论与康复进展

（一）周围神经结构与功能介绍

周围神经外包结缔组织，由外向内分为神经外膜，神经束膜、神经内膜。神经损伤后神经元胞体肿胀，尼氏体消失，细胞核偏移，突触终端减少，运动轴突和髓鞘因瓦氏变性而崩解。雪旺细胞却很少坏死，反而呈现肥大增殖，形成Bungner带，之后远端轴突开始以每日1～4 mm的速度逆行性生长。同时神经元胞体逐渐产生轴突反应，由胞体合成蛋白质和轴突生长所需的物质，通过轴突运输到断端的回缩球，在回缩球的表面长出许多再生的轴突支芽（生长锥），称之为终末再生。轴突支芽有许多分支，其末端膨大处称为丝足。当丝足遇到Bungner带时，则深入带的中央，被雪旺细胞所包裹，从而走上有引导的再生道路，此后轴突再生相当迅速，一般以每日2～4 mm的速度向靶器官生长。在神经轴突的再生过程中，雪旺细胞分泌多种神经营养因子和细胞外基质，参与构成周围神经再生的微环境，影响神经再生。

周围神经损伤在临床上极为常见，按其损伤程度可分为：① 神经功能废用；② 轴索断裂；③ 神经断裂。周围神经损伤根据其程度不同，可采用不同的治疗方式：包括外科修复和康复治疗等。

（二）周围神经损伤后的大脑功能重塑

1. 脑功能重塑概念

中枢神经系统可重塑性（plasticity）理论认为，大脑具有可塑性，功能区能够通过重构来修复。Mark的替代学说指出未受损的皮质区能承担损伤的皮质区由于受损而丧失的功能,成为以后功能区重组(functional reorganization)理论的先驱。

脑组织损伤后除去自然恢复的过程外,功能的恢复主要依赖大脑的可塑性,即通过残留部分的功能重建以及未损伤组织的再生,以新的方式完成已经失去的功能。这种功能重建依赖于使用模式的反复输入与改良,最终形成新的通路和秩序,所以也称之为使用依赖性功能重建。脑功能重建的主要方式包括:靠近损伤区正常轴突侧支长芽支配损伤区域;潜伏通路和突触启动;病灶周围组织代偿;对侧半球代偿;低级中枢部分代偿;由功能不同的系统代偿(如触觉取代视觉)等。当然并不是所有脑损伤都可以功能重建,它与许多已知和未知因素有关,例如:损伤部位、面积大小、程度;康复治疗开始的早晚及有效程度;年龄大小;患者主动性及家庭成员参与程度等,都会影响功能恢复的效果。

神经系统结构和功能完整是靠外周信号的输入和效应器的正常功能活动来维持的。动物和人的脑功能代表区某些病理情况下可能出现可塑性的改变,且大脑半球之间也会产生相应区域的功能重塑。以往多数神经科学者认为成年人脑组织多不具备重塑能力,但近20年的基础和临床研究让学者们最终确定,虽然年幼动物的重塑能力更强,但成年动物的大脑同样具有重塑能力,其周围和中枢神经系统的损伤都会引起脑功能的重塑。

2. 脑功能重塑原则

周围神经损伤引起的脑功能重塑原则包括熟能生巧原则、用进废退原则和整合分离原则等。

(1)熟能生巧原则　增强的身体局部刺激可增大相应皮质代表区的面积,并可能改变代表区在皮质的位置顺序。在刺激猴子远节手指局部皮肤几周后,手指在皮质躯体感觉区的代表区扩大,受刺激的代表区发生空间的转换和漂移。人类亦是如此,随着手技巧的提高,手在皮质部的相应代表区也会增大,如钢琴家的手指皮质躯体感觉区中的代表区面积就较常人要来得大。

(2)用进废退原则　皮质代表区的持续竞争使得那些接受重要信息的皮质区域增大,其他区域相应减小。神经信号输入不足或完全丧失可导致邻近皮质代表区侵入去神经输入的皮质代表区,如截肢后触摸身体其他部位可引起幻肢觉或幻肢痛,这就是因为邻近的皮质代表区发生功能重塑,并扩大覆盖到截肢肢体的代表区所致。

(3)整合分离原则　相邻外周部位与行为相关的同步刺激可导致代表区的分离。通过手术使猴子的两个手指融合,术前两个手指的皮质代表区的界限很明确,而术后两者的界限却逐渐消失,皮质代表区的这一变化可逆转。人类可有类似的现象,先天并指畸形患者的脑磁波描述图显示,并指在皮质的代表区是融合的,在分并指术后,相应的皮质代表区出现分离。

3. 各类周围神经损伤后的脑功能重塑

(1)神经离断　这是一种急性去神经输入损伤,会导致皮质的快速重塑,使邻近皮质代表区面积增大。虽然离断神经根与神经干造成的去输入皮质的范围一致,但两者对脑功能重塑的影响却大不相同。神经根离断后其原有皮质代表区在很长时间内不能被其他区域完全活化,原因可能是神经干离断会造成神经节内神经元远端的轴突变性,但神经元基部轴突仍然完整。而神经根离断则是轴突也发生变性,腾出了突触间隙,更利于脊髓和楔束核中剩余轴突的生长,有利于脑功能重塑的发生。

(2)神经离断后手术修复　即使现代应用了显微外科缝合技术,神经断端仍会有许多轴突因对位不良而出现错生长。因此,来自患肢皮肤的感觉信号很可能不再经由原有的神经轴突向中枢传导,这就导致了躯体感觉皮质的重塑改变。主要表现为重塑后皮质中的许多神经元可对损伤区和周围非损伤区的皮肤刺激均产生反应。而受伤前由同一神经支配的连续或相邻皮肤区域在皮质中的代表区往往变得不连续,这种现象很少出现于正常动物中。

(3)神经压砸伤　由于神经轴突在完整的雪旺细胞神经鞘中再生,无错向生长出现,所以神经生长后重塑的皮质代表区无实质不同,即神经压砸伤后重塑的皮质代表区依旧支配原外周支配区域。

4. 周围神经损伤后脑功能重塑的部位

周围神经损伤后的脑重塑不只局限于大脑皮质。Florence等观察到,猴截肢后丘脑的手部代表区的神经元可被残肢或脸的神经输入激活。人截肢后,残肢和面部代表区也会扩散到去神经输入的丘脑部位。这些变化类似于皮质代表区的重塑变化。松鼠猴正中神经和尺神经切断并结扎后,丘脑腹后核的手部压核对手背的刺激产生反应。浣熊前爪截指后,丘脑腹后外核也发生功能重组。在延髓水平,出生几周的幼猫前肢去神经输入后,楔束核背侧的前肢代表区被腕、前臂和躯干的代表区侵占。切断猫的L4神经根背根8个月后,腹侧根在薄束核的代表区明显扩大。且L6、L7水平的脊髓背角细胞能对腹侧根的刺激产生反应。因此,周围神经损伤后的脑功能重塑可能同时发生在大脑皮质、丘脑、延髓和脊髓水平。

5. 脑功能重塑发生机制

(1)输入抑制的去除　神经元或神经通路之间的解剖联系远较它们通常的功能影响范围要大。正常情况下,一些皮质区域功能可能被紧张性抑制所阻断。如果这些抑制被去除,相应区域的功能可能会很快增强,这一过程称为暴露。切断并结扎松鼠猴正中神经和尺神经2个月后,皮质中的 γ-氨基丁酸(GABA)免疫染色体减少。与此类似,周围神经损伤的鼠皮质的GABA受体水平和丘脑腹后核谷氨酸脱羧酶水平也出现下降。磁共振光谱研究表明，去神经输入几分钟后，人类感觉运动皮质的GABA水平迅速下降，而在鼠运动皮质前肢区运用GABA拮抗剂——荷包牡丹碱后，刺激邻近的胡须代表区能引起前肢运动。上述研究结果均表明，GABA对保持皮质运动代表区具有关键性作用。

（2）无效输入的加强作用　脑功能重塑的机制可能包括皮质间和皮质—皮质下长时程增强（LTP）和长时程抑制（LTD）效应。神经损伤或去输入时，正常情况下占优势的兴奋性和相关抑制性输入去除，以往潜在的较弱的突触将逐渐稳定，并在新的活化方式基础上增强其突触后效应。实验证实，突触后的LTP和LTD效应需要N-甲基-天冬氨酸（NMDA）型谷氨酸受体的活化和细胞内的钙聚集。LTP和LTD效应可由皮质电刺激引发，也可由神经末梢损伤和（或）感觉剥夺所诱导出现，如去除鼠的触须能诱导皮质内兴奋性突触产生LTD样抑制，并阻止周围皮质区域的LTD样活性和竞争性LTP的进一步释放。神经损伤后LTP和LTD机制中特定神经递质的作用可能有时间依赖性。

（3）树突、轴突生长与新突触形成　长期的去神经输入可导致树突和轴突通过再生和侧枝生芽方式再生长。神经压砸伤或截肢后脊髓和楔束核输入目标皮质区域异常增大是出现新生轴突和树突的标志。新突触的形成可能也是脑功能重塑的机制之一，长期刺激成年猫的丘脑可导致其功能运动皮质突触的增殖。

（4）脑功能重塑的分子机制　据估计，脑功能重塑的相关基因可能超过1 000个，但目前对脑功能重塑相关分子仍知之甚少。脊髓背根切断后，背柱胶质细胞高亲和力神经生长因子受体（如trkA和trkB）的表达上调。此外，周围神经损伤可直接导致早期基因fos和一类起分子开关作用的分子pp60c-src的表达上调。

（三）周围神经损伤修复后的大脑功能重塑

健侧C7神经根移位术是顾玉东院士首次应用于治疗臂丛神经撕脱伤（BPAI），取得了良好的效果。在手术中，健侧C7神经根被转移到受伤侧的受体神经，例如正中神经。临床和实验研究表明，健侧C7神经根移位不会造成供体上肢功能受损，修复肢体可以在适当的皮质重组后由运动皮质重新控制。

通过神经移位手术，健侧半球可通过在两个交叉后的周围神经通路再生后逐渐恢复与瘫痪性前肢的功能联系从而实现对瘫痪侧肢体的有效功能控制。实验表明，健侧C7移位至瘫痪侧正中神经手术后不同时间，大鼠受伤的前爪的运动先由同侧半球驱动，然后转由两侧半球驱动，最后仅由对侧半球驱动。这一过程与手术后的动物行为和临床观察很好地吻合。

然而，大鼠皮质控制的机制可能与人类患者不一样。在人类中，直接皮质—神经连接的数量是非常大的，而在大鼠中，前肢运动神经元中几乎所有的下行兴奋都是通过皮质网状脊髓通路、皮质脊髓束和节段性中间神经元间接或跨多突触传递的。人的直接皮质脊髓束在功能重组中可能比间接皮质脊髓束发挥了更重要的作用。

研究结果还表明，胼胝体可能在最初建立功能转移中起着重要的作用，然而一旦建立起跨膜重组，对侧控制的手臂可开始独立于胼胝体工作，即胼胝体在维持运动皮质的跨膜重组中不起作用。

(四)针对大脑重塑的康复进展

1. 促进功能重建的因素

大量的实验研究和临床观察证明下列因素可以促进功能重建。

(1)具体的训练项目或目标　能否取物品这项具体任务中失败和成功的反馈，促使运动模式不断调整，形成优化的神经网络和运动模式，支配相关肌群以特定的顺序、速度和力量等力学特点配合完成这项具体任务。但是如果上肢只做屈伸或单纯前伸而无具体目的的话，就会失去综合信息输入和整合，运动的力学特点也完全不同，变成一项空泛的关节活动。如果是被动活动，就相距更远了。

(2)反复强化　中枢神经系统的功能重建需要功能性的反复强化。有研究证明，采用限制检测而强迫使用患侧上肢时，大脑室管膜下神经细胞出现向病灶周围迁移，同时病灶周围血管增生，而当限制解除后，这种迁移减弱甚至消失。

(3)兴趣性和挑战性　兴趣是一种强大的内在驱动力，可以促进神经网络的形成和优化。实验证明，意向性训练(嘱咐患者想象着去完成某项活动)可以兴奋相关的中枢支配区域，躯体训练和意向性训练的结合比单纯的躯体训练更能促进技能的掌握。当技能的难度处于患者能力边缘时，才会有失败和成功的体验，神经网络和运动程序才能不断优化，进步的速度才会提高，过难或过易都不利于技能的学习。

2. 物理治疗

(1)肌电生物反馈　肌电图信号或肌电图是肌肉活动的电表现形式，同时是观察神经肌肉控制系统的有效窗口。在对有运动感觉缺陷的患者进行生物反馈再训练时，肌电图是抑制过度活跃的肌肉或增强软弱无力的肌肉最常用的训练方式，同时还能进一步改善患者对关节的控制。国内外有许多研究将生物肌电反馈运用于脑卒中后脑功能重塑。

(2)生物反馈的神经学基础　Wolf 和 Binder-Macleod 提出过这样的问题："患者如何处理反馈信息？在进行常规康复治疗但未得到显著改善后，什么因素促使患者逐渐不依赖人为给予的信号？"既往研究证实，生物反馈治疗与皮质重组相关。尤其是 fMRI 研究显示生物反馈治疗可以增强卒中后的步行能力，在控制伸屈膝活动过程中大脑损伤侧的感觉运动皮质可发现增强活动。还需要进行大量的研究证实神经肌肉再学习的生物反馈如何对不同关节和不同诊断的患者造成这种改变。很多年前Basmajian提出两种可能性,进行进一步研究,包括侧支反馈环路对现存大脑和脊髓通路的募集或新通路的形成。

但是,中枢神经系统使用的是多元内部调节网络。不应该忽视躯体感觉区域或其他皮质下区域,以及基底节区的作用,对这些区域进行适时刺激对随意运动很重要。本体感觉、触觉、听觉和视觉输入在作为控制中枢的小脑进行整合。因此,来自外部和内部对大脑皮质4区造成的损伤可能不会影响技能运动再获取的神经通路,或者可能不会影响肌电生物反馈训练中可能起作用的附加神经通路。Wolf进一步提出了三种假设并将之概念化:① 覆盖,视听反馈通过高于损伤水平的输入来激活躯体感觉皮质;② 旁路,通过脑干运动核团建立合适的前馈系统;③ 现存神经环路的重复,通过视听反馈、既往执行运动指令时未使用是中枢突触。通过这些途径,持续训练可以建立新的感觉记忆痕迹,并且可以帮助患者在没有反馈的情况下同样完成任务。

相对邻近皮质特定脑区的替代功能而言,大脑的可塑性和再学习功能是一种更复杂现象。来自大鼠脑卒中模型的证据显示,树突结构与突触膨大密度的变化与运动再学习相关,由此提出任务执行是重复的和有挑战性的,但是现在仍然不清楚生物反馈训练能否进一步强化这些新的神经系统。

Basmajian指出,安慰剂在所有治疗中都有强大的作用,包括生物反馈宣称的"治愈"。因此,我们需要知晓安慰剂效应,并在研究中排除其干扰。实际上,很多临床研究,尤其是药物试验,如果改善程度没有超过对照组30%以上或是没有足够证据确定"最小临床重要区别"的话,那么干预效果就应该受到质疑。最好在双盲临床研究中应用安慰剂,或尽量不要在治疗性测试中使用安慰剂。

当患者肌力为1级以上、3级肌力以下的时候,即可使用肌电生物反馈治疗,电极片贴在肌肉相应的起止点或运动点,一般手动调节电刺激输出强度,以能引起该块肌肉的明显收缩、患者能耐受为限。仪器通过自动检测患者前3次肌肉收缩用力收缩时表面肌电平均值的80%生成肌电生物反馈触发阈值,当患者收缩肌肉达到该阈值时,会触发一次电刺激,否则就没有电刺激,阈值随着患者肌肉收缩力的强弱而动态变化。肌电生物反馈治疗,一次20 min,一日2次。

二、手外科手功能康复的明天

手功能康复医学是康复医学与手外科学结合而应运产生的新兴学科,是以手功能为导向,手外科术前和术后恢复肢体功能为目标的一门学科,不仅是治疗临床疾病的一种手段,而且也是应用医学和工程技术,研究有关手功能障碍的预防、评定和处理的一门医学学科。

在上肢(手)功能康复治疗中,运用神经肌电促通仪、多功能中频电脑电疗仪、蜡疗仪、手功能体疗、E—LINK评估仪、支具制作等促进肢体功能尽早恢复,促进神经细胞再生、防止肌萎缩、止痛,帮助功能矫治、功能代偿、功能适应的康复训练,使患者尽早回归社会。

现代社会的飞跃发展、科学的进步、人文素质的提高,对于健康和功能的需求已提高到一个全新的高度,康复医学和医疗紧密地结合起来,为全面地保障人民的健康和生活质量而服务。

在一次手外科手功能康复会议上,著名手外科专家顾玉东院士感慨地说:"手的功能恢复是手外科第一生命;没有功能的手,给患者带去的不是方便而是累赘。"在过去的半个世纪里,中国的手外科学界屹立于世界巅峰,从第一例断肢再植,到游离足趾再造拇指,从膈神经移位到健侧C7神经根移位,我国手外科医生在手外科疾病的手术治疗领域里不断革新。

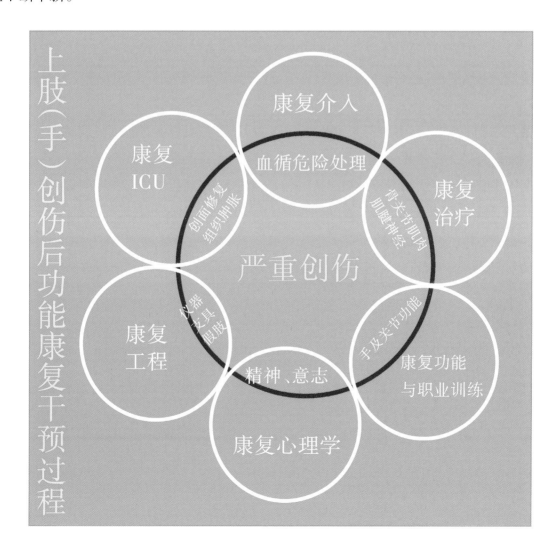

但时至今日，越来越多的临床医生意识到，仅仅通过手术治疗上肢疾患或损伤的患者是远远不够的。手外科的明天，应该是显微外科技术＋康复治疗技术、中医传统技术＋高新技术。并阐明了应用高新技术提高诊疗水平，应用显微外科技术修复重建组织，应用中医传统技术治疗促进组织修复，应用康复医学恢复手部功能，探索走中西医结合康复评定与治疗之路。

中医传统治疗手段与现代康复的有机结合，不仅可以提高治疗效果，促进神经再生，防止肌肉萎缩，改善血液循环，缓解疼痛麻木，而且对建立新的康复治疗、评定模式具有优势，在上肢（手）神经损伤康复的学科发展的新理论、新思路、新模式方面具有优势。在康复评定与治疗过程中，中西医专业人员共同参与，从不同视角得出以功能为导向的康复评定结论，并制订统一的治疗目标，探讨中西医结合的康复治疗模式，共创中国手外科康复的美好明天。